让我们站在更高的角度，
看待疾病、生命和未来。

远离癌症，
你也能做到

邵天民　王立敏◎主　编

科学技术文献出版社

SCIENTIFIC AND TECHNICAL DOCUMENTATION PRESS

·北京·

图书在版编目（CIP）数据

远离癌症，你也能做到 / 邵天民，王立敏主编. —北京：科学技术文献出版社，2021.9

ISBN 978-7-5189-7819-9

Ⅰ. ①远… Ⅱ. ①邵… ②王… Ⅲ. ①癌—防治 Ⅳ. ① R73

中国版本图书馆 CIP 数据核字（2021）第 071887 号

远离癌症，你也能做到

策划编辑：王黛君　责任编辑：张凤娇　王黛君　责任校对：文　浩　责任出版：张志平

出　版　者	科学技术文献出版社	
地　　　址	北京市复兴路15号　邮编　100038	
编　务　部	（010）58882938，58882087（传真）	
发　行　部	（010）58882868，58882870（传真）	
邮　购　部	（010）58882873	
官方网址	www.stdp.com.cn	
发　行　者	科学技术文献出版社发行　全国各地新华书店经销	
印　刷　者	北京地大彩印有限公司	
版　　　次	2021 年 9 月第 1 版　2021 年 9 月第 1 次印刷	
开　　　本	710×1000　1/16	
字　　　数	404千	
印　　　张	29.5	
书　　　号	ISBN 978-7-5189-7819-9	
定　　　价	80.00元	

前　言

　　人口老龄化、生活方式改变等导致了癌症发病率持续增长。癌症已成为严重威胁我国居民健康的一类疾病，给家庭和社会带来了沉重负担，也成为严重影响国家经济发展的重大公共卫生问题。2019 年国家癌症中心公布的数据显示，2015 年恶性肿瘤发病约 392.9 万人，死亡约 233.8 万人。近 10 多年来，恶性肿瘤发病率每年呈现约 3.9% 的增幅，死亡率每年呈现 2.5% 的增幅。与历史数据相比，癌症负担呈持续上升态势。我国的肿瘤发病率位居前五的依次为肺癌、胃癌、结直肠癌、肝癌和乳腺癌。分析高发癌症的诱因，大多与生活方式和环境有关。很多人习以为常的久坐、高脂饮食、熬夜等不良生活方式，正在悄无声息地"偷走"健康。

　　其实，癌症是可以预防的。国际抗癌联盟提出了三个"三分之一"，即三分之一的癌症完全可以预防；三分之一的癌症可以通过早期发现得到根治；三分之一的癌症可以运用现有的医疗措施延长患者的生命，减轻痛苦，改善其生活质量。实则，大家可以通过三级预防来进行癌症的防控。一级预防是病因预防，减少外界不良因素的损害；二级预防是早期发现，早期诊断，早期治疗；三级预防是改善生活质量，延长生存时间。

　　癌症是由于自身细胞基因发生变化而产生的，是不传染的。但一些与癌症发生密切相关的细菌、病毒是会传染的。比如，幽门螺杆菌与胃癌相关，人乳头瘤病毒、肝炎病毒、EB 病毒等与宫颈癌、肝癌、淋巴瘤等恶性肿瘤息息相关。因此，通过保持个人卫生和健康的生活方式、接种疫苗（如肝炎病毒疫苗、人乳头瘤病毒疫苗）可以避免感染相关的细菌和病毒，从而预防癌症的发生。

世界卫生组织上海癌症研究合作中心的统计显示：近年来，每 100 对死亡的夫妻中，有 5 对同时患有癌症，其中胃癌、肺癌、肝癌等最可能发展为"夫妻癌"。夫妻之间或者一家人在相同的生活环境中，长期保持着一种相同的膳食结构或生活习惯，导致的癌症也会"夫唱妇随"。

但在日常生活中，预防癌症的发生，光改变生活方式和环境还远远不够，很多人还需要改变观念。比如肺癌，吸烟或被动吸烟都是造成肺癌的最重要原因。长期吸烟者的肺癌发病率是吸烟者的 10 ～ 20 倍。开始吸烟的年龄越小，患肺癌的概率越高。特别是吸烟 20 年以上、20 岁以下就开始吸烟、每天吸烟 20 支以上，这 3 个"20"人群都是肺癌的高危人群。而预防肺癌，除了尽早戒烟外，还应该定期给肺部做肿瘤筛查。

本书通过对常见癌症的发生、发展、预防等方面进行描述，将深奥的医学知识转化为群众喜闻乐见的科普形式，以期融入百姓的日常生活，提高群众获得感与满意度，达到普及科学防癌理念，促进群众积极采取预防措施并主动接受癌症筛查的目的。

目　录

第一章

癌症杂谈

癌症的自述

航天中心医院　宋　佳

大家好，我是癌症，大家可以称呼我小癌。我的家族庞大而复杂，在这个谈癌色变的年代，很多人听见我们的名字就退避三舍，当然有些人还不太了解我们。现在我就将我的家族介绍一下。

目前，中国癌症发病率排名前 10 位的是肺癌、胃癌、肝癌、食管癌、结直肠癌、胰腺癌、乳腺癌、脑癌、白血病、淋巴癌。我们诞生的原因非常多，内外部原因都有。

内部原因，包括遗传、免疫、内分泌等，很多是不可避免或纠正的。外部原因就多了，包括吸烟、大量饮酒、频繁染发、过快进食、进食高能量食品过多等不良生活习惯；空气、饮水、食物等环境与职业性污染；创伤和局部慢性刺激；电离辐射、激素、砷剂、免疫抑制剂等医源性刺激，这些都是我们的诞生源，它们不断地刺激我们的诞生和成长。但很多外部原因是可以避免或控制的。避免或控制这些外部原因可以减少我们的产生或者控制我们的生长速度。

因为我们，你们的身体可能会出现局部肿物、疼痛、出血等局限性症状，也可能是体重减轻、食欲不振、乏力等非特异性症状。10% ～ 20% 的患者出现与转移、消耗无关的全身和系统症状。毕竟，我们在早期不愿意给大家发现我们的机会。

想找到我们，每年的体检就尤为重要了。体检中的肿瘤标志物是比较敏感的检测方式，比如，甲胎蛋白（AFP）在肝癌和恶性畸胎瘤患者中可增高；碱性磷酸酶在肝癌和骨肉瘤患者中可明显升高；血清 α 酸性糖蛋白在肺癌患者中可明显升高；CA19-9 在消化系统肿瘤等患者中可明显升高；癌胚抗原（CEA）在胃肠道肿瘤、肺癌、乳腺癌等患者中可出现增高。 其他影像学检查，如 X 线、超声、CT、核磁共振（MRI）等对局灶性肿物的筛查作用显著；而内镜检查，如胃镜、肠镜、支气管镜、阴道镜、膀胱镜等可以让医生直接观察到我们；还可以取病变组织或细胞进行组织病理学诊断，发现我们的踪影。

病理学检查是确诊我们存在和类型的"金标准"。病理科医生的检测方式很多，比如，检测痰液、尿液沉渣、胸腹腔积液的细胞和阴道等体液中自然脱落的细胞，以及通过穿刺吸取体内病变组织，或腔液的细胞，或切取病灶组织进行涂片染色检查等，这些可以直接发现正在玩捉迷藏的我们。

看看，体检这么重要，很多人总以工作繁忙为由拒绝体检，为我们在你们体内快活生长创造机会，等你们发现我们时，可能已经错过了最好的治疗时机。

你还有抽烟、染发等不良生活习惯吗？你还拒绝体检吗？想想我和我的家族，想想我们的危害，我们就在找寻下一个目标的旅途中。

癌症到底是什么？

湖南航天医院　　吕　宇

在医学上，起源于上皮组织的恶性肿瘤被称为癌，起源于间叶组织的恶性肿瘤统称为肉瘤，当然还有少数恶性肿瘤不按上述原则命名，如肾母细胞瘤、精原细胞瘤等。一般人们所说的"癌症"，习惯上泛指所有恶性肿瘤。大家之所以谈癌色变，主要原因是其高死亡率。那么，它为什么这么难攻克呢？

一、癌症是一种"内源性疾病"

癌细胞是人体的一部分，是由人体正常细胞变异而来。正常情况下，体内免疫细胞作为机体里的"军队"，时时刻刻监督着这些"变异细胞"，发现后会立即消灭，以保证机体正常运转。但由于各种复杂的原因导致军队战斗力下降，一些变异细胞大量繁殖，逐步成为肿瘤。这些变异细胞不同于正常人体细胞，正常细胞有一个生长、繁殖、衰老、死亡的过程，变异细胞可以无限制地增生，争夺正常细胞的营养，释放各种毒素，甚至转移到其他器官继续繁殖，最后导致人体消耗衰竭。

二、癌症不是单一性疾病

世界上没有两片一样的树叶，也没有完全一样的癌症。因为癌症的多样性和复杂性，导致癌症发生机制的不确定性，从而给药物研发带来了极大的挑战。

三、癌症的突变抗药性

癌细胞并不是一成不变的，大家听过超级细菌吗？其实癌细胞里面有很多和超级细菌一样的超级癌细胞。它们进化很快，可以伪装并躲过各种攻击，而且它们进化速度很惊人，让我们不知所措。

经历了冠状病毒的流行，我们了解了传染病的预防措施：控制传染源，切断传播途径，保护易感人群。那么针对难治的恶性肿瘤，我们又能做什么呢？国际抗癌联盟认为，三分之一的癌症是可以预防的，三分之一的癌症如能早期诊断是可以治愈的，三分之一的癌症通过治疗可以减轻痛苦，延长生命。由此诞生了癌症的三级预防。

一级预防

癌症的病因学预防。临床发现，约 80% 的癌症与人生活习惯和环境有关。改善生活习惯，消除或减少可能致癌的因素，可以达到预防癌症的效果，如戒烟、戒酒、控制体重、适当运动、戒槟榔、少吃腌制食品、忌吃过烫食物、均衡饮食、保持良好心情、加强职业防护等。由于一些病毒感染与癌症发病呈正相关，故接种乙型肝炎疫苗、宫颈癌疫苗均可有效防控癌症。

二级预防

早期发现、早期诊断、早期治疗。定期全面体检往往可以发现早期癌症，此外我们也应该对一些危险信号有所警惕，例如：

1. 不明原因的消瘦、乏力、食欲不佳。

2. 不明原因的躯体疼痛。

3. 黑痣、疣短期内突然增大，同时伴有色泽加深、灼痒、破溃、出血、疼痛或痣上的毛发脱落。

4. 久治不愈的溃疡。

5. 大便习惯、性状改变。

6. 持续性咳嗽、痰中带血。

7. 不明原因的无痛性血尿。

8. 口腔黏膜、女性外阴、男性阴茎龟头上出现白斑，而且迅速扩大和伴有灼痒等不适。

9. 进食吞咽时胸骨后有异物梗塞感、刺痛感或自觉食物通过缓慢。

10. 经常鼻塞、少量鼻出血、涕中带血，并常伴有偏头痛、头晕、耳鸣和颈部淋巴结肿大。

11. 青少年肘或膝关节剧痛、肿胀，用抗风湿药或抗生素类药治疗无效。

12. 身体任何部位，如乳腺、颈部或腹部出现逐渐增大的肿块。

13. 反复发热和顽固性的牙齿出血、皮下出血、进行性贫血。

14. 反复出现不明原因的高热等症状。

此外，对高发区和高危人群进行定期检查，加强对易感人群的监测，发现癌前病变并及时治疗等均为有效的预防手段。

三级预防

对癌症患者进行综合治疗，可以提高治愈率，降低死亡率；防止残疾或减轻致残程度，降低残疾率，改善癌症患者生活质量。进行康复指导，可以预防癌症的复发和转移。恶性肿瘤有很多种，其性质类型各异，累及的组织和器官不同，病期不同，对各种治疗的反应也不同。因此，大部分患者需要进行综合治疗。所谓综合治疗，就是根据患者的身体状况、肿瘤的病理类型及侵犯范围等情况，综合采用手术、化疗、放疗、免疫治疗、中医中药治疗、介入治疗、微波治疗等手段，以期较大幅度地提高治愈率，并改善患者生活质量。

近年来，癌症发病率明显上升，不少人的亲朋好友死于癌症，增添了人们对癌症的恐惧感，也由此产生了许多误区。如有些患者认为癌症是不治之症，患癌症就等同于被判死刑，没有什么好的治疗办法。其实，癌症并非不治之症，许多癌症在早期都可以治愈。即使癌细胞已经转移，经过合理的治疗，不少患者也能够长期生存，同时生活质量也能获得改善。

癌症不可怕，可怕的是人的无知和恐惧。

常见癌症的高危人群

中国航天科工集团七三一医院　　王　玥

　　癌症已成为威胁人类健康的主要原因。2018 年世界卫生组织（WHO）公布的全球统计报告中的数据显示，中国癌症发病率和死亡率位居全球第 1 位。2019 年 1 月国家癌症中心发布的《2019 年中国最新癌症报告》统计数据显示，我国 2015 年恶性肿瘤发病约 392.9 万人，死亡约 233.8 万人，恶性肿瘤死亡占居民全部死因的23.91%，且近十几年来发病率、死亡率均呈持续上升态势。

　　癌症治疗困难，预后不佳，故战胜癌症的关键在于预防。然而癌症的病因至今尚未完全阐明，已知的病因几乎无所不在，故真正地预防也十分困难。比较实在的办法是重视癌症的二级预防，即预防癌的临床发作，在临床症状出现之前，在貌似正常的人中将已患早期癌症的患者"拎"出来，明确诊断，及时治疗。因为癌症的早期治疗较为方便，效果亦较好，许多患者可有治愈希望。

　　癌症的高危人群较一般人群发生某种癌症的概率高出许多，所以临床医生和一般人群都应对此有较充分的了解，尤其对于该种癌症的早期表现有所警觉，方能及时发现，及时诊断，及时治疗。

一、结直肠癌的高危人群

　　凡有以下所述情况之一者，均系结直肠癌的高危人群。

　　1. 40 岁以上有持续 2 周肛肠症状的人群，如大便习惯改变（便秘、腹泻等）、大便形状改变（大便变细）、大便性质改变（便血、黏液便等）、腹部固定部位疼痛。

2. 有大肠癌家族史的直系亲属。

3. 大肠腺瘤治疗后的人群。

4. 长期患有溃疡性结肠炎的患者。

5. 大肠癌手术后的人群。

6. 有家族性腺瘤性息肉病（FAP）和遗传性非息肉病性结直肠癌（HNPCC）家族史的 20 岁以上直系亲属。

7. 45 岁以上无症状人群。

二、乳腺癌的高危人群

凡有以下所述情况之一者，均系乳腺癌的高危人群。

1. 未生育或年龄≥ 35 岁初产妇。

2. 月经初潮年龄≤ 12 岁或绝经年龄≥ 55 岁的女性。

3. 一级亲属在 50 岁以前患乳腺癌者。

4. 2 个以上一级或二级亲属在 50 岁以前患乳腺癌或卵巢癌者。

5. 有对侧乳腺癌史，或经乳腺活检证实为重度非典型增生，或患导管内乳头状瘤者。

6. 有胸部放射治疗史（≥ 10 年）者。

注：一级亲属指父母、子女、兄弟姐妹（同父母）；二级亲属指叔、伯、姑、舅、姨、祖父母、外祖父母。

上述情况均为乳腺癌高危因素，伴 2 条及以上因素时，应考虑为高危乳腺癌人群。

三、宫颈癌的高危人群

凡有以下所述情况之一者，均系宫颈癌的高危人群。

1. 年龄≥ 40 岁的女性。

2. 有多个性伴侣。

3. 性生活过早。

4. 持续 HPV 感染。

5. 免疫功能低下。

6. 有宫颈病变史。

四、肺癌的高危人群

年龄＞ 40 岁，至少合并以下一项危险因素者。

1. 吸烟 20 年以上、20 岁以下就开始吸烟或每天吸烟 20 支以上者。

2. 被动吸烟者。

3. 有职业暴露史（石棉、砷、铀、粉尘等接触者）。

4. 有恶性肿瘤病史或肺癌家族史者。

5. 有慢性阻塞性肺疾病或弥漫性肺纤维化病史者。

五、肝癌的高危人群

男性 35 岁以上或女性 45 岁以上有以下危险因素者，均系肝癌的高危人群。

1. 感染乙型肝炎病毒（HBV）或丙型肝炎病毒（HCV）者。

2. 有肝癌家族史者。

3. 血吸虫、酒精性肝硬化等任何原因引起的肝硬化患者。

4. 药物性肝损害患者。

六、胃癌的高危人群

凡有以下所述情况之一者，均系胃癌的高危人群。

1. 60 岁以上者。

2. 患中、重度萎缩性胃炎。

3. 患慢性胃溃疡。

4. 患胃息肉。

5. 患胃黏膜巨大皱褶征。

6. 良性疾病术后残胃（术后 10 年）。

7. 胃癌术后残胃（术后 6～12 个月）。

8. 患幽门螺杆菌感染。

9. 明确有胃癌或食管癌家族史。

10. 患恶性贫血。

七、前列腺癌的高危人群

凡有以下所述情况之一者，均系前列腺癌的高危人群。

1. 年龄＞50 岁的男性。

2. 年龄＞45 岁且具有前列腺癌家族史的男性。

3. 年龄＞40 岁且基线 PSA（前列腺特异性抗原）＞1 μg/L 的男性。

八、甲状腺癌的高危人群

凡有以下所述情况之一者，均系甲状腺癌的高危人群。

1. 童年期有头颈部放射线照射史或放射线尘埃接触史。

2. 由于其他疾病，头颈部进行过放疗。

3. 有分化型甲状腺癌（DTC）、甲状腺髓样癌、多发性内分泌腺瘤病 2 型（MEN2 型）、家族性多发性息肉病及某些甲状腺癌综合征（如 Cowden 综合征、Carney 综合征、Werner 综合征和 Gardner 综合征等）的既往史或家族史。

4. 甲状腺结节＞1 cm，且结节生长迅速，半年内增长到 1 cm 以上。

5. 甲状腺结节＞1 cm，伴持续性声音嘶哑、发声困难、吞咽困难或呼吸困难，并可排除声带病变（炎症、息肉等）。

6. 甲状腺结节＞1 cm，伴颈部淋巴结肿大。

7. 降钙素高于正常范围者。

◆ 小结

定期的防癌检查是癌症高危人群防癌最重要的一环，目的是通过更加早期的确诊和及时的治疗，以取得良好的疗效，改善预后。定期防癌体检取决于癌症高危人群对医嘱的依从性，而依从性的建立则取决于受检者对防癌问题的认识，当然，关键还在于医生所进行的宣传教育。

癌症的变革——知癌，防癌，治癌

中国航天科工集团七三一医院　窦圣艳

癌症正成为人类生命健康的头号杀手。对于当今的医学及科研水平，癌症早已不是不可触及的领域。人类对于癌症的认知和防治，已经产生了飞跃性的变革。

一、知癌——癌症的前世

什么是癌症？通俗地说，癌症就是人体中一群不服管教的细胞在人体中肆无忌惮地分裂、生长，对人的正常代谢与功能产生不良的影响。

人类为什么会得癌症？答案是基因突变。我们体内大约有 2 万多个基因，和癌症直接相关的有 100 多个，这些基因在内环境和外环境的影响下会发生突变。如果对癌细胞不采取早期的干预，体内就会形成癌症，癌细胞会随着血液、淋巴或者种植扩散，严重影响身体健康。

二、防癌——癌症的今生

癌症的发生需要两个最核心的因素，第一个是基因突变，第二个是免疫逃逸。80% ～ 90% 的癌症与环境因素，如地理条件、生活方式、饮食习惯等有关。近年来，癌症发病率不断上升，重要原因就是很多人的防癌并没有落实到行动中。中国工程院院士、临床肿瘤学家孙燕提出四条防癌处方。

（一）远离致癌物

癌症的出现主要源于细胞的基因突变，而造成突变的原因多与环境污染、吸烟、酗酒、食用致癌物、不良性行为等有关。孙燕院士认为，面对癌症，人们必须有保持健康和防癌的方法，要知道什么是致癌因素，从而远离这些因素，降低患癌的风险。

随着人们生活水平的不断提高，越来越多的人喜欢高脂肪的食物。WHO早已把红肉（猪、牛、羊肉）定位为 2A 类致癌物。孙燕院士提醒大家多吃粗粮、新鲜的蔬菜和水果。蔬果中含有维生素 C，可以在胃里阻断致癌物质——亚硝酸胺的形成，对于肿瘤有阻断作用。做到这些，可降低患乳腺癌、前列腺癌、胃癌、肝癌及大肠癌的风险。

（二）定期体检

健康体检的目的，一是可以清楚自己的身体情况；二是可以尽早发现疾病，做到早发现，早治疗。健康人群应每年进行定期体检，有癌症家族史、危险因素的人群还要每年定期进行有针对性的体检。预防大于筛查，大于治疗，我们都希望能防患于未然。

（三）控制癌前病变

控制癌前病变，将成为癌症防控战略前移的关键。癌前病变是正常细胞发展到癌细胞过程中一个重要的阶段。如果能做到提前治疗，就能够降低癌症的发生率。预防癌前病变，要按医嘱定期复查，做到早期干预。发现癌前病变，切勿过度担心及精神过度紧张，否则只会降低机体免疫力，甚至加速癌变。

（四）保持身心健康

运动可以防癌，其原理是体育锻炼可以提高细胞抗氧化能力、降低炎症反应，增强免疫系统的功能等。运动还可以在特定的肿瘤中诱导细胞凋亡，从而使癌细胞的数量减少，降低癌症的发病率。

长期熬夜也是肿瘤高发的一个诱因。熬夜会导致内分泌紊乱，使细胞代谢异常，影响人体细胞正常分裂，导致细胞突变，提高患癌风险。

孙燕院士表示，在其多年的临床诊疗工作中，发现很多癌症患者具有相同的诱因，那就是过于忧虑、长期抑郁及爱生闷气。长期不良的情绪会使人体产生应激反应，降低人体免疫力，使癌细胞有可乘之机。因此，建议大家平时保持身心健康，控制好情绪，做一个积极乐观、心态好的人。

三、治癌——与癌症做抗争

面对癌症，最需要强调的就是要进行规范化治疗。西医和中医对癌症都有各自的治疗规范和体系。西医的手术、放疗、化疗、靶向治疗、免疫疗法及中医的辨证论治等，都是医生根据患者整体情况做出的科学、个体化治疗。肿瘤的治疗应该顺势而为，尊重科学，患者也要保持积极乐观的心态。

总而言之，癌症可防可治，想要避免癌症，除了避免一些致癌因素外，还得保持健康的饮食和生活方式，保持积极乐观的心态，定期给自己的身体进行体检。

"伪装者"——
癌细胞是如何逃避"追杀"的？

航天中心医院　王　婧

　　癌细胞作为人体内的"敌人"，自然逃不过免疫系统的攻击。当免疫功能正常的时候，能够在早期迅速地识别突变细胞，指挥"部队"对其进行绞杀，从而避免癌细胞的进一步增长，将癌症扼杀在萌芽状态。而狡猾的癌细胞则会用浑身解数来逃避免疫系统的识别，将自己伪装起来，使人体的守卫难以发现，从而"苟且偷生"，慢慢发展，最终一发不可收拾，侵占人体。那么，我们就来看一看癌细胞是如何躲避"追杀"的。

　　癌细胞的这种逃避功能称作肿瘤免疫逃逸。人体的免疫系统具有监视功能，当体内出现恶变细胞时，免疫系统能够识别并清除这些"非己"细胞，抵御肿瘤的发生和发展。

一、低免疫原性

　　癌细胞不同于正常细胞，在它的衣服（细胞膜）上往往有一些特殊的标志，一旦这些标志被免疫细胞识别，则会对癌细胞展开攻击。这些特殊的标志，我们称为"免疫原"，癌细胞的伪装往往先从"着装"开始，一些肿瘤的标志与正常细胞极其类似，数量和样式都不足以引起免疫系统的注意，便因此安然无恙地游走于免疫系统的眼皮子底下。

二、被识别为自体抗原

癌细胞中更有甚者，直接将自己的标志伪造成正常细胞的样式，或者扮演黑客的角色，"黑"进电脑系统（免疫系统）里，改写自己的身份，将自己从黑名单中除掉，便再也不担心免疫系统会发现自己了。

三、抗原调变作用

癌细胞的抗原调变技能可谓丧心病狂。一开始自己能够被免疫系统正常识别而招来"杀身之祸"。可在战斗的过程中，癌细胞开始"脱衣服"，将能够识别自己的免疫原逐渐扔掉，最终和免疫系统"不打不相识"，改头换面，和谐相处了起来。

四、肿瘤诱导的免疫抑制作用

如果说上面的三个作用让癌细胞还在偷偷摸摸、苟且谋生的话，免疫抑制作用可就是明目张胆地扯旗造反了。癌细胞能通过自身制造免疫抑制因子，给我们正常的免疫细胞"下毒"，抑制免疫反应，降低免疫系统的战斗力。

五、肿瘤诱导产生豁免区域

最后这个方法则是修建城池。癌细胞通过自己分泌的多种分子，如胶原蛋白，将自己围在中间，形成物理屏障，将自己从免疫系统中隔离出来，在这座城池中增殖扩充，养精蓄锐。

很多学者认为，肿瘤的预防与治疗在很大程度上依赖于免疫系统正常行使免疫功能，通过深入分析和探索肿瘤细胞的"伪装"逃逸过程，能更好地指导我们进行治疗，解开癌细胞"伪装者"的面具，让免疫系统将它们消灭得更加干净、彻底。

肿瘤的"九喜七厌"

中国航天科工集团七三一医院 邓本立

肿瘤是当今世界公认的三大杀手之一，晚期肿瘤往往预后不好。其实肿瘤有着"九喜七厌"，好好琢磨其中的窍门，对于人们防治肿瘤很有帮助。

一、"九喜"，是指肿瘤喜欢发生的一些情况

（一）烫

"心急吃不了热豆腐"，当食物温度超过65 ℃时，会损伤口腔及食管黏膜，日积月累会引发食管癌。我国部分地区的食管癌高发，可能与喜欢吃烫的饮食习惯有关。

（二）霉

黄曲霉毒素是目前发现的致癌性最强的天然污染物，毒性是砒霜的68倍！花生、玉米等食物容易因受潮产生黄曲霉毒素，能使人中毒，长期低剂量摄入会增加患肿瘤的风险。一旦发现食物霉变，建议整个扔掉，没有发霉的部分也不要吃，因为肉眼看到的霉斑只是一部分，看不见的毒素早已渗入深部。而且黄曲霉毒素需要加热到280 ℃以上才分解，一般烹调温度根本达不到。

（三）烟

烟草的烟雾中含数千种有害物质，已被论证可致癌的有69种。30%的癌

症与吸烟相关，重度吸烟者得肺癌的概率比不吸烟者高 5.7 倍。此外，不要忽视做菜时的油烟，里面夹杂着不少烷烃类致癌物及可吸入颗粒物。

（四）酒

酒精目前被国际癌症研究机构划分至 1 类致癌物。酒在体内的致癌性很强，从口腔癌、咽癌、喉癌、食管癌到肝癌，几乎囊括了整个消化系统。中国癌症基金会建议，男性饮酒每天不超过 20 ～ 30 g，女性 10 ～ 15 g。

（五）油

吃得油腻容易发胖，可能会增加 62% 的子宫癌风险，增加 31% 的胆囊癌风险和 25% 的肾癌风险。高温油炸的过程中，食物易产生致癌物质，反复煎炸过的油，致癌物更多。研究还证实，大量摄入猪、牛、羊肉等红肉，与结直肠癌等癌症的风险增加有关。

（六）咸

盐并非致癌物，但过咸的食物会损伤胃黏膜，增加患胃癌的风险。除了日常烹饪要限盐外，某些食物，特别是腌制类食品也要限制。口味重的人，可以多吃些富含维生素 C 的水果，阻断亚硝基化合物的合成，减少致癌物对身体的伤害。

（七）甜

吃甜食能让人心情愉悦，但研究证实，过多摄入甜饮料、果酱等甜食会增加患胰腺癌的风险。因为吃"糖"会导致胰岛素大量分泌，使胰岛功能受损，进而诱发胰腺癌。摄入过多游离糖还会增加蛀牙、肥胖、心脏病及多种肿瘤的风险。

（八）腌

腌菜中含有亚硝酸盐，致癌性强。

（九）懒

久坐不动是很多上班族的常态，长时间保持同一个姿势，不仅容易得颈椎病，也更容易患乳腺癌、结直肠癌。

二、 "七厌"，肿瘤最怕你做好的 7 件事

1. 怕你按时喝水。因为多饮水，尿液就多，可以"冲走"致癌物。

2. 怕你有好心情。"笑一笑，十年少"，反之，抑郁会催化肿瘤，有严重抑郁倾向者，死于肿瘤的危险高出普通人的 3 倍。

3. 怕你戒烟。吸烟和肺癌、胃癌、结直肠癌、宫颈癌、乳腺癌等直接相关。

4. 怕你运动。研究证实，每天坚持 30 分钟以上的运动，患癌风险能有效降低。

5. 怕你口味清淡。

6. 怕你晒太阳。适度晒太阳有利于预防结直肠癌和乳腺癌。

7. 怕你睡眠充足。在夜间，人体会产生一种褪黑素，能抑制雌激素产生过多，从而抑制某些肿瘤的生长发展。

肿瘤、癌症、肉瘤，别傻傻分不清楚

航天中心医院　王　昱

随着大家对自我健康的日益关注，体检已经非常普及。但大家见到肿瘤、癌症这些字眼时会立刻紧张起来，总会问："大夫！您看体检报告写的是肿瘤！我是不是得了癌症了？您看这个是不是良性的癌症？……"报告单上显示的"肿瘤""癌症"，时不时还冒出个"肉瘤"，这些到底是不是一回事呢？

癌症和肿瘤这两个词在当今经常会通用，但是这两个词还是有一些区别的。肿瘤的属性是"固体"，而癌症的属性是"恶性"，所以恶性的实体肿瘤（与血液肿瘤相对应的说法）就是癌症，而恶性肿瘤不属于我们通常说的癌症。被绕晕了吗？下面这样的数学公式更简单直观：

肿瘤 = 良性肿瘤 + 恶性肿瘤

癌症 = 恶性

良性癌症 = 不存在

从更专业的角度来说，肿瘤是总称，依据肿瘤的生物学行为又分为良性、恶性和交界性。表 1-1 是良性和恶性肿瘤的生物学区别，由于交界性肿瘤介于两者之间，没有明确界定，故未列出。

表 1-1 良性和恶性肿瘤的生物学区别

生物特征	良性肿瘤	恶性肿瘤
生长方式	膨胀性或外生性	浸润性
生长速度	缓慢	迅速
边界、包膜	清楚，有包膜	不清楚，无包膜
侵袭性	无，少数局部侵袭	侵袭、蔓延、脉管瘤栓
转移	不转移	转移
复发	完整切除不易复发	容易复发
预后	良好	不佳

还可以根据肿瘤来源于何种组织为依据进行分类（表 1-2），如上皮组织来源、间叶组织来源、淋巴造血来源等。来源于上皮组织的恶性肿瘤，称为"癌"，如鳞癌、腺癌等。来源于间叶组织的恶性肿瘤，称为"肉瘤"，如骨肉瘤、脂肪肉瘤等。

表 1-2 肉瘤与癌的区别

鉴别要点	癌	肉瘤
组织来源	人体的上皮组织	人体间叶组织（如骨、软骨、脂肪、肌肉等）
发病率	临床常见，约是肉瘤的 9 倍	相对较少见
年龄特征	多见于 40 岁以上的成年人	多见于青少年
恶性程度	恶性	恶性程度较高
转移途径	多经淋巴转移	多经血行转移

因此，当大家见到"肿瘤"字样的时候先不要慌张。它到底是良性、恶性的？是无伤大雅还是凶险得要命？是局限在身体的一个部位还是已经转移得到处都是？这一系列问题都需要冷静下来仔细分析，我们还需要很多信息来协

助，综合判断到底这个"肿瘤"是不是个严重的问题。

我们可以通过哪些检查方法来提供这些重要信息呢？

1. 通过细针穿刺或者活检钳夹、手术取部分肿瘤组织送检，通过病理组织和细胞学检查为我们明确肿瘤组织来源类型。

2. 进行如超声、CT 或核素等相关影像学检查，以明确肿瘤是否出现淋巴或血性转移。

多数情况下，通过这些检查我们就可以将肿瘤进行分类，明确到底是"良性肿瘤""癌症"或者是"肉瘤"等哪种类型，只有这样我们才可以有针对性地制定对付这个"肿瘤"的作战方案。

因此，大家看到"肿瘤"二字请勿慌张，这里面的门道还多着呢！在专业医生的帮助下进行一步一步地排查，客观地得出最后的结论。没准是个相对的好消息在等着您！

别错过肿瘤发出的信号

中国航天科工集团七三一医院　赵　云

现在每 1 分钟就有 6 个人被诊断为癌症，WHO 警告说："如果目前的趋势持续下去，世界癌症病例数将在未来 20 年增加 60%。"

中医经典著作《黄帝内经》中说："圣人不治已病治未病"，癌症的预防最重要的就是要警惕癌症的信号。

一、反复发热

发热一般是感染引起的症状，但是不明原因的发热就可能是危险征兆了。

排除检查：X 线、CT、MRI 检查。

二、皮肤异常

皮肤癌可能发生在各年龄的人群，尤其是经常晒太阳的人更是如此。皮肤癌最初表现为长有特殊的皮肤增生物，也有的表现为皮肤角质变化，这些都可能是皮肤癌的早期信号。

三、疲劳乏力

全身感觉疲劳乏力是癌症发展过程中比较常见的表现，白血病、肠癌、胃癌可能在发病初期就会感觉疲劳乏力。

正常人也会感觉疲劳，普通疲劳休息一会儿就会好转。癌症的疲劳乏力，无论怎么休息都会觉得很难改善。

四、无痛性淋巴结肿大

淋巴肿瘤常以淋巴结肿大为首发表现，尤其是在颈部、腋下、腹股沟等处。如果一处或多处出现淋巴结肿大，质地较硬但无疼痛感，就应当警惕淋巴瘤，及时到医院就诊检查。

五、体重降低

如果没有增加运动量，也没有减少饮食，体重莫名其妙地降低，那就应该及时就医检查。因为肿瘤会影响新陈代谢，降低身体吸收营养物质的能力，消耗身体的能量，导致体重降低。

六、无缘无故的疼痛

如果身体某部位莫名出现疼痛并持续一周以上时，应尽快确诊原因，因为无缘无故的疼痛可能是癌症的先兆症状。

七、出血

1. 痰中带血可能是肺癌的征兆。
2. 便血除外痔疮，很可能是肠癌的症状。
3. 无痛尿血或排尿困难，排除结石和炎症，应警惕膀胱癌和肾癌。
4. 皮赘出血可能是皮肤癌。

八、溃疡不愈

口腔溃疡长期不愈可能是口腔癌的征兆。如果溃疡持续 3～6 个月都没有治愈，应该就医检查。

九、吞咽困难

长期的吞咽困难，进食时出现胸骨后疼痛、食管内有异物感，或长期消化不良等，可能是喉癌、食管癌和胃癌的症状，应该尽早接受放射学检查或胃镜检查。

十、乳腺非典型增生（结节）

乳腺非典型增生可能是乳腺癌的癌前病变。如果女性朋友发现乳腺有不明肿块，应及时就医检查。

十一、慢性萎缩性胃炎

慢性萎缩性胃炎可能是胃癌的癌前病变。大部分慢性胃炎患者及时接受正规的中西医治疗，效果还是比较好的，不会导致癌变。要确诊是否为胃癌，需要胃镜检查。

十二、HPV（人乳头瘤病毒）阳性宫颈糜烂

HPV 引起的宫颈糜烂可能是宫颈癌的癌前病变。"宫颈糜烂"是宫颈表面的一种现象，不是一种疾病。如果没有什么特殊的临床表现，一般不需要治疗。21 岁以后的女性建议每年做一次宫颈刮片检查，30 岁以后可联合 HPV 检查。

十三、肺部结节

肺部结节大部分是良性的，只有很少一部分属于肺癌的癌前病变。肺结节很多情况下仅是炎症性病灶。40 岁以上人群或者有家族史的高危人群，尽量每年做一次低剂量螺旋 CT（LDCT），筛查早期肺癌。

关于肿瘤的预防，《黄帝内经》中说："上古之人，其知道者，法于阴阳，和于术数，食饮有节，起居有常，不妄作劳……"这就告诉我们，平时做到生活有规律，饮食有节制，劳逸结合，才能养生，才能"尽终其天年，度百岁乃去。"

年轻人容易患的癌

航天中心医院　寇立舵

长久以来，癌症作为一种"老年病"被大家所认知。但现在的年轻人，因为有熬夜、压力大、饮食不规律、吸烟、喝酒等不良习惯，也正悄悄被癌症"侵袭"。包块、溃疡、干咳、声嘶、消化不良、便血等，当这些不起眼的症状出现时，很多年轻人往往按照"忍一忍就好了"的想法，不认真检查，随便用药，反而延误了最佳的治疗时机。

2017 年，权威杂志《柳叶刀·肿瘤》上发表的一篇文章引起了广泛关注。文章按照国家、地区、经济等情况做了细致的分类比较，描绘了一幅全世界 20 ～ 39 岁年轻人的癌症图谱。这篇文章对大家，尤其是对年轻人预防、筛查癌症有着重大意义，因为有些数据或许会改变你对癌的认知。

1. 每年全球约有 100 万 20 ～ 39 岁的年轻人被诊断为癌症，其中乳腺癌最常见，占了 20%。

2. 癌症患者中，女性是男性数量的 2 倍。

3. 中国乳腺癌最多，但肝癌最致命。

4. 中国近 1/3 的癌症是感染引起的。

5. 经济越发达，发病率越高；经济越不发达，死亡率越高。

看到以上数据，你还会觉得年轻人离癌症很遥远吗？接下来，我从最关键的几点来解读一下这篇文章。

一、年轻人最容易患什么癌?

从文章发布的统计结果来看,每年共有约 100 万年轻人患癌症,36 万人因此去世。年轻人癌症的种类介于儿童和中老年之间,既有儿童常见的白血病和脑瘤,也有中老年人群中常见的乳腺癌、结直肠癌。从发病率来讲,年轻人显著高于儿童,但低于老年人。从整体来看,年龄越大发病率越高。

二、为什么女性比男性患癌的概率更大?

从整体来看,年轻女性患者几乎是男性的 2 倍! 分别为 63 万和 34 万。发病率最高的前三种癌症是乳腺癌、宫颈癌、甲状腺癌,共同特点就是患者主要是女性。年轻人中,甲状腺癌男女比大概是 1 ∶ 4,而乳腺癌和宫颈癌更是女性专属疾病。乳腺癌占了所有年轻人癌症的 20%,每年全世界有近 20 万年轻女性被诊断出乳腺癌。很多癌症都是 50 ～ 60 岁以后才高发,而乳腺癌相对更早。由于乳腺癌和宫颈癌的高发,因此针对年轻人的乳腺癌、宫颈癌筛查需要加强,争取早发现,早治愈。除了加强教育宣传,开发更便宜、准确的筛查技术也非常必要。

值得强调的是,虽然女性癌症患者数量大,但是乳腺癌、宫颈癌、甲状腺癌整体死亡率都不高。在医疗条件好的欧美国家,乳腺癌存活率是 91%,宫颈癌是 88%,甲状腺癌更是高达 99.7%! 因此,只要接受正规、科学的治疗,多数患者都不会被癌症击垮。

三、在中国发病率高的癌症都有哪些?

在中国,年轻人发病率最高的是乳腺癌,死亡率最高的却是肝癌。

中国是极少数肝癌最致命的国家之一。这是因为在国内有大量的肝炎病毒感染携带者,故导致肝癌的发病率比较高。感染作为癌症发病的主要因素和三大癌症密切相关:乙肝病毒(HBV)和丙肝病毒(HCV)可导致肝癌、人类乳头瘤病毒(HPV)可导致宫颈癌、幽门螺杆菌(HP)可导致胃癌。

包括中国在内，经济相对落后的国家中，超过 33% 的癌症是由感染引起的！而这个比例在经济发达国家只有 11%。很多时候，肝癌、胃癌的发生会呈现家族性，一家同时几个人都被同样的细菌或病毒感染患病。

四、年轻人如何预防和筛查癌症？

面对癌症，唯有早预防，早诊断，早治疗。

20 ～ 39 岁人群经过青春期后，身体机能逐步健全且鲜有慢性疾病、激素衰退、免疫反应减退或器官功能障碍的影响。同时，无论是生活还是工作中，该阶段所受到的外在因素影响更大。年轻人要避免癌症，首先要坚持健康的生活方式：戒烟、少酒、坚持运动、避免超重。在这个基础上，还需要了解针对不同的癌症进行有效的预防和筛查方式（表 1-3 ）。

表 1-3　不同的癌症和预防、筛查方式

癌症	预防或筛查方式
白血病	避免电离辐射
肝癌	接种乙肝病毒疫苗，及时服用抗丙肝病毒药物
胃癌	幽门螺杆菌治疗
皮肤癌	避免紫外线
乳腺癌	避免饮酒，乳腺 X 线筛查
宫颈癌	接种 HPV 疫苗，定时宫颈涂片筛查
结直肠癌	吃富含膳食纤维的蔬菜、水果

希望大家通过对这篇文章的阅读，对癌症有一个更好的认识。平时生活中有不舒服的地方及时到医院就诊，根据自己的个人状况每年进行相应的体检。身体健康，才是人生最大的财富！

老年恶性肿瘤，有其独特之处

航天中心医院　高　英

我国已步入老龄化社会，老龄是肿瘤最大的危险因素，老龄化社会约 60% 的肿瘤患者发生于 65 岁及以上人群，同时死亡率也随着年龄的增加而升高。老年恶性肿瘤也有其独特之处，在诊疗方面与中青年患者有较大的差异。

一、老年恶性肿瘤的临床特点

1. 肿瘤发生发展较缓慢。

2. 器官转移发生率略低。

3. 隐性癌比例增加，发现时部分已是肿瘤晚期。

4. 骨转移发生率较年轻人高。

5. 老年人往往伴随其他器官疾病，容易忽略肿瘤本身的症状，且在肿瘤终末期常累及多个系统。

6. 老年恶性肿瘤患者的消化吸收功能减退，而肿瘤消耗大，故常伴发营养不良。

二、老年常见恶性肿瘤的诊疗特点

（一）肺癌

老年人的肺癌临床症状与青年人的肺癌无明显差异，患者多以咳嗽、咯血、胸背痛和呼吸困难为首发症状，其中咳嗽最多见。由于肺癌患者临床表现常无特异性，且老年患者多有吸烟史，多合并慢性阻塞性肺疾病（COPD）或其他肺部疾病，故肺癌的症状极易被掩盖。治疗方面，老年肺癌患者由于肺功能下降，开胸手术后并发症较多，因此，其手术安全性尤其需要关注。手术切除是早期肺癌最有效的治疗方法，与中青年肺癌一样，老年肺癌的手术目的同样是以充分切除病变，尽量保留正常肺组织为原则，手术方式常以肺叶切除为主，但因扩大切除可能影响患者呼吸功能而要谨慎应用。1/3 的老年肺癌患者在诊断明确时，往往已有转移，转移部位多以骨骼、肺、脑和肝脏多见，表明老年肺癌患者在明确诊断时多处于疾病晚期。

肺癌的治疗应根据患者的总体情况采取手术、放疗、化疗及免疫治疗等综合治疗，以提高患者生活质量，延长患者生存期。

（二）胃癌

与中青年胃癌患者以胃窦癌高发不同，老年胃癌患者常见部位多为贲门、胃底，占 36.7%。其他分别为胃体癌占 27.8%；胃窦癌占 22.2%。同时，老年胃癌患者中的中、高分化腺癌比例较高，因此恶性度略低。

临床症状方面，老年胃癌患者常伴有消瘦，且腹胀、腹痛发生率低。因此，老年人在无明显诱因下出现消瘦，需警惕胃癌的可能。治疗上，不论老年还是青年胃癌患者，都需要行根治手术，还要结合病理决定是否需要术后化疗。

（三）乳腺癌

老年乳腺癌患者具有特定的生理及心理特点，其乳腺癌的生物学行为往往优于年轻患者，且恶性度较低。但其预后往往并不乐观，这主要由于老年人对乳腺肿物的警惕性较低，且羞于就医。同时，老年患者因伴有多种基础疾病无法接受根治性手术，从而失去最佳的治疗时机。其外科手术多采用乳腺肿瘤改良根治术联合内分泌治疗。内分泌治疗在老年乳腺癌综合治疗中具有重要作用，主要特点为痛苦较小，有效率高，不良反应较少，患者依从性好。

（四）前列腺癌

前列腺癌早期的临床表现不典型，但随着病情的发展，往往出现尿频、尿急、尿不净、排尿困难等，易与前列腺增生混淆。前列腺癌在治疗上与年龄关系不大。目前，治疗前列腺癌较为理想的手术方法为腹腔镜前列腺癌根治术，其临床治疗效果优于根治性切除术，是更为安全有效的术式。对于晚期前列腺癌主要是去势治疗。

（五）多发性骨髓瘤

多发性骨髓瘤是一种恶性血液系统疾病，发病率与年龄呈正相关，60～70岁为发病高峰，最常见的症状为骨骼疼痛、贫血、高钙血症、骨质破坏、反复感染、肾功能损害等。因老年患者基础疾病较多，病情复杂，脏器功能储备能力较差，故在治疗上存在困难。多发性骨髓瘤的治疗主要包括化疗、生物治疗以及干细胞移植治疗，其中以化疗最常见。所有的治疗方法均只是改善预后，无法治愈。

恶性肿瘤是一类与衰老相关的疾病，严重威胁老年人的健康，同时老年肿瘤患者是个特殊群体，在肿瘤的发生、发展、病因治疗及预防等方面具有自身特点。因此，应根据老年肿瘤患者特点，在耐受的基础上制定个体化治疗方案。

久坐易致的肿瘤

南京航天医院　许伟绩

上班族的一天，通常是在电脑桌前长坐，下班后在公交车上再坐一路。久坐不仅会引起腰酸背痛，也会诱发一些癌症。下面介绍一些久坐引起的疾患和一些预防方面的小妙招。

一、久坐容易让女性患子宫肌瘤

由于女性特殊的生理结构，长时间久坐不动，会使盆腔长时间处于淤血状态，导致附件和宫颈的血液循环不畅，从而诱发子宫肌瘤。

如果发现子宫肌瘤，也不必紧张，因为大部分属于良性，只要定期检查，控制其生长，不引起严重的月经异常，它对人体并无多大危害。一旦出现恶变，则需要手术。在防治方面，平时可以增加髋关节及盆腔的运动，可以尝试练习阴瑜伽、肚皮舞等项目。

二、久坐容易让男性患的疾病

（一）容易诱发结直肠癌

长期久坐，血流循环不通畅，而最容易淤积在人体最低的位置。如果肠道长时间处于淤血状态，代谢就会出现问题，肠道蠕动变得缓慢，粪便中的有害成分在结肠内滞留的同时会刺激肠黏膜，容易诱发结直肠癌。

想要预防可以尝试做提肛运动，建议每天有意识地进行收缩肛门的微运动，以放松盆底肌肉，预防结直肠癌。方法是：吸气时提肛缩腹，呼气时将肛门放下。每天 2 组，每组 10 ～ 20 次，该方法对女性也同样适用。

（二）容易诱发前列腺炎

久坐时，上半身的重量全部压在下半身，容易导致前列腺血液循环不好，代谢产物堆积，使前列腺液排泄不畅，造成前列腺慢性充血，进而引发前列腺炎。

三、久坐会导致脑部机能衰退

久坐可引起人乏力、失眠、记忆力减退，并增加患阿尔茨海默病的可能。

预防可通过在久坐期间每隔一段时间起身喝水，增加站立机会，改善脑循环的模式，同时多开窗换气，呼吸新鲜空气。

四、久坐易肥胖

由于工作的原因，久坐不动的姿势，容易降低新陈代谢，机体会将摄入的脂类、淀粉过多地转变为脂肪囤积起来，使人肥胖。肥胖会增加心脑血管、内分泌方面疾病的风险，严重影响我们的健康。"管住嘴，迈开腿"在此时就该闪亮登场了。上班族可以在上下班时多选择步行和骑行。比如，骑车去地铁站，乘坐地铁出站后步行至单位。

五、避免久坐的建议

1. 每周锻炼 3 ～ 5 次，每次运动不少于 30 分钟，循序渐进，积少成多。

2. 工作时增加站起来的机会，比如站着办公，起身给窗台植物浇水，定时起身去茶水间喝水，午间和同事们一起散步或做简易瑜伽。

3. 运动结束即刻心率不应超过日常心率的 170% ～ 180%，以自觉有轻度呼吸急促、周身微热、面色微红、有点小汗为佳。如有明显的心慌气短、心口发热、头昏、大汗、疲惫不堪的症状，表明运动超限，应当减量。

4. 每坐 1 小时起来活动 5 分钟，也能有效避免久坐不动。

从事特殊的职业，小心职业癌

航天中心医院　尹金玲

一、啥是职业癌？

职业性肿瘤简称职业癌，是指在工作中接触致癌物引起的原发性癌病变。

二、致癌物指的啥？

致癌物主要包括粉尘、放射性物质和其他有毒、有害物质等，最常见的职业性致癌物是化学物质，约占90%。

三、职业癌有几种？

目前，职业癌包括石棉所致的肺癌、间皮瘤；联苯胺所致的膀胱癌；苯所致的白血病；氯甲醚、双氯甲醚所致的肺癌；砷及其化合物所致的肺癌、皮肤癌；氯乙烯所致的肝血管肉瘤；焦炉逸散物所致的肺癌；六价铬化合物所致的肺癌；毛沸石所致的肺癌、胸膜间皮瘤；煤焦油、煤焦油沥青、石油沥青所致的皮肤癌；β-萘胺所致的膀胱癌；放射性物质所致的白血病、肺癌、皮肤癌等。

四、职业癌有啥特别？

职业癌和非职业癌在病变发展过程和临床症状上差异不大。主要区别有：

1.职业癌有明确的致癌因素，即必须是在工作中接触一定量的致癌物的条件下出现的。

2. 职业癌有比较固定的好发部位或范围。它多发生于与致癌物接触机会最多、作用最强烈或对某些致癌物有特别亲和性的部位，如皮肤、肺和膀胱等。

3. 职业癌的发生有潜伏期。接触职业性致癌物后，并非立即发生癌症，而是有一定的时间间隔，即所谓的"潜伏期"。职业癌的潜伏期一般较长，如石棉致胸膜间皮瘤，潜伏期可达 20 ～ 60 年，平均为 40 年左右。也有少数癌症潜伏期很短，如苯所致的白血病，最短仅需 4 个月。

4. 职业癌的发病年龄一般比非职业癌发病年龄要早，如芳香胺（如联苯胺、β- 萘胺）引起的膀胱癌，发病年龄以 40 ～ 50 岁多见，比非职业性的泌尿系统癌症早 10 ～ 15 年，这与其潜伏期长有关。

5. 有些职业癌比一般非职业性的同种癌恶性度高，如苯所致的白血病，多为急性型，发展很快，患者存活时间很短。芳香胺（如联苯胺、β- 萘胺）引起膀胱癌常为多发性，往往累及整个泌尿系统，且复发率高。

五、职业癌可以预防吗？

职业癌是完全可以预防的。需要大家着重做到以下几点：

1. 工作中不接触或减少直接接触职业性致癌物是预防职业癌的上策，如严格遵守操作规程，正确使用防护设施及佩戴个体防护用品等。

2. 加强职业健康知识学习，提高自我防护能力，增强防范意识，如下班后工作服按要求脱放、清洗，去除污染，严禁跨越污染区等。

3. 许多致癌物与吸烟有协同作用，需戒掉吸烟嗜好。

4. 定期进行职业健康检查，早期发现肿瘤前期的异常改变，及时诊断与治疗是行之有效的措施，以降低"早期"肿瘤的发生率和死亡率。

2 型糖尿病也能诱发肿瘤

中国航天科工集团七三一医院　白进军

随着社会老龄化加剧及生活方式的转变，全球范围内的糖尿病和恶性肿瘤的发病率正逐年上升，2 型糖尿病和肿瘤已成为影响人类健康的两大慢性"杀手"。

2010 年，美国癌症学会和美国糖尿病学会联合提出共识：2 型糖尿病患者群具有更高罹患胰腺癌、肝癌、结直肠癌、子宫内膜癌、乳腺癌、膀胱癌等风险，而罹患非致命性前列腺癌的风险则低于正常人群。肺癌与糖尿病的关系仍存在争议。因此，临床医生应警惕筛查 2 型糖尿病患者的肿瘤。

一、2 型糖尿病与肿瘤的关系

1. 胰腺是人体重要的分泌器官，糖尿病与胰腺可能存在着双向关联，即胰腺癌可能导致糖代谢异常引起糖尿病，而糖代谢异常又可能导致胰腺癌的发生。糖尿病使患胰腺癌的风险增加 2 倍，且血糖每增加 1 mmol/L，胰腺癌的发病率即上升 15%，胰腺癌的相对风险与糖尿病持续时间呈负相关，诊断糖尿病的时间≤ 1 年者，胰腺癌风险最高。

2. 原发性肝癌是我国最常见的恶性肿瘤之一，肝癌的发生除了与病毒性肝炎、酗酒、黄曲霉毒素等因素有关外，糖尿病已被视为肝癌发生、发展的一个独立危险因素。糖尿病患者肝癌的发生率是无糖尿病者的 4.25 倍，且发生肝癌的风险还与糖尿病的病程有关，糖尿病病程＞ 10 年的肝癌患病风险最高。

3. 结直肠癌发病率在全球范围内排第三，死亡率排第二的常见恶性肿瘤，2 型糖尿病不仅与结直肠癌发病率升高相关而且与死亡率相关。合并 2 型糖尿病的结直肠癌患者死亡率明显升高，总生存期缩短。

4. 雌激素相关的恶性肿瘤，最常见的为乳腺癌和子宫内膜癌。2 型糖尿病患者的高胰岛素血症和胰岛素抵抗可能会导致人体内雌激素水平升高，并升高子宫内膜癌与乳腺癌的发病率及死亡率。

5.2 型糖尿病是膀胱癌进展的独立危险因素，且与预后密切相关。

6. 前列腺癌在男性常见癌症中排名第二。前列腺癌是唯一一种发病风险可能与糖尿病呈负相关的肿瘤。在 2 型糖尿病患者中，前列腺癌的发生风险下降 10% ～ 20%，这可能与高糖引起睾酮水平降低有关。

2 型糖尿病与肺癌相关性的研究一直以来存在争议，但高血糖明显降低肺癌患者术后生存率，是公认的。

二、2 型糖尿病与肿瘤发生、发展的机制

1.2 型糖尿病与肿瘤可能存在"共同土壤"，即大多 2 型糖尿病的危险因素，如遗传、年龄、不良饮食及生活习惯（吸烟、饮酒、缺乏运动）等，也是肿瘤的危险因素。长期高血糖可对 DNA 造成氧化损伤，容易导致细胞癌变。

2. 胰岛素抵抗和胰岛素分泌相对不足是 2 型糖尿病的特点，其可通过抑制胰岛素样生长因子结合蛋白的合成，使具有生物活性的游离胰岛素样生长因子增加，促进肿瘤生长。

3. 肥胖是 2 型糖尿病发病的独立危险因素，也是一种肿瘤促进因子。

4. 细胞免疫功能紊乱及代谢障碍等都会升高肿瘤的发生概率。

5. 肿瘤的发生和发展还与降糖药物的影响有关。研究发现，给严重胰岛素抵抗、胰岛功能相对不足的患者不恰当地长时间使用胰岛素及促胰岛素分泌剂，可加重高胰岛素血症，带来肿瘤风险。如吡格列酮可能增加膀胱癌的风险，但其机制目前仍不清楚。因此，在临床用药时，医生也会将肿瘤考虑进

去，如 GLP-1 不得用于有甲状腺髓样癌既往史、家族史及 2 型多发性内分泌肿瘤综合征的患者，主要由于胰岛 β 细胞并不是体内唯一可以表达 GLP-1 受体的细胞。甲状腺滤泡旁细胞（又称 C 细胞）不仅可以分泌降钙素，也是甲状腺髓样癌的起源细胞，如果癌症进展也会表达 GLP-1 受体，这些受体的持续性激活可造成 C 细胞增生，导致甲状腺髓样癌的发生。相反，二甲双胍可降低糖尿病患者罹患肿瘤的危险性，可能是它在降低血糖的同时可以增强胰岛素的敏感性，并激活一种肿瘤抑制蛋白，从而抑制胰岛素的促增殖作用。

三、2 型糖尿病患者如何预防肿瘤？

1. 我们不能改变 2 型糖尿病患者的年龄及遗传因素，但能改变不良饮食及生活习惯。

2. 对于 2 型糖尿病患者要早发现，早治疗，血糖尽量控制到达标，解除高血糖毒性所致的促肿瘤生长环境。

3. 减肥，控制体重，改善高胰岛素血症及胰岛素抵抗。

4. 合理使用降糖药物。对于 2 型糖尿病患者，在没有禁忌证的情况下，尽量使用二甲双胍治疗；对于严重胰岛素抵抗（如高度肥胖）、胰岛功能只是相对不足的患者，不建议长时间使用胰岛素及促胰岛素分泌剂；吡格列酮虽能增加胰岛素的敏感性，但可能增加膀胱癌风险，建议在患者知情的情况下权衡利弊使用；GLP-1 应在充分病史采集及甲状腺超声检查甄别下使用，并定期做甲状腺超声检查。

5. 肿瘤预防是关键，早发现及早治疗也是降低肿瘤死亡率的关键。建议对于 2 型糖尿病患者早期行肿瘤标志物检测，并以此为基准，每年或每 2 年复查一次；对于 40 岁以下的 2 型糖尿病患者，每 2 年进行一次胸部 CT 及重要部位的超声检查，40 岁以上或有肿瘤家族史的，建议每年进行一次检查。

6. 加强病程在 1 年内的 2 型糖尿病的胰腺癌筛查；加强病程＞10 年的 2 型糖尿病的肝癌筛查；建议对 2 型糖尿病患者每年进行大便早癌筛查。

癌症患者家属更要注意防癌

南京航天医院　于　进

近年来癌症的发生率持续升高，患者临床治疗难度较高，严重威胁患者的生命安全。目前的相关研究显示，癌症患者家属癌症发生率明显高于其他群体，因此，癌症患者家属更要注意防癌。

一、癌症患者家属防癌的原因

（一）癌症具有遗传性特征

乳腺癌、胃癌、宫颈癌等多种恶性肿瘤均具有一定的遗传性特点，与患者的基因具有密切关系。虽然目前相关研究尚不明确其发生原因，但已经有临床研究显示，母方为乳腺癌患者的家属发生乳腺癌的比例升高，约为非母方乳腺癌群体的 2～3 倍。另外，父方、母方其中一方发生胃癌的子女群体，发生胃癌约为其他群体的 4 倍以上。

（二）癌症患者和家属生活环境相同

生活环境是诱发恶性肿瘤的主要因素之一，由于癌症患者与其家属具有相同的生活环境，诸如空气环境、水环境等，故造成患癌的概率升高。

（三）癌症患者和家属生活方式类似

生活方式与生活习惯的类似性增加了癌症患者家属的癌症发生率，例如，日常食入肉类过多，膳食纤维不足，会在一定程度上增加肠癌、胰腺癌的发生率；长时间进食速度较快、过热饮食、喜食腌制或熏制食品等，患者家属发生食管癌、胃癌的比例较高。

（四）癌症患者和家属性格及思维方式相近

不良心理状态及性格亦是恶性肿瘤发生比例升高的重要原因之一。长时间共同生活会增加性格及思维方式的趋同性，如果长时间受到抑郁、焦虑、紧张的情绪影响，会增加癌症患者家属的癌症发生率。

（五）癌前病变具有传染性特征

胃癌与幽门螺杆菌、宫颈癌与人乳头瘤病毒、肝癌与肝炎病毒之间具有密切联系，而幽门螺杆菌、人乳头瘤病毒、肝炎病毒等均具有传染性，长时间生活在一起的患者家属，发生上述细菌、病毒感染的概率较高，故增加了患者家属的恶性肿瘤发生风险。

二、癌症家属的防癌措施

（一）远离烟草制品

现阶段临床观察及研究显示，吸烟是患者发生肺癌的高危风险因素之一。除此之外，食管癌、咽喉癌、肾癌、胰腺癌、宫颈癌等恶性肿瘤，发生概率也随着吸烟时间的延长而升高。因此，对于癌症患者家属而言，应尽量远离烟草制品，包括卷烟、无烟烟草、雪茄等，除了自身戒烟之外，还应避免二手烟，这样能够保护患者家属的身体健康。

（二）保持健康体重

肥胖、超重是导致部分结直肠癌、食管癌、胆囊癌、乳腺癌、肝癌、白血病、骨髓瘤等疾病的因素。有研究显示，绝经期女性之中，肥胖者发生乳腺癌、宫颈癌的风险是非肥胖者的 3～4 倍。这与脂肪细胞升高患者体内激素水平方面具有密切关系。

（三）完善运动和饮食

良好的生活习惯是保持健康的重要方式，尤其在运动及饮食习惯方面，其中，合理运动能够降低人体内的激素及细胞生长因子水平，改善患者免疫系统功能，从而降低癌症风险。饮食习惯对避免胃癌、胰腺癌、食管癌、结直肠癌等多种恶性肿瘤的发生与预防具有密切联系，增加膳食纤维、维生素的摄入量，避免高脂肪、高盐分饮食，尤其针对部分腌制、熏制食品，应尽量减少摄入量，从而降低癌症的发生率。

第二章

瘤在神经系统
有点复杂

关于脑瘤的那些事儿

航天中心医院　曹守明

经常会有人问："得了脑瘤还能活吗？""使用手机真的会导致脑瘤吗？""不良生活习惯真的会导致脑瘤吗？"那我们就来聊一聊关于脑瘤的那些事儿。

生长于颅内的肿瘤通称为"脑瘤"，脑瘤可发生于任何年龄段，其中以20～50岁人群最为多见。脑瘤包括由脑实质发生的原发性脑瘤和由身体其他部位转移至颅内的继发性脑瘤。原发性脑瘤依其生物特性又分为良性脑瘤和恶性脑瘤。但是，无论良性或恶性脑瘤，均能挤压、推移正常脑组织，导致中枢神经损害，从而造成颅内压升高，威胁人的生命。

一、脑瘤形成的原因

首先，我们聊一聊是什么外界因素能让脑瘤长出来。

（一）辐射

目前，研究了3种辐射类型（电离辐射、电磁辐射和射频辐射）与脑瘤风险的相关性。

1. 电离辐射：通过对接受放疗或原子弹爆炸幸存者的调查，电离辐射已被确认是脑瘤（包括脑膜瘤、胶质瘤和神经鞘瘤）的一个病因。也有调查发现，儿童期接受诊断性头部 CT 也会增加脑瘤风险。目前，电离辐射明确与脑瘤的发病相关。

2. 电磁辐射：未明确电磁辐射与脑瘤的发病存在相关性。

3. 移动电话和射频辐射：移动电话是一种射频辐射来源，其作为脑瘤的潜在危险因素受到了大众传媒的关注。目前，尚未明确证实移动电话的应用与脑瘤相关。但是 WHO 旗下的国际癌症研究中心（International Agency for Research on Cancer, IARC）将射频电磁场归为对人类可能致癌组（2B 组）。

（二）职业暴露

有证据提示，某些经常接触辐射、化学品等的特殊专业人员，以及经常接触除草剂和杀虫剂的农业人员的脑瘤风险可能升高。

（三）头部创伤

头部创伤是脑瘤的一个潜在危险因素，其中脑膜瘤发生的可能性最大。儿童期脑瘤在第一胎儿童（产伤的风险更高）和有明确产伤史（产钳分娩、滞产、剖宫产）的儿童中可能更常见。

（四）变态反应

根据不同人群和研究设计得出的一致结果，现已逐渐达成共识，即变态反应（如哮喘、湿疹和花粉症）会降低患脑胶质瘤的风险。

（五）饮食

与脑瘤风险增加有关的饮食成分主要是 N- 亚硝基化合物。有研究报道，摄入腌肉或熏肉量较高的患者，胶质瘤风险显著增至 2 ～ 3 倍。不过，仅在男性中观察到了这种风险。

饮食研究表明，在摄入水果和果汁量增加的儿童中，脑瘤的风险降低。产前补充维生素（包括维生素 A、维生素 C 及叶酸）或蔬菜摄入量的增加，已被证明与后代发生脑瘤的风险较低相关。

（六）遗传因素

颅内一部分肿瘤的发生是有遗传倾向的。

总结：有一些因素已被证实与脑瘤的发生有密切关系。这些危险因素在日常生活中一定要尽量避免。但也有一些大众认可的不良嗜好和感染尚未确认跟脑瘤相关，如烟草、酒精、病毒感染等。

二、症状

大脑是人活动的总司令部，它掌管我们的高级功能、认知功能、思维能力、理解能力、记忆能力，管理我们所有脏器活动、肢体的运动等。所以一旦脑部出现肿瘤，其表现是非常复杂和多样的，但仍然存在一些共性的症状。那么下面我们就来聊聊脑瘤的早期症状都是什么样的。

（一）头痛

脑瘤最常见的症状就是头痛，因为脑瘤的占位效应可引发颅压增高，进而导致头痛。一般脑瘤头痛的早期表现为阵发性头痛，随着脑瘤发展会变成持续性头痛。一般在清晨睡醒后症状最为明显，起床活动后症状会稍微减轻。

（二）呕吐

脑瘤患者可出现喷射性呕吐。喷射性呕吐并不是一种正常的呕吐现象，一般我们肠胃性的呕吐是从胃部反出，而这种呕吐则是喷射性的，由颅内压增高引起，常在头痛加重时出现，呈喷射状，呕吐后头痛症状会有所减轻。此症状易被误诊为肠胃疾病。

（三）视力下降

不明原因的视力下降，或者单眼视力下降，或者是看向物体时眼睛两侧的余光越来越小，就像窗帘布拉起来一样，走路时前方有人或车子过来却无法看到。倘若出现上述情况，均应高度警惕是否患有垂体瘤、颅咽管瘤的可能。

（四）突发癫痫

通常来讲，生长在大脑前半部、靠近大脑皮质的肿瘤较易引发癫痫。所以部分脑瘤患者在最初阶段可能仅有癫痫发作这一项症状，因而极容易误认为这是原发或一般性的癫痫，从而延误了脑瘤的早期发现。

（五）记忆力下降、反应迟钝、头晕

额颞叶的肿瘤可以引起记忆力下降、反应迟钝，其他部位的肿瘤也可以因为压迫血管或小脑等结构引发头晕。

（六）单侧耳聋和一侧肢体无力

听神经瘤及桥小脑角区的肿瘤可能引发单侧耳聋；单侧大脑功能区的肿瘤可引发对侧的肢体无力。

（七）肢端肥大、闭经、泌乳

发生于鞍区的肿瘤尤其是垂体瘤可有肢端肥大（生长激素型）或者闭经、泌乳（泌乳素型）等表现。

三、检查

（一）MRI 检查

当医生怀疑患者有脑瘤时，一般会进行 MRI 检查来了解脑内是否存在病变及病变的部位、大小、有没有影响周围组织等情况，以决定下一步的治疗方案。

（二）颅脑部 CT

当怀疑颅骨受到肿瘤影响、有出血等情况，或者患有幽闭恐惧症等原因不能进行 MRI 检查时，也可以进行 CT 检查。

（三）其他检查

特殊情况还可能进行正电子发射计算机断层显像（PET）等检查，以了解肿瘤的更多情况。

四、治疗

（一）手术治疗

一些良性脑瘤，如脑膜瘤、垂体瘤、神经鞘瘤、血管瘤等，手术治疗效果还是非常好的，治愈率很高。随着显微神经外科技术的发展，原发性胶质瘤甚至是脑干肿瘤的手术治疗也有了长足进步，治疗效果也越来越好了。

（二）放射治疗

脑瘤的放射治疗方式主要有常规放射治疗、精确放射治疗和间质内放射治疗等。其中精确放射治疗的发展给脑瘤的治疗带来了更广阔的空间，使过去难以得到有效放射治疗的肿瘤得到更精准的放射治疗，如某些脑干及重要功能区的肿瘤。与常规放射治疗相比，精确放射治疗具有下述优点：

1. 最大限度地减少对肿瘤周围正常组织和器官的照射。

2. 可明显提高对肿瘤靶区的照射总剂量。

3. 降低正常组织近期或后期的并发症。

适形放疗的出现是放射物理学对放射治疗的一大贡献，从而使精确放射治疗成为现实。精确放射治疗包括：立体定向放射外科治疗计划系统，亦称伽马（γ）刀；立体定向放射治疗，亦称为 X 线刀；三维适形放射治疗及调强适形放射治疗四种方式。

（三）化疗

脑内肿瘤的化学治疗（简称化疗）包括全身给药与局部给药。全身给药是指经口服或静脉注射，而局部给药则包括鞘内注射、动脉内插管超选择肿瘤供血动脉灌注和瘤腔内给药等。亚硝脲类药物、烷化剂药物及挽救性药物是目前脑胶质瘤治疗中的主要化疗药物。

（四）靶向治疗

由于原发性脑瘤尚没有十分可靠的分子病理标志性靶位，目前靶向药物对脑瘤的治疗仍处在临床试验和探索阶段，尚不能作为标准的治疗方案。

五、生活中怎么做？

1. 保持生活规律，不熬夜，睡够 7 小时。

2. 健康饮食，远离腌制等加工食品。

3. 一年染发次数别超过 2 次。

4. 保持良好的心态，莫生气，气病了没人替。

5. 睡觉时，手机别放在头附近。

6. 有问题及时就诊。

病来如山倒，病去如抽丝。疾病不挑人，疾病也不等人！健康生活、养生保健、防病、治病必不可少！

中医对脑瘤的认识

航天中心医院　马仁政

在工作中，我们常说："瘤子不可怕，就怕瘤子有文化！"纵观当今所有的肿瘤，最有"文化"的莫过于脑瘤。中医认为，头为诸阳之会，全身阳气通过阳经会聚于头。西医认为，脑为脊椎动物中枢神经系统的高级部位，生命机能的主要调节器。在我国6个城市居民中调查发现，颅内肿瘤患病率为32/10万，一项世界性的统计为40/10万。就全身肿瘤的发病率而言，脑瘤位居第五位（6.31%），仅低于胃、子宫、乳腺、食管部位的肿瘤。

全球脑瘤统计，中国发病及死亡人数均居第一，且呈逐年递增趋势。脑瘤的致死率、致残率均位于肿瘤性疾病前列，危及人的生活质量及生存时间。如何预防脑瘤是目前国人需要密切关注的事。

引起脑瘤发病的具体原因目前仍无确定，西医普遍认为有以下几个方面的影响因素：

——癌基因和遗传学因素；

——物理因素：包括放射线及外伤；

——化学因素：化学毒素的影响；

——致瘤病毒。

中医在脑瘤的病因病机方面主要有两种认知：七情所伤，气机失调；肾精不足，痰瘀内阻，日久成毒。

对症治疗很重要，对因预防更是关键。如何预防这种有"文化"的瘤子呢？

中西医在这方面不谋而合。

一、烟酒不分家，我们远离它

所谓"酒壮怂人胆""饭后一袋烟"这些都是我们常见的不良生活习惯。酒精、尼古丁是常见到的能穿透血脑屏障的物质。这些物质一旦进入血脑屏障就会严重干扰脑神经及脑部血管。同时酒精、尼古丁等还能直接或间接地影响人体的消化系统、呼吸系统、循环系统、生殖系统等，也就是祖国医学所讲的肝、脾、肺、心、肾、心包、三焦等五脏六腑。

二、吃得饱不如吃得好

正如《黄帝内经·五常政大论》所说的："谷肉果菜，食养尽之……"和《黄帝内经·藏气法时论》所说的："五谷为养，五果为助，五畜为益，五菜为充，气味合而服之，以补精益气。"所谓全面膳食，就是要长期或经常在饮食内容上尽可能做到多样化，讲究荤食与素食、主食与副食、正餐与零食，以及食与饮等之间的合理搭配。西医认为，"三高"饮食（高蛋白、高脂肪、高糖）造成了现代文明病（心脑血管病、癌症、糖尿病和亚健康状态）。其实还有"三低"（低维生素、低矿物质、低膳食纤维）也在作怪。

地中海饮食，是泛指希腊、西班牙、法国和意大利南部等处于地中海沿岸的南欧各国以蔬菜、水果、鱼类、五谷杂粮、豆类和橄榄油为主的饮食风格。研究发现，地中海饮食可以减少患心脏病的风险，还可以保护大脑血管免受损伤，降低发生脑卒中和记忆力减退的风险。现在也用"地中海式饮食"代指有利于健康的简单、清淡及富含营养的饮食。

是不是发现东西方在营养学观念上不谋而合？

三、日出而作，日落而息，避免"煎熬"

生活、工作压力等因素，让越来越多的人加入熬夜一族。中医认为，白天属阳，应当多动，多动可以养阳；夜晚属阴，应当睡觉，睡眠可以养阴。博大精深的中华文化中有一个词语"煎熬"，"熬"是反复煎煮的意思。同样，熬夜对身体也是一种反复"煎煮"，"煎煮"着人体的精、气、神，使之逐渐变少。如同点燃油灯，熬着灯油一样，灯油慢慢变少，灯的亮度逐渐减弱，灯油熬完了，灯也该灭了。睡觉可以说是大脑"排毒"的关键时期。在清醒的时候，我们的大脑消耗白天所需的各种能量，这一过程会产生很多副产品，也就是大脑的生物垃圾，这些生物垃圾会堆积在大脑中。睡觉的时候脑细胞之间的空间会增大 60% 左右，大脑中的淋巴系统在这个时候会开启，把清醒时大脑活动产生的毒素更快地通过脑脊液排出大脑，而清醒的时候大脑的"排毒"过程则几乎不存在。

四、强身健体，保卫自己

体育锻炼虽然不能包治百病，但却能帮助我们预防各种疾病，使我们拥有一副好身板，是帮助我们增强免疫力的最好方法。首先，锻炼能增强新陈代谢，促进体内组织细胞对糖的摄取和利用能力；其次，坚持体育锻炼，对骨骼、肌肉、关节和韧带都会产生良好的影响；再次，锻炼可以改善人的循环系统；最后，体育锻炼还能帮助中枢神经运作。

五、珍爱生命，远离辐射

现在社会，人们对电子仪器的依赖达到了前所未有的程度，白天不精神，对着电脑噼里啪啦；晚上睡不着，抱着手机辗转反侧。神经系统对电磁辐射的作用很敏感，受其低强度反复作用后，中枢神经系统机能会发生改变。比如，长时间的电磁辐射对机体免疫功能的危害，会使身体抵抗力下降。对循环系统、生殖系统和遗传均可产生不良影响。

生活中的点点滴滴，是我们最容易忽视的，也是对我们健康最重要的。祝大家都有一个好心情，都有一个好身体。

肿瘤界的避世高人——副肿瘤综合征

航天中心医院　朱　慧

金秋季节，我们医院收治了一位肢体麻木2个月的患者，2个月的时间里患者辗转于多家医院都没有得到明确诊治，病情持续进展。初见患者，发现老人比较消瘦，但是平素身体还不错，经常锻炼，引体向上、拉伸动作等都不在话下，唯有一点不好就是吸烟戒不掉。经过对患者病情的条分缕析，并完善相关检查，最终明确了诊断——副肿瘤性感觉神经元神经病。

相信很多人对副肿瘤性感觉神经元神经病很陌生，其为一种常见的神经系统副肿瘤综合征。对于医生而言，看到这个诊断后下一步必须去寻找患者体内是否有肿瘤性疾病。我们对患者进行了相关检查，最后发现患者肺部存在恶性肿瘤。回想这个患者的发病过程，没有肺癌常见的咳嗽、咳痰、咯血等表现，而是表现出了肢体麻木的神经系统损害症状。那么，到底何为神经系统副肿瘤综合征，它又和肿瘤有什么关系呢？且听我慢慢道来。

一、何为副肿瘤综合征和神经系统副肿瘤综合征？

副肿瘤综合征是目前一类"很时髦"的疾病。由命名可知，首先它易发生在肿瘤患者人群中，但它不是我们所熟知肿瘤的直接侵犯、压迫和转移，也不是因为肿瘤引起感染、恶病质及各种治疗（如化疗和放疗）的并发症所致。它是指在某些恶性肿瘤患者体内，在肿瘤还没转移的情况下通过"隔山打牛"的特殊机制引起的非原发肿瘤器官（牛）功能的异常改变。

　　如果原发器官的肿瘤细胞，比如肺、肝脏或乳腺及其他器官的肿瘤细胞"隔山"打到了"神经系统"，可以是中枢神经(脑、脊髓)，也可以是周围神经(脑神经、脊神经)、神经肌肉接头或肌肉，导致上述部位发生损害就被称为神经系统副肿瘤综合征。其发病率约为1%，但在临床上却有非常重要的地位。因为神经系统副肿瘤综合征往往提示机体存在处于隐匿阶段的肿瘤，这时原发肿瘤可能尚处于早期或可治疗期。所以，积极筛查肿瘤，早期诊断，早期治疗可明显改善患者的预后。

　　这就像我们开篇提到的这位患者，神经系统表现是最早的表现，根据这一表现，顺藤摸瓜我们找到了原发肿瘤——肺癌。

二、为何出现神经系统副肿瘤综合征？

　　到目前为止，引起副肿瘤综合征的确切原因并不明确，究竟肿瘤细胞如何实现"隔山打神经系统"的机制未可知。但是很多研究者认为，肿瘤是通过机体的免疫机制实现这一医学过程的。人体的免疫系统是机体的"哨兵"，会识别和攻击"异己"的"敌人"成分。肿瘤细胞会表达一些"异己的分子"，我们称它们为抗原，而这些抗原除了会出现在肿瘤细胞上，也会出现在神经系统的某些部位。我们尽责的"哨兵"拿起武器，产生抗体，在"抗原—抗体"的战争中努力打败肿瘤细胞，但同时也"伤及无辜"，向与肿瘤细胞长得非常相似的神经系统的抗原出击，损害了神经系统，造成了神经系统病变。

三、神经系统副肿瘤综合征有哪些表现？

　　该病的表现多种多样，这取决于"隔山被打"的部位，可表现为头晕、眩晕、肢体无力、感觉异常（麻木、疼痛）、步态不稳，也可以表现为意识模糊、精神行为异常、肢体无规则乱动、视力改变及排尿、排便障碍等。通常多见于中年以上人群，也有儿童和青少年发病，但症状出现比较隐匿，等到症状逐渐明显才引起注意。既然症状如此隐匿，我们该如何识别呢？如果出现了上述提到的这些症状，长时间一直存在，且逐渐加重，但进行了一些常规检查仍未能

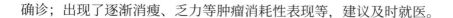

确诊；出现了逐渐消瘦、乏力等肿瘤消耗性表现等，建议及时就医。

四、如何诊断副肿瘤综合征？

对于疑似病例，医生通常会筛查血和／或脑脊液中相关的抗体，比如抗Hu、抗Yo、抗Ri抗体、抗CV2/CRMP5抗体、抗Ma抗体等。目前，我们国内很多生物医学公司具有了监测这些抗体的能力，大大提高了临床诊断能力，并缩短了诊断周期。

五、如何筛查实体肿瘤？

一旦怀疑副肿瘤综合征，我们的一项重要任务就是要筛查实体肿瘤，寻找原发肿瘤。根据目前的临床经验和循证医学证据，神经母细胞瘤和小细胞肺癌分别是儿童和成人中最容易引起副肿瘤综合征的肿瘤。运用肿瘤标志物、超声检查、CT或MRI、内镜检查或氟脱氧葡萄糖正电子发射计算机断层扫描技术（FDG-PET）等检查能大大提高肿瘤检出率。但副肿瘤综合征常常出现在肿瘤之前，因此在病程早期常很难发现肿瘤，因此我们必须重视随访。如果初始评估未发现肿瘤，在3～6个月后复行癌症筛查，如果检查仍无发现，则每6个月再筛查一次，直到4年。

六、治疗和预后如何？

副肿瘤综合征的治疗主要分为积极治疗原发肿瘤（包括手术切除、放疗、化疗）和免疫调节治疗。后者包括口服或者静脉注射糖皮质激素、血浆置换、静脉注射免疫球蛋白和免疫抑制剂等。

总体而言，该病预后不良，其意义在于，一旦出现上述病症、相应抗体，即提醒临床医师要积极寻找原发肿瘤，并尽可能给患者最优化的治疗方案。

神经内科中的癌中之王——脑膜癌

航天中心医院　金　迪

在人类的大脑表面有一层膜性结构，起到保护、固定大脑的作用，这层结构称为脑膜，由外向内可分为硬脑膜、软脑膜和蛛网膜。1870 年，国外医生在对一位肺癌患者的尸体进行解剖时发现，其软脑膜上存在着弥漫播散的癌细胞，但是在大脑和脊髓内却没有明显的瘤块。于是将这种转移到脑膜、与恶性肿瘤相关的病灶称为脑膜癌，又称脑膜转移癌或癌性脑膜炎。

脑膜癌是肿瘤脑转移的一种特殊类型，发病率约占肿瘤患者的 5% ～ 15%。脑膜癌的原发病灶多为腺癌，其中男性发病率最高的是肺癌，女性则是乳腺癌。由于大脑周围有颅骨保护，颅内空间相对固定，因此，肿瘤转移至大脑后会产生明显的占位和转移效应。通俗来讲，患者会出现剧烈头痛、喷射性呕吐、听力和视力下降，如果不及时治疗，患者会进展到最严重，也是最危险的情况，即"脑疝"。脑疝可以理解为过高的颅内压造成脑组织移位，从而造成脑组织损伤。患者会出现昏睡、呼吸变慢，到最后进展为深昏迷、呼吸衰竭，随即死亡。

脑膜癌的死亡率非常高，预后远比其他神经系统的肿瘤恶劣。因此，堪称神经内科的"癌中之王"。

遗憾的是，并非只有肿瘤患者会罹患此病。据统计，大约 30% 的脑膜癌患者始终找不到原发病灶，也就意味着该病会像幽灵一样突然袭来。更可怕的是，脑膜癌的临床表现复杂多样，除了上文所提到的症状外，还可以表现为精神萎靡、性格改变、行走困难、视物双影、口歪眼斜、四肢疼痛、感觉异常、颈背部疼痛及排尿、排便功能障碍等等。在起病早期，临床症状尚不典型，甚至连头颅核磁平扫都不能发现病灶，患者很容易误认为是"小毛病"而没有及时就诊，以至于耽误了宝贵的就医时间。

大多数恶性肿瘤的临床分期均将脑转移视为晚期，因为该病在确诊后的平均生存期仅为 3 个月，即使经过了积极治疗，生存期也多不超过 2 年。目前，通过合理的治疗方法只能提高患者的生活质量，达到延长生存期的效果，而大多数患者到后期的治疗目标只是缓解痛苦。

临床上常用的治疗方法有：

1. 内科支持治疗：包括使用激素和脱水药控制颅高压，缓解患者的头痛、恶心、呕吐症状。

2. 外科手术治疗：早期只有单个病灶时可以尝试手术治疗，但由于确诊时肿瘤往往已经弥漫性播散，单纯手术治疗无法做到根治，通常需要配合化疗等其他治疗手段共同救治。另外，如果颅内高压很严重，病程后期会出现脑积水，此时仅靠药物很难控制，此时可考虑行侧脑室腹腔分流术，将脑内多出来的"水"引流到腹腔，从而达到缓解头痛、呕吐症状和延缓脑疝的目的。

3. 化疗：经脑脊液化疗可以使足量的化疗药物直接分布到整个脑室系统，有效降低全身不良反应的发生。

4. 其他治疗：经过近十几年不断地研究，发展出包括靶向治疗、免疫治疗、基因治疗等方法，需要根据个体情况甄选合适的治疗方案。

综上所述，脑膜癌是一种预后很差的肿瘤亚型，早期临床表现多种多样，误诊率较高，目前仍无有效的治疗措施，因此，诊治的关键在于"早发现，早干预，早治疗"。已经确诊肿瘤的患者应定期评估头颅影像学检查，排除肿瘤脑转移；而没有肿瘤病史的患者，如果出现不能缓解的剧烈头痛、恶心、呕吐、肢体无力、视物成双等症状，也应该尽快到医院就诊，及早明确诊断，争取更长的生存期和更好的生活质量。

重新认识儿童神经母细胞瘤

中国航天科工集团七三一医院　杨　鸿

儿童神经母细胞瘤（NB）是来源于节后交感神经系统的胚胎性恶性肿瘤，绝大多数来源于肾上腺，占所有儿童恶性肿瘤的 8%～10%。早期、准确的诊断及治疗是提高 NB 治疗率及生存率的关键。

在胚胎早期，原始神经嵴产生交感神经元细胞，移行到各部位形成神经母细胞和嗜铬母细胞，以后成熟为正常的交感神经节和肾上腺髓质。根据细胞的分化情况可形成正常组织或肿瘤，所有 NB 发作的常见部位为胸脊柱旁，尤其是腹膜后。但诊断时，肿瘤多已广泛扩散，常不能确定何处为原发灶。

儿童神经母细胞瘤主要分期如下：

1 期：局限于原发器官无远处转移。

2A 期：次全切除的单侧肿瘤，同侧及对侧淋巴结明确无转移。

2B 期：次全切或者全切除单侧肿瘤，同侧淋巴结有明确转移，而对侧淋巴结明确无转移。

3 期：肿瘤跨越中线侵袭，伴随或者未伴随局部淋巴结转移，或者单侧肿瘤伴有对侧淋巴结转移，或者是跨中线生长的肿瘤伴有双侧淋巴结转移。

4 期：肿瘤播散到远处淋巴结，骨髓、肝脏或者是其他器官。

4S 期：小于 1 岁患儿，肿瘤局限于原发器官，肿瘤扩散局限于肝脏、皮肤或者骨髓。

多数 NB 沿交感神经链分布，原发部位多见于腹膜后；肾上腺原发 NB 多见于较大儿童；婴儿除发生在肾上腺还经常出现在纵隔和颈部。病变局限时往往没有症状；如果局部肿块巨大可出现相应部位的压迫症状，如腹腔内肿瘤压迫肾血管、肠管、淋巴管、下腔静脉，从而造成肾功能障碍、肠梗阻、腹水、下肢阴囊水肿等。

NB 起病隐匿，早期常难发现，初诊时 70% 的患儿已经发生了转移，常见转移部位有骨髓、骨、肝脏、淋巴结和皮肤。常有患儿因转移灶引起的相关症状而首次就诊。孩子出现贫血、发热和四肢疼痛时，代表肿瘤可能存在骨或骨髓转移；出现眼球突出和眶周瘀斑，提示肿瘤侵犯眼眶和眶周软组织；4S 期病例可因肝转移出现腹部膨隆和呼吸困难。

神经母细胞瘤预后多数不良，其原因主要是大多数患儿诊断时已有远处及多脏器转移。而神经节细胞瘤为良性，并不向恶性转化，预后良好。

早期、准确的诊断及恰当的治疗是提高 NB 疗效及生存率的关键。大部分临床患儿表现复杂，而提高骨髓细胞形态学的准确性，重视骨髓穿刺、腹部超声检查、NSE（血清神经元烯醇化酶）、VMA（尿香草扁桃酸）检查的应用可减少误诊率，还有早期 X 线、MRI、组织病理学检查，都能提高诊断率，为治疗和预后赢得时间。同时，需要各相关科室医生能认识此病，早期排查，早期诊断，为患儿争取更好的预后。

识别老年人眼皮上的"疙瘩"

航天中心医院　于　璐

老年人眼睑肿物不可小觑，如果发现眼皮上长了疙瘩，一定不要大意，因为眼睑恶性肿瘤容易伪装成色素痣、老年斑、乳头状瘤和睑板腺囊肿（中医称为针眼），建议大家要及时去正规医院眼科就诊治疗。

一、基底细胞癌的特点

基底细胞癌占眼睑恶性上皮肿瘤的 85% ～ 95%，作为最常见的眼睑恶性肿瘤多见于中老年人的下睑，因其外观为富含色素的小结节，早期患者无疼痛感，无不适，因此容易被人误以为是色素痣，直到肿物发生破溃并向周围扩展后才引起人们的重视。长时间暴露于紫外线是其最重要的危险因素。

基底细胞癌的发病特点：

1. 一般生长极慢、不痛、逐渐向四周扩展，经数周或数月后，中央破溃形成潜在性溃疡。溃疡的特点是边缘高起，质硬，且向内卷（潜行期），溃疡常附有痂皮，取之易出血。

2. 晚期可破坏眼睑、鼻背、面部、眼眶及眼球等组织而丧失视力。

3. 基底细胞癌一般不引起远处转移，但如果处理不当，可以迅速发展增大。

二、睑板腺癌与睑板腺囊肿的区别

睑板腺囊肿又叫霰粒肿，多见于青少年和中年人，可单个或多个发生，表现为眼睑皮下大小不一的圆形肿块，继发感染后出现红、肿、热、痛等睑腺炎的表现。然而，如果老年人出现外观类似睑板腺囊肿的睑板腺肿物，尤其是复发性的，要警惕睑板腺癌的可能性，最好对肿物行病理检查。

睑板腺癌发病率很高，占眼睑恶性肿瘤的第二位，其生长缓慢，晚期于皮肤表面或结膜处可见黄色结节，破溃后呈黄白色分叶或菜花样，易出血。有的可向眶内发展，导致眼球突出和运动障碍；有的还可以转移到局部淋巴结及内脏，危及生命。

三、鳞状细胞癌与乳头状瘤的区别

鳞状细胞癌好发于中老年人，男性多于女性，多位于睑缘皮肤黏膜移行处，外观易被人们当作乳头状瘤。睑缘乳头状瘤是最常见的眼睑良性上皮肿瘤，常无柄或有蒂，具有乳头状和角化表面。鳞状细胞癌不同于乳头状瘤的是其质地坚硬，可逐渐形成溃疡，溃疡底部较深，高低不平，边缘稍隆起且外翻，继发坏死和感染后散发臭味，可以较早地转移至耳前或颌下淋巴结。最常见的危险因素是暴露于紫外线和慢性炎症刺激。

因此，老年人不要忽视眼睑部的小"疙瘩"，特别是当它逐渐长大时一定要尽早来医院就诊，完善检查，及时手术彻底切除，否则一旦转移预后可能较差。

致命的"白瞳"，在家照相就能筛查的恶性眼病

航天中心医院　于　璐

一、宝宝的眼睛反白光，当心视网膜母细胞瘤

随着智能手机和相机的普及，拍照现在越来越方便了。尤其是有孩子的家长，恨不得用相机记录宝宝生长发育的每一个瞬间。大家都知道，有时照片中的人物瞳孔处会出现红色反光，即我们平时所说的"红眼"，这种现象很正常，是光线照到视网膜之后的反射光。但是如果孩子瞳孔后面的反光不是红色也不是黑色，而是出现白色或黄白色反光，可就要多加注意了。孩子很可能患了儿童视网膜母细胞瘤。

二、什么是视网膜母细胞瘤？

视网膜母细胞瘤（Rb）是婴幼儿最常见的眼内恶性肿瘤，约占儿童肿瘤的3%，其发病率是1∶17 000活产儿。由于2/3的患儿在3岁前发病，可以说是一个专向年幼无知的儿童下手的恶性肿瘤。它多单侧发病，约30%患儿为双眼受累。本病易发生颅内及远处转移，严重威胁患儿的视力和生命健康。

三、视网膜母细胞瘤的病因

具体病因尚不完全清楚，主流观点认为，视网膜母细胞瘤源于原始视网膜

细胞的恶性转化，因此，多在 3 岁内发病。亦有学者认为与病毒感染因素有关。

四、视网膜母细胞瘤会遗传吗？

目前认为，遗传型视网膜母细胞瘤占 40%，为常染色体显性遗传。与第 13 号染色体长臂（13q14）的 *RB1* 基因突变有关，遗传型多为双眼发病或容易发生除了 Rb 外的第二种恶性肿瘤（与视网膜母细胞瘤并发的常见第二种恶性肿瘤包括：骨肉瘤、皮肤恶性黑色素痣、小细胞肺癌、膀胱癌、多种软组织肉瘤等），第二种恶性肿瘤发病的高峰为 13 岁左右，但这些肿瘤可发生于患者一生的任何时间。非遗传型约占 60%，无遗传倾向，不容易发生第二种恶性肿瘤。

五、视网膜母细胞瘤的临床表现

眼睛瞳孔区反白光是最常见的表现，其他症状包括：视力低下、眼睛发红、斜视或眼球突出等。具体来说，临床表现多种多样是因为疾病所处时期不同。

传统上将 Rb 分为四期：

1. 眼内生长期：典型表现为"白瞳症"。

2. 青光眼期：由于肿瘤生长阻塞前房角导致眼压升高，出现眼痛、头痛、恶心、呕吐等。儿童眼球壁弹性较大，长期的高眼压可使眼球变得膨大，形成特殊的所谓"牛眼"外观。可同时伴有结膜充血、角膜水肿、虹膜新生血管、斜视等。

3. 眼外期：眼球增大、突出，甚至突出眶外。

4. 全身转移期：肿瘤转移至全身，出现其他系统症状。

事实上，本病的发展并非皆循此四期顺序进行，转移可发生在任一阶段。所以目前又有不同的国际分期来指导临床制定治疗方案和评价预后。

六、患视网膜母细胞瘤，一定要摘除眼球吗？

目前，如果诊断及时已较少采取摘除眼球的治疗方法，而是根据肿瘤大小、位置和范围，应用静脉化疗、选择性眼动脉内化疗、玻璃体内化疗及局部治疗（激光、经瞳孔温热治疗、冷冻治疗和放射性核素敷贴器）等保眼疗法，力争保存有用的视力。当肿瘤转移风险高，治疗无法控制时才要考虑眼球摘除。

预后视力与肿瘤在视网膜上发生的部位关系密切。若肿瘤小，未侵及视盘或黄斑中心凹附近等对视力影响较大的关键部位，治疗后可期望得到较好的视力。反之，即使成功地根治了肿瘤，视力预后亦不佳。

死因分析：50% 的患者死于肿瘤的眼外转移，50% 是由于发生了第二种恶性肿瘤。目前，很大部分的患儿在眼外扩散或全身转移发生之前已获得有效的治疗。视网膜母细胞瘤不再意味着一定死亡的结局。

七、如何尽早发现视网膜母细胞瘤？

目前，视网膜母细胞瘤尚无有效的预防措施。首先，如果父母患有视网膜母细胞瘤，则可以进行早期分娩的产前分子诊断、遗传咨询，这增加了婴儿出生时没有罹患 Rb 的可能性。其次，推荐开展新生儿早期眼底筛查，早期干预，提高预后。

家长如果担心自家小孩有患病的可能，在家可以借助摄像头进行检查。拍摄时，周围环境光线不要太亮，注意要取消摄像头的"消红眼"功能，打开闪光灯，正对宝贝拍摄。如果照片中小孩的瞳孔呈现红色，说明正常；而如果眼睛出现白瞳、眼位不正、眼部红肿、虹膜颜色改变等现象，就要赶紧带孩子去医院检查了。

临床上除了视网膜母细胞瘤还有一些眼病可以造成"白瞳症"。例如，玻璃体脓肿或眼内炎、早产儿视网膜病变、眼弓形虫病、Coats 病、先天性白内障、晶状体后纤维增生、永存原发性玻璃体增生症等疾病。但是不管是哪种眼疾都普遍遵循着早期治疗效果较好的规律。

当然家庭照相只是筛查的手段之一，发现问题还是要咨询专业的儿童保健医生或眼科医生。一旦怀疑视网膜母细胞瘤，要尽快在全麻下行全面的眼底检查，为患儿争取较好的预后。

第三章

内分泌系统的
异常无小事

颈部包块，是癌也没有那么可怕

航天中心医院　关玉荣

20 多年前，在我产后 4 个月偶然发现颈部前方有一个不明显的"小包包"，后来证实是甲状腺占位性病变。现在，我们虽然经常听说某某体检时，超声检查发现了甲状腺结节，但当见到自己报告单上的"甲状腺结节"几个字时，还是会瞬间不知所措吧？因为很多人都错误地认为甲状腺结节就是甲状腺癌。还有人知道多一些，如甲状腺癌早期就会发生淋巴结转移，那更是有"大难临头"的感伤。真的是这样吗？我们应该怎么去认识甲状腺结节呢？下面结合我的经历为大家普及一下相关的医学知识。

甲状腺是人体重要的内分泌器官，位于颈部气管的两侧，因为像"甲"字而得名，具有重要的生理作用。甲状腺结节是指在甲状腺内的肿块，可随吞咽动作随甲状腺上下移动，可以单发也可以多发。一般人群触诊的检出率仅为 3%～7%，借助高分辨率超声检出率可高达 20%～76%，而只有 5%～15% 的甲状腺结节为恶性病变。近年来，在全球范围内的发病率，尤其是在大城市女性中呈持续增长趋势。

一、大家非常关心的甲状腺结节病因

其实，病因真是没啥可说的，很让大家失望吧。甲状腺结节通常认为与放射暴露史、部分家族遗传病、生活习惯和身心压力有关，但绝大多数甲状腺结节找不到明确的原因。

二、大家更关心的还是甲状腺结节的良恶性

判断甲状腺结节是良性还是恶性，除了病史，主要依靠超声检查。现在我就把 3 分钟看懂超声报告单的诀窍告诉大家。如果超声报告单上出现了这些术语：回声不均匀的实性结节、极低回声、微钙化灶、形态不规则、边界不清、纵横比 ≥ 1，就要高度警惕甲状腺癌的可能了。判断甲状腺结节是良性还是恶性，甲状腺超声检查具有很高的准确性。

TI-RADS（thyroid imaging reporting and data system）即甲状腺影像报告和数据系统，依据五个甲状腺结节的恶性特征（实性结节、低回声或极低回声、分叶或边缘不规则、沙砾样钙化、纵横比 ≥ 1）进行分级，TI-RADS 等级代表甲状腺结节的良恶程度，级别越高，恶性可能越大。如果没有这些描述，那么大概率就是良性的。

甲状腺癌的最终判断，需要进行细胞病理学检查，也就是细针穿刺抽吸活检（FNAB）。活检可以鉴别甲状腺结节的良恶性及恶性细胞的病理分型，还可以进行突变基因检测，从而为是否做手术提供有力证据。

三、大部分患者的甲状腺结节都是良性的，我们该怎么对待呢？

如果没有症状，没有引起甲状腺功能改变，没有影响到美观，只需要每隔 6 ～ 12 个月进行随访即可。随访主要是做甲状腺超声和甲状腺功能检查。如果出现以下情况，可以考虑手术。

1. 出现与结节明显相关的局部压迫症状。

2. 合并甲状腺功能亢进，内科治疗无效。

3. 肿物位于胸骨后或纵隔内。

4. 结节进行性生长，临床考虑有恶变倾向或合并甲状腺高危因素。

四、手术有不良影响吗？

当然会有，除了组织损伤外，还会引起甲状腺功能低下，还有可能伤及喉

返神经，造成声音嘶哑及心理焦虑等。

对甲状腺癌患者术后的心理调查显示，以焦虑、抑郁和恐惧症状最为突出。术后适当的心理干预是必要的，亲属的支持也发挥着重要作用。系统化心理干预对于改善患者的焦虑情绪效果显著，使患者能有效地应对疾病和手术，促进术后恢复，提高生活质量。

1997 年，宝宝 4 个月时我被确诊甲状腺癌，随后的 4 年里经历了甲状腺次全切除术、甲状腺癌根治术、^{131}I 放射等治疗。想起当年手术前我难过的情景，手术前听到麻醉师通知胸科准备联合开胸手术时，我感到既无助又恐慌：我可能下不来手术台；我担心宝宝还没有记住妈妈的样子就失去了妈妈。想起手术前徐振刚主任安慰的话语："放心吧，我来主刀，我不仅让你看着宝宝长大，还要让你看着孙子长大。"

20 多年来，在先生的支持下，我勇敢地抗癌，顽强地工作学习，不断进步，快乐地陪伴宝宝成长。再过 5 个月，宝宝将要硕士毕业，3 年后，我将要退休。甲状腺癌虽然给我带来肉体上的痛苦，但它也让我更加珍惜生命，热爱生活。

甲状腺癌的那"碘"事

航天中心医院 贺永梅

甲状腺癌是一种好发于中青年人头颈部的恶性肿瘤，近年来呈爆发式、火箭式上升趋势，成为增长最快的恶性肿瘤。越来越多的年轻女性也成为重点"瞄准"人群，其发病率是男性的 3 倍。很多人认为，甲状腺癌高发的罪魁祸首是食用加碘盐过量，这种说法流传甚广，甚至有人直接盲目地改食无碘盐。那么，碘盐是不是甲状腺癌的罪魁祸首？答案是：不一定！

一、碘是人体必需的元素

甲状腺像一个工厂，源源不断地制造和供应甲状腺激素，而制造甲状腺激素的重要原料之一，就是碘。人体从外界摄入的碘，大部分都集中到甲状腺，而甲状腺对碘又格外敏感，碘多了或少了都会引起甲状腺反应。缺碘可引起呆小病、死胎、早产、畸胎、大脖子病、结节性甲状腺肿等；而碘过量可导致甲状腺功能亢进（甲亢）、自身免疫性甲状腺炎等疾病。由此可见，碘是人体必需的元素，和甲状腺癌不能完全画等号！

二、如何科学补碘？

《中国居民补碘指南》明确指出，尚无证据表明食盐加碘与甲状腺癌高发的现象有关联。正式还加碘盐清白！

WHO 推荐，通过加碘盐补碘是最安全有效的措施。一般人群的碘推荐摄入量为 120 μg/d，我国食盐强化碘量水平为 25 mg/kg，计入烹调损失后，每天摄入 5 g 食盐可摄入碘 100 μg，达到身体所需。居住在高碘地区、长期大量摄入富含碘的食物者应该适量控制食用碘盐或食用无碘盐。但需要指出的是，即使是缺碘地区的人也应该控制碘盐摄入，遵循每天 5 ～ 6 g 盐的标准。长期高盐饮食，也有可能导致碘过量。

日常生活中，我们可以通过以下几点做到科学补碘：

1. 购买时认清包装标志：碘盐必须有包装和碘盐标志。

2. 盛放的器皿：盛放碘盐的器皿应为避光的瓶或有盖的陶瓷罐。

3. 摆放地方：碘盐应放在阴凉、干燥处，避免受日光直射和吸潮。

4. 存放时间：碘盐存放时间不宜过长。

5. 使用方法：炒菜、烧鱼或肉、煮汤或菜时，宜在食物快熟时放入。不要把碘盐放在锅里炒，更不要放在油锅里煎炸。

三、哪些人不应食用加碘盐？

1. 非缺碘地区的居民：如山东菏泽有些高碘地区，已取消强制补碘。

2. 甲亢患者：补碘会加重他们的病情。

3. 自身免疫性甲状腺炎患者：碘摄入过多，会使疾病不容易控制。

4. 甲状腺肿瘤患者：如甲状腺扫描为"热结节"应该控制碘摄入；为"冷结节"则不必刻意控制碘摄入。

5. 甲状腺功能减低患者。

6. 其他甲状腺疾病患者。

由此可见，甲状腺癌的出现跟加碘盐关系并不大，只要控制好加碘盐摄入量，并不会带来影响，因此不需要担心这个问题。但补碘要避免盲目、走极端、一刀切，要因地、因人、因病、因不同时期而异，遵循个体化原则，进行科学补碘！同时，预防甲状腺癌，定期体检是关键，特别是有家族遗传史者更应该重视检查。可在医生指导下定期进行血清甲状腺功能、抗体、尿碘检测及甲状腺超声检查。

发现甲状腺结节该怎么办？

中国航天科工集团七三一医院 高满仓

随着人们健康意识的增强，健康体检率也在逐年增高，突然发现身边患有甲状腺结节的人越来越多。有数据显示，60%～70%的中国人都被检出有甲状腺结节，患有甲状腺结节到底要不要紧呢？

在甲状腺结节中，85%～95%都是良性结节；在甲状腺恶性结节中，90%以上都是低危恶性。

一、什么是甲状腺结节？

甲状腺是人体一个重要的内分泌器官，位于颈前。甲状腺结节是甲状腺内的一个独立病灶，它是肿瘤、囊肿、炎性团块或其他疾病引起的甲状腺肿物的一种形态描述。甲状腺结节有良性及恶性之分，但却没有特异的临床表现，有的良性结节生长较快，看似有些像恶性肿瘤；而有的恶性肿瘤生长缓慢，又类似良性结节。因此，要确定甲状腺结节的性质不能单凭体检或超声检查，还需要结合病史、体检、化验检查，甚至病理检查才能判断。当然，客观地说，绝大多数甲状腺结节是良性的，恶性仅占5%。即使是恶性甲状腺结节，其侵袭性也比肺癌等恶性肿瘤小得多，生存率较高。所以一旦发现有结节，不必恐慌，千万不要草木皆兵。

二、为什么会得甲状腺结节？

患甲状腺结节与平时的工作、学习、生活压力大，长期抑郁、恼怒或忧思郁结，接触放射性物质、自身免疫低、遗传、碘摄入及女性的"经孕产乳"（月经、孕育、分娩、哺乳）等生理特点有关。一般人群通过触诊（用手摸）的检出率为 3% ～ 7%；而通过超声检查，检出率可高达 20% ～ 76%。也就是说，10 个人中就有多达近 7 个人患有甲状腺结节，尤其是女性和老年人群更为多见。

三、甲状腺结节会影响健康吗？

甲状腺结节是否影响健康，取决于结节的病理性质、大小、生长方式和功能。所谓的病理性质，简而言之就是通常人们常说的良性或恶性，当然这只是大的分类，细分每个大类中还有不少小类。总的来说，恶性会危害我们的健康，而良性至多会引起某些不适症状。炎症性的结节，如亚急性甲状腺炎会有发热和颈部疼痛的症状；如果结节过大或者呈侵袭性生长，则可能会压迫食管、气管、神经，导致吞咽困难、呛咳、呼吸困难和声音嘶哑等相应的症状；如果结节能够自主分泌甲状腺激素，那就会出现心慌、怕热、多汗、善饥、消瘦等甲亢的相应症状；如果合并了甲状腺机能减退，那就可能出现畏寒、浮肿、记忆力减退等表现；如果甲状腺结节发生坏死出血，颈部肿块会突然增大并可引起疼痛。当然，绝大多数的良性结节不引起任何主观不适症状，可以与您和平共处。

四、哪些结节需要手术呢？

需要具体情况具体分析，建议手术治疗的情况如下：

1. 增长迅速、高度怀疑恶性、穿刺证实恶性者。

2. 结节较大、有压迫症状、非手术治疗效果欠佳者。

3. 合并甲亢的结节。

五、甲状腺结节患者在饮食方面需要注意些什么？

需要具体情况具体分析。首先需要明确甲状腺结节的原因和分类，根据甲状腺结节的不同情况采取相应的饮食方案。

1. 如果甲亢伴发甲状腺结节，需要严格忌碘饮食，食用无碘盐，禁食海带、紫菜、海鱼等海产品。

2. 如果是桥本甲状腺炎伴发结节，无须严格忌碘，但大量食入高碘食物会增加甲状腺滤泡细胞的损伤及抗体产生，加重甲状腺细胞的破坏，因此不主张过度食入大量海产品。

3. 如果结节是能分泌甲状腺激素的高功能腺瘤，也需要严格忌碘，因为碘是甲状腺激素的合成原料之一，碘的摄入也会增加甲状腺激素的合成，使甲亢的症状加重。

4. 如果是无功能结节，也就是说对甲状腺功能没有影响，饮食上无须忌碘。建议少食用萝卜、卷心菜等食物，因为目前研究发现，这两类十字花科植物会促进甲状腺结节的长大。

甲状腺结节与甲状腺癌的区别

湖南航天医院　蔡　权

近年来，随着医学技术的不断完善和人们健康意识的提高，定期体检的人多了，查出甲状腺结节的人也越来越多，而一旦查出甲状腺结节，有些人就慌了，想知道是不是癌，是癌的话还能活多久？

不要紧张，甲状腺结节在人群中的检出率为 20% ～ 76%。也就是说，在各类研究中，100 个普通人做体检就有 26 ～ 76 个人被发现有甲状腺结节。那么问题也就来了。

问题一：结节是不是癌？

有些人听说甲状腺结节会发展成甲状腺癌，想着早点切了早放心，还有些人认为甲状腺结节越大恶变概率越高。据资料显示，甲状腺结节中恶性肿瘤比例大概只有 7% ～ 15%；大小只是一个方面，还有很多评价的维度。根据超声检查，若报告单上出现以下字眼，则需当心了：颈部淋巴结肿大；回声不均匀的实性结节；微钙化灶；形态不规则；边缘呈浸润性生长；纵横比 ≥ 1。

若无上述因素，且无疼痛及压迫等症状的结节，特别是海绵状结节、等回声或高回声结节可以考虑定期复查；而若是存在上述危险的超声表现或是压迫到其他组织器官，甚至影响正常生活了则可以考虑去看普外科、头颈外科或腺体外科医生了。

这时医生大概率会建议您完善这样一个检查：超声引导下甲状腺细针穿刺

活检。简单来说就是利用细针对甲状腺结节进行穿刺，从中获取少量成分进行病理诊断，来实现对结节性质的判断。万一那一丢丢的概率被你撞见了，穿刺活检确诊为甲状腺癌，那么第二个问题来了。

问题二：甲状腺癌切不切？

一说到得了癌症，我们可能马上就觉得天要塌了，就会立马想到"还能活多久"，那么真实情况是什么呢？

首先，甲状腺癌虽然被称为癌，但也被医生称为"惰性肿瘤""最温和的癌症"，因为恶性程度低，发展缓慢，预后良好。我国 5 年生存率由 2003—2005 年的 67.5% 上升至 2013—2015 年的 84.3%。并且有研究显示，目前 5 年的总体生存率已高达 97%。

其次，治疗原则是考虑手术治疗，但根据患者自身情况，有时医生也可能会给出继续观察的建议，并非一定是一发现癌变就要立马切除。日本的一位教授曾经对 1235 名甲状腺肿瘤患者进行了随访观察。10 年后，其中只有 8% 的患者肿瘤长大或转移，进行了手术治疗。20 年后发现，所有患者（包括手术患者）都没有因甲状腺癌而死亡。而且贸然进行甲状腺手术，也可能会增加喉返神经损伤导致声音永久嘶哑、局部血肿压迫等风险。

因此，甲状腺癌要不要切除还需看情况。不同类型的甲状腺癌，发展过程、转移途径不同，治疗方法也各异。

下面看一下甲状腺癌都有哪些类型：

1. 乳头状癌：一般 30 ～ 45 岁的女性较为多见，发病率较高，占 80% ～ 90%。

2. 滤泡状癌：可发生于任何年龄，但中老年人较多，发病高峰期在 50 岁左右，发病率为 2% ～ 10%。

以上两种恶性程度较低，属于分化型甲状腺癌。若肿瘤直径≤ 1.0 cm、局限于腺体内无包膜外侵犯、超声未见颈部淋巴结转移征象的可以暂时先不进行手术，两年内保持每 3 个月进行一次超声复查即可；若不满足上述任一条件，也需要及时采取手术治疗。

3. 髓样癌：中老年人发生比例较高，一半患者是家族遗传，发生率为 1%～5%。中度恶性，手术治疗为主，预后效果一般。因其具有遗传性，所以若家庭成员有一人检查出甲状腺髓样癌，其他家庭成员最好也做个降钙素检查。

4. 未分化癌：占甲状腺癌发病率的 1.0%～7.5%。高度恶性，浸润广泛，治疗以放疗为主，难以手术，且存活率低，其 5 年生存率低于 10%，是最严重的甲状腺癌类型。

以上两种属于未分化型甲状腺癌，生长迅速，应根据医生的建议及早治疗。

不管是甲状腺结节还是甲状腺癌，都应该在医生的建议下做全面的检查，并定期复检，由医生选择合适的时机进行治疗才是最明智的做法。

既然甲状腺这么容易"生病"，那么问题又来了。

问题三：我们该怎样去预防呢？

1. 远离致病因素：甲状腺病变比较复杂，像接触电离辐射、压力大、作息不规律、肥胖等都会增加致癌风险。因此，避免以上致病因素都能保护甲状腺。

2. 补充营养素：

（1）硒元素：其参与甲状腺激素的合成、分泌、代谢的过程。动物内脏、鹅蛋、桑葚、海产品等含硒，可以适当补充。

（2）锌元素：其能促进碘的代谢和甲状腺激素的生成。因此，日常膳食中可以适当增加牡蛎、蛋、鱼及粗粮、豆类等含锌丰富的食物。

（3）碘元素：其是甲状腺合成激素的原料。正常食用碘盐即可，临床上，吃碘过量危害健康者很少见，反倒是育龄女性或孕产妇不敢吃碘，导致碘缺乏，会增加流产、胎儿智力发育异常等风险。

3. 定期做体检：实行每年一次的定期检查，而且为了确保诊断正确，最好采用超声波检查。注意，女性怀孕前应检查甲状腺功能，待甲状腺激素水平调至正常后再怀孕。

胰腺癌与糖尿病有着千丝万缕的关系

航天中心医院 李玉芳

糖尿病是目前世界上发病率最高的疾病之一，胰腺癌是平均生存时间最短、死亡率最高的恶性肿瘤。二者均源于胰腺，它们中间是否存在某种联系呢？

胰腺具有外分泌和内分泌两种功能。外分泌腺由腺泡和胰腺导管组成，腺泡分泌胰液，胰液通过胰腺管排入十二指肠。研究显示，约 90% 的胰腺癌起源于胰腺导管上皮的导管腺癌。内分泌腺由大小不同的细胞团——胰岛所组成，胰岛散布在胰腺各处，其最重要的功能是分泌胰岛素，胰岛素分泌不足则导致糖尿病。

胰腺癌是起源于胰腺外分泌部分的恶性疾病，而糖尿病则是基于胰腺内分泌细胞的慢性疾病，二者属于来源、性质均不相同的疾病。但胰腺的内分泌及外分泌成分无法进行解剖分离，胰腺癌与糖尿病之间也存在许多相互关联之处。

首先，二者发病的高危因素存在部分重叠，长期抽烟饮酒、年龄大于 40 岁、超重、血脂异常及慢性胰腺炎，是胰腺癌及 2 型糖尿病发病的共同高危因素。其次，糖尿病本身亦是胰腺癌发病的重要高危因素之一。

再来看二者的临床表现：

糖尿病的典型临床表现包括多饮、多食、多尿、消瘦，这些症状已经为大家所熟知。但我们要强调的是，静悄悄发生的糖尿病并不在少数，患者可能仅仅感觉到乏力，或者没有任何明显的症状，有些患者甚至是以糖尿病慢性并发症为首发症状的。

胰腺癌的典型临床表现包括腹痛、黄疸、食欲不振、恶心及呕吐等消化道症状，但这些症状的出现往往提示胰腺癌已经进展到较为严重的阶段，其发病早期往往也是静悄悄的，让我们感觉不到它们的侵袭，以至于错失治疗良机。部分胰腺癌患者的早期症状和糖尿病有相似之处，比如消瘦、乏力等。还有一部分胰腺癌患者，会以糖尿病为首发表现，即在胰腺癌的主要症状，如腹痛、黄疸等出现以前，先出现明显血糖升高及糖尿病相关症状，也可以表现为原有糖尿病病情的加重。

因此，对于新发或病情突变的糖尿病患者，应常规筛查有无可见的胰腺改变。同时，鉴于糖尿病是胰腺癌发病的独立高危因素，所有糖尿病患者均应对胰腺癌保持高度警惕。

对于胰腺癌高危人群，可以考虑从 40 岁左右开始定期筛查，如超声检查、CT、MRI 就是常用的影像学检查手段。另外，肿瘤标志物 CA199 对于检测胰腺癌具有很高的敏感性，目前的研究多显示其敏感性在 70% ～ 92%。但依据 CA199 水平升高并不能诊断胰腺癌。因为其他器官，如胃、肠道、胆道、子宫等等的恶性肿瘤，甚至各种良性胰胆管疾病、肝硬化、肝炎等患者也会出现 CA199 水平的升高。部分糖尿病患者，尤其是长期血糖控制不良的糖尿病患者，其 CA199 水平也可能会呈现某种程度的升高。除 CA199 之外，CA125、CA50 等指标在胰腺癌患者中也可能会升高，但其敏感性及特异性均无法与 CA199 相比。

综上所述，糖尿病与胰腺癌虽然是两种性质完全不同的疾病，但二者无论是发病的高危因素还是临床表现，甚至于化验检查等方面均存在千丝万缕的联系。及早发现并良好控制糖尿病，有助于我们降低胰腺癌的发病风险。同时，对于胰腺癌及糖尿病高危人群，应做到早筛查，早发现，早治疗。

认识胰腺癌的早期征兆

航天中心医院 秦玉刚

胰腺癌恶性程度高，预后差，素有"癌中之王"的称号。因胰腺位于身体的深处，早期、轻微的病变很难被感觉到。然而，胰腺癌要想获得好的治疗效果，早期发现，早期治疗是关键。对于普通人来说，通过身体的哪些征兆才能早期发现胰腺癌呢？根据专家意见总结，当身体有以下征兆时，要警惕胰腺癌存在的风险。

征兆一：上腹饱胀不适

临床总结发现，胰腺癌最常见的首发症状为上腹部饱胀不适。当肿瘤压迫胆道或胰管，导致胆汁或胰液排出障碍，胆道内压力增高时，从而表现为上腹部饱胀不适。上腹饱胀不适症状特异性差，极易被人们误认为是"胃病"而被忽视。当上腹饱胀不适持续存在，或逐渐加重，或服用"胃药"不能缓解时，应警惕胰腺癌的可能。建议去医院进行相关的检查来判断。

征兆二：消化不良、身体消瘦

胰腺是重要的消化器官，癌症发生时，因胆汁、胰液排出受到影响，所以早期即可出现消化不良、身体消瘦的情况。如果一个人在没有饮食、情绪等变化的情况下，出现了身体消瘦，甚至短时间内体重下降超过了10%，应该警惕胰腺癌早期的可能。

征兆三： 上腹及腰部疼痛不适

胰腺癌早期疼痛感不明显，甚至只表现为不明显的上腹不舒服或憋闷。只有在严重时才有疼痛感。如果这些症状持续存在，不要忽视早期胰腺癌的可能。随着胰腺癌的不断进展，疼痛感会越来越明显，并且可放射至后腰、背部。严重者可影响仰卧、坐立、弯腰等。胰头癌多为右上腹疼痛，胰体尾癌多为左上腹疼痛。

征兆四： 腹泻

胰腺癌早期还可能导致腹泻。这种腹泻无明显诱因，发生突然，拉出的稀便内有大量油花。进食油腻食物时更容易出现，临床称为"脂肪泻"。原因为胆汁、胰液排出障碍，脂肪消化不彻底。这与吃错东西引起的腹泻不同，很难通过调理或吃药得到控制。

征兆五： 突发血糖异常

胰腺癌有时会影响胰腺的内分泌功能，导致血糖异常，甚至诱发糖尿病。如果出现突发性的血糖异常或糖尿病，在排除家族史和肥胖等因素后要警惕胰腺癌的可能。

征兆六： 皮肤发黄、瘙痒

皮肤发黄也就是医学上所指的黄疸，是胆汁排泄障碍所致。胰头部位的癌灶早期可压迫胆管，导致胆管堵塞，胆汁排泄障碍。此时，人们会逐渐出现白眼球（巩膜）和皮肤发黄，有时还会有皮肤瘙痒。有些人甚至以皮肤瘙痒就诊时才发现皮肤发黄。这时尿液颜色也会变深，为酱油色。

当然，有上述征兆并不一定说明已经患有胰腺癌。这些征兆不是胰腺癌所特有的，胃肠道、肝胆疾病也可以表现为其中的一个或多个征兆。重要的是，如果出现了以上征兆，一定要考虑有无胰腺癌的可能。一定要去看专科医生或去医院进行胰腺癌筛查。只有这样才可能早期筛查，早期发现，早期治疗。

经常低血糖有事吗？警惕胰岛素瘤

航天中心医院 易 文

患者：医生，我经常在不吃饭或是干活后出现心慌、出冷汗、脸色发白、手脚冰凉等症状，然后赶紧吃点东西就好了，这是怎么回事？

医生：你那是低血糖了，吃点东西或吃块糖就能缓解，但是你经常出现这种情况吗？

患者：是啊，老发作，所以我身上总要备点糖块或别的什么食物，有事吗？

医生：可能有事，有一种肿瘤叫胰岛素瘤，典型症状和你很相似。

患者：那怎么办啊？你能给我讲讲胰岛素瘤吗？

医生：好的。

胰岛素瘤是一种胰腺内分泌肿瘤，起源于胰岛 B 细胞（就是产生胰岛素的细胞），它能使大量胰岛素释放入血液，从而引起低血糖，故胰岛素瘤的典型临床症状是低血糖发作，常在空腹或劳累时发作，发作时立即出现低血糖的症状，静脉输葡萄糖后症状立即缓解。

该病通常呈现四种症状：

1. 交感神经兴奋表现：低血糖引起的人体代偿反应，如出冷汗、面色苍白、心慌、四肢发凉、手足颤软等。

2. 意识障碍：低血糖时大脑有不同程度的抑制表现，如嗜睡、精神恍惚、昏睡不醒、反应迟钝及智力减退等。

3.精神异常：是多次低血糖发作后大脑进一步受抑制和损伤的结果，重者有明显的精神病表现，故有不少患者常常以精神病就诊，检查后才发现是低血糖所致。

4.颞叶癫痫：为最为严重的神经精神症状，与癫痫大发作相似，发作时知觉丧失、牙关紧闭、四肢抽搐，甚至大小便失禁等。

因此，当低血糖经常发生时，您需警惕胰岛素瘤，及时前往医院检查。

患者：那医生，这个肿瘤是良性的还是恶性的啊？

医生：如果确诊胰岛素瘤的话，一般需尽早手术切除肿瘤，根据切除肿瘤的术后病理结果来判断肿瘤是否为恶性肿瘤。也就是说，胰岛素瘤有一部分是恶性肿瘤，也有一部分是良性肿瘤。因此，有症状就应该早检查，早诊断，早治疗。

患者：好的，医生我明白了，经常出现低血糖确实应该赶紧来医院检查，不能耽误。

医生：嗯，知道就好，赶紧去挂肝胆外科的号吧，别再耽误了。

胰腺癌的危险因素及三级预防

航天中心医院 杨友鹏

很多人都知道苹果公司的大牛人乔布斯因胰腺癌去世，让人们对"胰腺癌"多了分恐惧。胰腺癌为何叫作"癌中之王"？人们在生活中如何加以预防呢？

胰腺有内分泌和外分泌两种功能，也就有内分泌和外分泌两种细胞。这两种细胞都会发生癌变，来源于内分泌细胞的癌叫内分泌癌；来自外分泌细胞的癌叫外分泌癌。二者恶性程度差异很大。内分泌癌临床上比较少见，乔布斯罹患的就属于神经内分泌肿瘤，恶性程度不高，这类患者术后存活时间较长。而来自外分泌细胞的外分泌癌多数预后较差。临床上90%以上的外分泌癌是导管细胞来源的胰腺癌，也就是人们通常所说的胰腺癌。"导管胰腺癌"恶性程度极高，患者确诊后一年死亡率高达95%～98%。医学的发展使很多癌症已有了较好的治疗效果，但胰腺癌恰恰是人们尚未攻克的癌症之一，从预防、诊断、治疗到预后效果都不理想，是名副其实的"癌中之王"。随着我国生活水平的提高和饮食结构的改变，近年来胰腺癌的发病率呈现上升趋势并且有年轻化倾向。

一、胰腺癌的危险因素

虽然目前尚未找到胰腺癌发病的确切原因，但以下危险因素与胰腺癌的发生密切相关。

（一）不健康的生活方式

吸烟是目前唯一被公认的对胰腺癌发病有确定作用的危险因素。吸烟量的多少与胰腺癌的发病呈正相关。长期的酒精刺激，会直接损伤胰腺组织。目前已证实，酗酒可以诱发胰腺炎，反复发作可能诱发癌变。同时，酒精可作为致癌物的溶剂，促进致癌物进入胰腺，在组织损伤的同时，为胰腺癌的发生创造条件。国外有研究认为，每天喝 3 杯以上的咖啡，发生胰腺癌的危险性将显著增加。

（二）饮食结构不平衡

世界癌症研究基金会认为，富含红肉（猪、牛、羊肉），即高脂肪和高能量的食物可能增加患胰腺癌的危险性，而摄入蔬菜和水果及具有抗氧化作用成分的果汁、绿茶等，可以防止细胞受损，甚至使受损的细胞修复，可预防 30% ～ 50% 的胰腺癌。植物性食品中的膳食纤维和维生素 C 也可能有保护作用。

（三）疾病因素

糖尿病是胰腺癌的一个早期症状或并发症，还是致病因素？目前，赞成其为致病因素的占多数，尤其是那些突发的无糖尿病家族史的糖尿病患者应该做胰腺癌筛查。研究发现，幽门螺杆菌可增加胰腺癌的发病危险，特别是血清幽门螺杆菌 CagA 抗体阳性者，胰腺癌危险性为血清幽门螺杆菌 CagA 抗体阴性者的 2 倍。胰腺癌也被称为"富贵癌"，超重、肥胖人群的发病率可提高 45%。高脂肪、高胆固醇等食物会在体内转化，形成环氧化物，从而诱发胰腺癌。

（四）手术史

胰腺癌发病可能与切除胆囊有关。有报道认为，胆囊切除 20 年以上的患者发生胰腺癌的危险性超过 70%。实验证实，胆囊切除术后可以引起体循环中缩胆囊素水平升高，而后者可以促进胰腺癌发生。

（五）遗传因素

流行病学研究证实，胰腺癌有家族聚集的特点。研究发现，胰腺癌亲属患胰腺癌的危险约增高 3 ～ 6 倍；若家族中有 2 名以上的胰腺癌患者，其一级亲属患胰腺癌的危险性比一般人群高 15 ～ 20 倍。此外，胰腺癌还与几种高度特征性遗传综合征相关，包括遗传性胰腺炎等。

（六）炎症因素

已有证据表明，反复发作的慢性胰腺炎、胰管结石或结石性胰腺炎有可能是一种癌前病变。慢性胰腺炎可以导致胰腺进展性炎症，导致胰腺组织和胰腺功能的不可逆损害。酒精性、非酒精性慢性胰腺炎导致胰腺癌发病风险增加 10 ～ 20 倍。胰腺癌的高发年龄在慢性胰腺炎发病年龄后 10 ～ 20 年。从发病部位上，慢性胰腺炎和胰腺癌都好发于胰头。

（七）良性肿瘤恶变

胰腺有多种良性肿瘤，但原发性良性肿瘤，如黏液性囊腺瘤、导管内黏液乳头状瘤，很可能恶变为胰腺癌。如及早进行适当处理，胰腺癌的增长势头就有可能被遏制下来。

二、胰腺癌的三级预防

一级预防

去除一切与胰腺癌发生相关的自身和环境因素。其发病与生活方式关系密切，是"生活方式癌"。预防胰腺癌应做到以下五点：

1. 要避免高动物蛋白、高脂肪饮食。

2. 不吸烟。烟草中含多种致癌物质，会使患胰腺癌风险增加 3 倍以上，并且吸得越多患病的概率越大。

3. 坚持锻炼身体，保持良好情绪，是一级预防的核心。

4. 忌暴饮暴食和酗酒。暴饮暴食和酗酒是导致慢性胰腺炎的主要原因，而胰腺在慢性炎症的长期刺激下，也会增加致癌的危险。

5.少接触萘胺和苯胺等有害物质。长期接触这些物质者，患胰腺癌风险增高约5倍。

二级预防

早发现，早诊断，早治疗，又称"三早"预防。

直径小于2 cm胰腺癌的5年生存率达到20%～40%；而直径小于1 cm的胰腺癌5年生存率更是达到67%，远高于中晚期胰腺癌的3%～5%。由此可见，肿瘤"三早"预防的重要意义。

要提高早期胰腺癌的检出率。首先，必须重视高危人群的监视，如有胰腺癌家族史、曾患慢性胰腺炎、曾经做过胃大部切除术、突发糖尿病者都应定期体检。其次，临床上应警惕胰腺癌的报警症状，如出现食欲不振、腹痛腹胀、皮肤巩膜发黄、大便颜色变浅、不明原因的体重下降等症状应考虑胰腺病变的可能。超声检查和腹部CT是诊断胰腺癌的首选方法，其特点为无损伤且价格便宜，能较早发现胰腺异常。

三级预防

三级预防主要为对症治疗，防止病情恶化，减少疾病的不良作用，防止复发转移，预防并发症和伤残。对已丧失劳动力者，通过康复治疗，促进其身心方面早日康复，使其恢复劳动力，保存其创造精神价值和社会劳动价值的能力。

一文读懂乳腺癌

航天中心医院　吉小昌

乳腺癌是影响人体健康的常见恶性肿瘤，也是女性最常见的恶性肿瘤之一，据资料统计，乳腺癌的发病率占全身各种恶性肿瘤的 7% ～ 10%。它的发病常与遗传有关，年龄在 40 ～ 60 岁、绝经期前后的女性发病率较高。仅约 1% ～ 2% 的乳腺癌患者是男性。那么，如何诊治乳腺癌呢？

一、了解乳房

男女都有乳房，但是女性的乳房在青春期前后，受到激素（雌激素和孕酮）水平的影响，开始发育，逐渐成熟。有 15 ～ 20 个腺叶，每一腺叶又分为若干小叶，后者由许多腺泡所组成，叶间、小叶和腺泡间有结缔组织间隔。妊娠时，女性受到多种激素的作用，乳腺组织增大，乳房随之变大。分娩后，产生与怀孕时不同的激素变化，促使乳房中产生乳汁。

二、乳房有什么功能？

乳房是女性身体特征性的组成部分，是象征女性之美的身体器官。乳房具有哺乳功能、健美功能、唤起性兴奋的功能。

三、什么是乳腺癌？

我们身体的正常细胞依靠细胞内的调节功能，经过分裂、生长、死亡，维持着均衡。但是，若因某些原因导致细胞基因发生变化，细胞出现异常增殖时，就会发展成为"恶性肿瘤"，即癌症。

四、导致乳腺癌的危险因素有哪些？

乳腺癌的发病原因目前尚不明确。研究认为，遗传因素、较多地暴露在雌激素和射线下、高脂肪饮食、长期饮酒、高度紧张、环境因素（如长期接触电离辐射、化学药物）等，都可能诱发乳腺癌。此外，月经初潮年龄小于 12 岁、闭经年龄大于 55 岁、第一胎足月生产年龄大于 35 岁者，发病率均较高；未婚未育者的发病率高于已婚、已育者。然而，中国女性的 BMI（体质指数）≥ 24 者的乳腺癌发病风险是 BMI < 24 者的 4 倍。

五、乳腺癌有哪些症状？

乳腺癌早期阶段大部分没有任何症状。如未能及早发现，病情发展到一定阶段，就会出现以下症状。

1. 乳房肿块：这是乳腺癌早期最常见的症状，肿块常位于外上象限，多为单侧单发，质硬，边缘不规则，表面欠光滑，不易被推动。大多数乳腺癌为无痛性肿块，少数伴有刺痛。

2. 乳房皮肤异常：乳房肿块易侵犯周围局部组织，出现多种体征。如"酒窝征"、"橘皮征"、乳头湿疹等。

3. 乳头、乳晕异常：当肿块侵犯乳头区时，可因牵拉乳头，使其凹陷、偏向，甚至完全缩入乳晕后方。

4. 乳头溢液：在非生理状态下，单侧乳房可出现乳头溢液，液体的性质多为血性、浆液性或水性。

5. 腋窝淋巴结肿大：当乳腺癌发生癌细胞脱落，可侵犯周围淋巴管，并向局部淋巴引流区转移。

六、为了早期发现乳腺癌，要做哪些检查？

早期发现乳腺癌的方法包括：乳房自检、乳房 X 线、乳房超声及乳腺 MRI 等检查。推荐检查周期如表 3-1 所示。

表 3-1　乳腺检查周期

30 岁以上的女性	每月自我乳房检查
35 岁以上的女性	两年一次，由医生进行临床检查
40 岁以上的女性	每年由医生进行临床检查，如乳腺钼靶或超声检查
高危人群	向乳腺专科医生就诊咨询

乳房自检是最容易实施的检查，可以简单归纳为：视、触、拧、卧四步自检法。自检时间要尽量选择乳房比较柔软的时候，月经来潮后的一周为最佳。绝经后可在每月固定一个时间检查。

1. 视：面对镜子仔细观察乳房两边是否大小对称，有无不正常突起，皮肤及乳头是否有凹陷或湿疹。

2. 触：左手上提至头部后侧，用右手检查左侧乳房，以手指指腹轻压乳房，感觉是否有硬块，由乳头开始做环状顺时针方向检查，逐渐向外（约三四圈），至单侧乳房全部检查完为止。用同样方法检查右侧乳房。

3. 拧：用拇指和食指轻轻拧挤乳头，看两侧的乳头是否有分泌物出现。

4. 卧：平躺后，左肩下放一枕头，将右手弯曲至头下，用重复"触"的方法，检查两侧乳房。

七、要如何治疗乳腺癌？

乳腺癌最基本的治疗方法为手术治疗，适用于病灶未转移至其他脏器的所有患者。此外，为了防止手术后的癌症复发转移，还需要进行化学治疗、放射线治疗、内分泌治疗、分子靶向治疗、中药辅助治疗等。医疗团队通常根据乳腺癌的特征、发展程度、身体情况、手术类型等多种因素，选择适当的综合治疗方法。

八、乳腺癌可以治愈吗？

早期乳腺癌是可以治愈的。如果能够早发现，早诊断，早治疗，90%以上的乳腺癌都可以根治。随着医疗技术的不断进步，乳腺癌的治疗效果在持续变好。根据数据显示，乳腺癌的5年存活率已由85.5%提升至96%。

再次提醒大家：健康体检很重要！！！

男性也会患乳腺癌？

航天中心医院　韩雪迪

一、乳腺癌不是女性专属疾病

男性存在乳腺组织，只是较女性乳腺稍少，仅由乳头、乳导管、脂肪组织组成。

乳腺癌不是女性专属疾病，男性占全部乳腺癌病例的 1%，50～60 岁为男性乳腺癌发病高峰，且随着年龄的增加，患癌概率随之也增加。

二、男性乳腺疾病都是乳腺癌吗？

性激素代谢紊乱可造成男性乳腺呈女性样发育，称为男性乳房发育症，为良性病变，是最常见的男性乳腺疾病，多表现为轻微胀痛及乳晕下无痛性肿块，但多为双侧，质地柔软、可移动。

肥胖男性可见假性男性乳房发育症，表现为双侧乳房过度的脂肪沉积，是正常变异，无须担心。

三、什么症状要引起警惕？

男性乳腺癌常以可触及的无痛性肿块为首发症状，多位于单侧乳晕区，肿块质地较硬，边界不清，活动性较差，常伴有乳头回缩、溢液、溢血、破溃、乳房胀痛等症状。由于男性乳腺组织较少，更易发生腺体外浸润及腋窝淋巴结转移。若发生骨、肺、肝、脑的远处转移，可表现相关的其他症状。

四、检查及治疗

高频彩色多普勒超声是临床诊断的首选方法，不仅能明确肿块与周围组织的关系，还可对有无淋巴结转移进行评估。乳腺钼靶检查（全称乳腺钼靶X线摄影检查）的诊断准确率也较高。乳管镜检查、细针穿刺细胞学及乳腺活组织检查有助于明确诊断。

男性乳腺癌的治疗借鉴女性乳腺癌治疗指南，但并非完全相同。乳腺癌改良根治术联合腋窝淋巴结清扫术是男性乳腺癌治疗的首选，再综合患者情况，辅助放疗、化疗、内分泌治疗或靶向治疗。

五．男性患乳腺癌的高危因素

男性乳腺癌的发病由多因素协同作用，具体发病机制仍不明确，男性乳房发育症与乳腺癌的相关性尚无定论。

1. 遗传学因素：*BRCA2* 基因突变、母亲和姐妹均患乳腺癌或卵巢癌的男性，发病风险增高 10 倍。

2. 激素比例失调因素：患睾丸炎 / 附睾炎、肝炎、肝硬化及行雌激素治疗的前列腺癌患者。

3. 环境因素：电离辐射、高温工作环境（钢铁厂工人）、长期苯乙烯、甲醛的职业暴露（造纸、油漆工人）。

4. 其他因素：肥胖、缺乏体育锻炼、吸烟、饮酒等，肥胖者患癌风险较正常体重男性高 35%。

六、总结

男性乳腺癌发病率较低，但中老年男性触及乳晕后有肿块、乳头有溢血时应高度怀疑乳腺癌，及时就诊，切勿因对自身患乳腺癌的风险认知不足而延误病情。提高对男性乳腺癌的认识，争取早期诊疗，这对改善预后相当重要。

准备怀孕的女性，如何预防乳腺癌？

航天中心医院 张 丽

2015 年，国家全面实施了"二孩政策"。统计发现，随着生育女性的增多，乳腺癌的发病率也随之升高，这是一个值得全社会关注的问题。足月生育（妊娠时长≥ 34 周）是女性罹患乳腺癌的保护因素，多次足月生育可降低乳腺癌的发病风险。但许多临床试验证实，生育后的乳腺癌发病率呈短暂性升高趋势，5 年达到危险高峰，随后发病风险逐渐降低，逆转为长期的保护作用，15 年后到达保护高峰。因此，如果第二次生育与第一次生育的间隔时间不足 5 年，会刚好落在乳腺癌的高风险时期。而且，由于妊娠期激素水平高，对乳腺肿块持续刺激，往往会预后不好。

一、准备要二孩的女性，如何做好乳房方面的检查呢？

由于妊娠期乳腺腺泡增生、血运增加、腺体组织致密，这些因素很可能会导致乳房肿块的漏检，只有通过合理、综合的检查手段才能为妊娠期乳腺癌的早诊断、早治疗做准备。

首先，最简单的方法就是女性的自我查体，有意识地乳房自查是乳腺癌早期发现的重要方法。如果发现任何异常就需到乳腺专科门诊进行更专业的进一步检查。

其次，对确定生育二孩的女性，强烈建议在备孕前，进行双乳＋双腋窝超声检查、乳腺钼靶检查，排除一切异常情况。乳房和腋窝超声检查是乳腺癌筛查的常用手段，其能够简捷、快速、安全、有效、无创地发现异常肿块和淋巴结，是早期发现乳腺癌的重要方法。乳腺钼靶检查能够检出乳腺超声难以发现的细小钙化点，是常规超声检查的重要补充。乳腺 MRI 也是有效的检查手段之一。

最后，孕期查体同样非常关键，也能够及早发现乳房异常，这主要依赖于超声检查，双乳 + 双腋窝超声对胎儿来说是安全的检查措施。乳腺钼靶检查存在放射性，对胎儿可能会产生不良影响，因此不推荐在妊娠期进行。另外，由于 MRI 增强显影剂会对胎儿产生不良影响，所以也不推荐妊娠期常规进行双乳 MRI 检查。

二、如果妊娠期患乳腺癌，我们怎么治疗呢？

妊娠期乳腺癌的治疗时机选择非常重要，如果治疗太早或者太晚都会对胎儿产生不良影响。如妊娠期 < 14 周或者 ≥ 35 周，应用麻醉药、化疗药、靶向药及内分泌药，都会严重影响胎儿的生长发育；对于妊娠期 < 14 周，可以选择终止妊娠或者延迟至孕中期进行治疗；对于妊娠期 ≥ 35 周，需要推迟治疗到分娩后进行。

如果 14 周 ≤ 妊娠期 < 35 周，可以根据肿瘤大小、分期、病理及免疫组化等具体情况选择化疗或者手术治疗。内分泌治疗会导致孕妇体内激素水平紊乱并出现流产；靶向治疗药物均禁用于孕期和哺乳期女性；放射治疗在妊娠期任何时间都会对胎儿造成放射损伤，将可能导致胎儿畸形，因此也被禁用于妊娠期。

然而，内分泌治疗、靶向治疗和放射治疗是乳腺癌治疗的必要方法，这些可以放在产后进行。

你需要做乳腺癌的筛查吗？

湖北航天医院 吴 浩

一、您是否听说过乳腺癌筛查？

近些年癌症发病率不断攀升，大众的防癌意识也在不断提高。由于乳腺癌已成为全球女性发病第一位的恶性肿瘤，更是备受关注。肿瘤筛查也称作普查，是针对无症状人群的一种防癌措施，而针对有症状人群的医学检查称为诊断。在我国，国家积极倡导开展的"两癌筛查"，其中一项就是乳腺癌（另一项为宫颈癌），以期做到早发现，提高早期诊断率，降低死亡率。

二、乳腺癌筛查的形式

乳腺癌筛查分为机会性筛查和群体筛查。

机会性筛查，指医院为因各种情况前来就诊的适龄女性进行的乳腺筛查，或个人主动或自愿到提供乳腺筛查的医院进行检查。

群体筛查，是社区或单位实体借助医疗机构的设备、技术和人员有组织地为适龄女性提供乳腺筛查服务，如政府统一安排的两癌筛查。

三、通常什么年龄开始做乳腺癌筛查呢？

国内外指南普遍建议 40 岁作为乳腺癌筛查的起始年龄。但鉴于目前乳腺癌高危人群及出现乳房异常人群的实际情况，筛查乳腺癌起始年龄应提前到 40

岁以前。随着人民平均寿命不断增高，对于 70 岁以上老年人可以考虑机会性筛查。

四、隔多久需做一次乳腺癌筛查呢？

每年进行至少一次乳腺检查。

五、乳腺癌筛查都做哪些检查项目呢？

乳腺癌筛查通常是多项检查的组合，除了自我检查和医生查体外，常用的辅助检查包括乳腺超声、乳腺 X 线检查及乳腺 MRI 检查，可根据医生建议选择一项或多项检查。

（一）乳腺自我检查

乳腺自我检查不能提高乳腺癌早期诊断检出率和降低死亡率，但可以提高女性的防癌意识，故仍鼓励女性每月至少一次乳腺自我检查，建议选择月经后 1 周内。

（二）乳腺专科临床查体

查体要由专业医生进行，有利于提高乳腺癌早期诊断率。但由于许多小肿块徒手难以触及，正常增生乳腺常呈现肿块状，故仍需要借助 X 线、超声、MRI 等辅助检查鉴别。

（三）乳腺 X 线检查

通过乳腺专用 X 线机对乳腺组织进行拍摄，主要用于发现乳腺异常的钙化灶。检查时，每侧乳房常规拍摄头足轴（CC）和内外侧斜（MLO）两个体位，以便医生准确判断。乳腺 X 线检查对 50 岁以上亚洲女性准确性较高，但对 40 岁以下及致密乳腺诊断准确性欠佳。常规乳腺 X 线检查的射线剂量低，不会危害女性健康，正常女性无须短期内反复进行。

（四）乳腺超声检查

这是最常用的乳腺肿瘤检查手段，其利用专用浅表探头，检查乳腺组织对超声的回声情况，可以比较直观地看到肿物的形态。在乳腺 X 线检查基础上联合乳腺超声检查有更高的筛查敏感度，尤其针对致密型乳腺（c 型、d 型）。

（五）乳腺 MRI 检查

MRI 检查主要为功能性检查，其可发现许多其他检查无法判别的情况，甚至可以预测一些病变的预后。也可以作为乳腺 X 线检查、乳腺超声检查发现的疑似病例的补充检查措施。可联合用于可疑乳腺癌、*BRCA1/2* 基因突变携带者等人群的乳腺癌筛查。

六、筛查发现可疑肿块如何确诊呢？

如果经过筛查发现有乳腺肿块，可以通过获取肿块组织进行病理检查明确诊断。常用的获取方式（即活组织检查）包括细针穿刺、空芯针穿刺、旋切活检、开放手术活检等。这些方式损伤通常都很小，是安全、可靠的活检方式。

乳腺癌术后的康复宣教

湖南航天医院　甘　宇

乳腺癌已成为全球女性发病率最高的恶性肿瘤，全世界每年约有 120 万女性患乳腺癌。在发达国家，平均每 8～9 位女性就有 1 位可能患上乳腺癌。乳腺癌的发病率在我国也呈现持续增长趋势，越来越多的患者接受各种方式的手术治疗，乳腺癌术后康复理念也越来越受到人们的关注。

一、术后功能锻炼

（一）早期（带引流瓶期）的功能锻炼

1. 握拳运动：指关节伸屈运动。

2. 转手腕运动：腕关节逆时针及顺时针旋转运动。

3. 屈肘运动：上臂夹紧，可用对侧手掌辅助固定肘关节，防止上臂外展。

（二）中期（拔出引流瓶 48 小时后，伤口无积液、积气，皮瓣已长好）的功能锻炼

1. 上举运动：用健侧手托患肢腕部，同时肘关节伸直做上举动作。

2. 肩关节运动：健侧手扶患侧肩做旋转运动。

3. 摸耳运动：用健侧手托患肢肘部，患肢越过头顶尽量去摸对侧耳部。

4. 爬墙运动：将双手从胸前开始的高度放在墙面上，做向上爬坡动作，直到腋下有牵拉感时再向下运动。

（三）后期（中期患肢锻炼已掌握）患肢的功能锻炼

1. 抱头运动：双手抱头，手肘向前夹紧耳根，然后向两侧外展。

2. 侧展运动：双臂自然放于身体两侧，从侧面上举，至上臂贴近耳根。

3. 后背手运动：用健侧手掌抵住患侧手掌向后展，肘关节伸直。

注意事项：功能锻炼是循序渐进的过程，应严格按阶段运动，逐步加强训练强度和适应程度；早期应注意伤口保护，避免患侧肩部外展，随时观察引流情况，如果引流液的颜色加深、增多，应减少训练次数和频率；动作应到位，每次可配合富有韵律的音乐，每节操可做 4/8 拍，一天做 3 次左右，可根据自身情况适当增加或减少次数。

二、术后的生活方式调整

乳腺癌术后的生活应调整不良的生活作息，养成健康的饮食习惯，缓解生活压力，保持良好的心态。

1. 保持心情舒畅是康复的前提，也是战胜癌症的精神支柱，一定要正确对待癌症，尽快消除恐惧、抑郁等不健康的情绪。精神振作，意志坚定，药物才能更好地发挥作用，自身的免疫系统就能更好地运转。

2. 积极配合治疗。出院后要了解医师的治疗方案，主动配合，及时反映治疗中的反应，使医生掌握病情变化，适时调整治疗方案和用药剂量，使患者收到最佳疗效。

3. 重新调整生活规律。患者生病后，无论生理、心理上都发生很大变化，要重新建立生活规律，保证充足睡眠。

4. 适当增加营养，做到均衡膳食，这是健康的物质基础。

5. 养成良好的卫生习惯，术后 1 个月（伤口拆线后）伤口愈合即可淋浴。

6. 坚持康复锻炼并持之以恒，提高自身免疫力。

三、术后饮食

1. 饮食应遵循定时定量、少食多餐、多样化的原则，有计划地摄入足够的能量和营养。

2. 摄入足够的蛋白质。为了修复组织及再生组织的需要，增强机体免疫力，应增加蛋白质的摄入量，一般每日摄入的蛋白应 90 ～ 130 g，营养不良者每日需达到 100 ～ 200 g。

3. 以多样的谷物为主，粗细搭配，食品加工越粗，富含的营养就越多，故患者应多吃全麦谷物制作的食物。淀粉类食物，如山药、芋头等可提高机体的免疫力，应多食用。

4. 吃新鲜的蔬菜和水果。一般颜色偏重的水果含有大量花青素，花青素可激发身体免疫活性；多摄入富含维生素 A、维生素 C、微量元素及大蒜素的水果和蔬菜是具有抗癌效果的。

5. 应少食盐腌、烟熏、火烤、烤焗焦化的食物，乳腺癌患者应忌食含激素，尤其是生长激素高的食物，如蜂王浆、哈士蟆等食物，这些容易导致乳腺癌的复发。

6. 高脂饮食容易诱发乳腺癌，所以应控制脂肪的摄入。大量服用保健品并未证实能起到预防乳腺癌的作用，所以额外的保健食物是没有必要吃的。某些保健品还可能降低癌症治疗效果或产生不良反应，所以不要擅自服用其他药物及保健品。

预防乳腺癌，从生活点滴做起

航天中心医院 钟学文

乳腺癌是危害女性健康的主要恶性肿瘤之一。全世界每年约有 120 万女性被诊断为乳腺癌，有 50 万女性死于乳腺癌。近年来，我国乳腺癌的发病率呈不断上升趋势，这就需要女性朋友们多了解乳腺癌的相关知识，做到早预防，降低乳腺癌的发病率、病死率。

目前，乳腺癌发病的确切原因尚不清楚，但与遗传因素和后天的环境因素密切相关。依据中医《黄帝内经》中"圣人不治已病治未病"的说法，女性要从生活点滴入手，通过自身调节，在自主可控的范围内，将乳腺癌的发生率降至最低。

一、保持愉悦心情

乳腺癌在我国最早记载于宋代的《妇人大全良方》："若初起，内结小核，或如鳖棋子，不痛，积之岁月渐大，巉岩崩破如熟石榴，或内溃深洞，此属肝脾郁怒。"中医认为，乳腺部位是人体肝经循行之处，若长期情绪低落、郁郁寡欢，会导致肝经郁滞不通，出现"肝脾郁怒"，会增加乳腺癌的发生率。现代医学发现，人的情绪会影响到内分泌，导致激素紊乱，而乳腺癌的发生与激素是密切相关的，所以女性要保持乐观、愉悦的心情，情绪低落或压力较大时，鼓励倾诉，自我减压放松，及时缓解不良情绪。

二、注意膳食均衡

多吃一些含有膳食纤维多的食物，如谷类、薯类、笋等；多吃一些富含维生素 A、维生素 C 的蔬菜、水果，如胡萝卜、西兰花、猕猴桃、橙子、香蕉等；可以吃一些富含优质蛋白的食物，如奶、蛋、瘦肉、鱼肉等；可以吃一些菌类食物。尽量不要吃腌制品，如腌制的咸菜、肉、鸭蛋等，因为腌制品中含有大量的亚硝酸盐，它是导致肿瘤的主要原因。

尽量不要饮酒。女性饮酒是患乳腺癌的一个潜在的危险因素，如果无法戒酒，则应该控制饮量，尽量少饮酒。

三、养成锻炼的好习惯

研究表明，女性经常锻炼身体，能够使乳腺癌的发病概率降低 60%。美国肿瘤学会建议，最好是每周 5 天以上，每天坚持 45 ～ 60 分钟有意识的锻炼。锻炼的形式可依据自身体质进行选择，可以散步、游泳、骑自行车等。中医认为，运动有助于全身气血运行顺畅，经络疏通，减少郁滞的发生。

四、多晒太阳

维生素 D 可以预防乳腺癌的发生，而人的皮肤吸收阳光后会产生大量维生素 D，所以建议每天晒太阳 10 ～ 15 分钟，以使身体获得足够的维生素 D。

五、定期乳房检查

女性应在每月月经过后一周内做一次乳房自检。在自检的时候，首先，要观察乳房是否对称；其次，要用指腹触摸乳房是否有结节、疼痛等，一般是三指并拢，右手检查左侧乳腺，左手检查右侧乳腺。如果发现有异常或疑有硬块，须尽快到医院做进一步检查。另外，20 岁以上的女性，每年应做一次常规的乳腺超声检查。

六、配合中医调养

中医对于乳腺癌的辨证论治有着悠久的历史，认为本病与身体的"气""血"密切相关。生活中，女性可选用生黄芪、玫瑰花代茶饮，以益气疏肝，通络祛瘀。方法是：生黄芪 10 g、玫瑰花 10 g，加水 1 L，煎水 2 遍，煮取 0.5 L，分早晚 2 次服用。药理研究显示，生黄芪所含的多糖体具有增强免疫的功能，玫瑰花可改善微循环。

除此之外，可选择能够疏肝通络的穴位进行点按，可选太冲穴和三阴交穴。太冲穴，位于足背第 1、第 2 跖骨之间，是肝经的穴位；三阴交，位于小腿内侧，内踝尖上四横指，胫骨后方，是足三阴经的交会穴。可用拇指指腹点压、按揉穴位，每次 15 分钟，每天 1～2 次。

总之，预防乳腺癌，女性需从情绪、饮食、运动、定期检查、中医调护等方面加以重视，建立健康的生活方式，做到早预防，早发现，早治疗。

第四章

呼吸系统疾病令人喜忧参半

鼻咽癌：居耳鼻咽喉科恶性肿瘤之首

中国航天科工集团七三一医院　宋青玲

鼻咽癌是发生于鼻咽部的恶性肿瘤，全球每年有大约 86 000 例新发鼻咽癌病例，发病率为耳鼻咽喉科恶性肿瘤之首，占头颈恶性肿瘤的 78.08%，占全身恶性肿瘤的 30.97%。

一、鼻咽及鼻咽癌

鼻咽以后鼻孔为前界，位于蝶骨及枕骨之下。以软腭游离缘与口咽分界，鼻咽部的标记性结构有腺样体（即咽扁桃体）、咽鼓管圆枕。咽鼓管圆枕与咽后壁之间有一凹陷，为咽隐窝，此处为鼻咽癌好发部位。鼻咽癌起源于鼻咽部的黏膜上皮，共 3 种病理类型：角化型鳞状上皮癌、非角化型癌、基底样鳞状细胞癌。其中，非角化型癌分为分化型及未分化型，是我国鼻咽癌的主要病理类型，约占 98%。基底样鳞状细胞癌则很少见。

二、鼻咽癌的早期信号

鼻咽癌早期表现往往容易被忽略，当发生以下症状时又易因为症状不典型而被误诊为其他相关疾病。想要早期发现鼻咽癌，患者对自身症状的细心总结及医务人员的思想重视尤为重要。鼻咽癌的早期发现、早期诊断直接关系到肿瘤的预后。

1. 涕血：用力吸鼻时，向后吸鼻腔或鼻咽部的分泌物有可能引起鼻咽部肿瘤出血，出现痰中带血、涕中带血的症状，若出血量大则可引起鼻出血。

2. 分泌性中耳炎：若肿瘤位于咽隐窝或咽鼓管圆枕区，可压迫咽鼓管咽口，引起分泌性中耳炎，出现耳闷、耳鸣、听力下降等表现。

3. 鼻塞：若肿瘤浸润至后鼻孔区可引起后鼻孔机械性堵塞。

4. 头痛：若肿瘤向单侧颞顶部浸润或增大，可由于压迫神经引起反射性头痛。

5. 转移性症状：鼻咽癌经常会出现周围浸润、局部转移，有很多人往往因颈部不明原因的肿块就诊（后证明为颈部淋巴结转移）；少数患者因出现眼部症状而就诊，可表现为恶性肿瘤向眼部浸润引起的视力下降、复视、眼球活动障碍等。

三、鼻咽癌的病因和危险因素

首先，鼻咽癌的发病呈现出明显的种族及地理差异，如黄种人较其他种族发病率高；中南部沿海地区比其他地区发病率高。其次，可能由于遗传的原因，即使鼻咽癌高发地区的居民移居至发病率低的地区，仍然有较高的发病率。

其他致病因素也不容忽视：

1. EB 病毒（人类疱疹病毒 4 型）：现在有很多体检项目会检测血 EB 病毒的一些相关指标。在鼻咽癌的发病机制中，EB 病毒感染是目前比较确定的致病因素。

2. 吸烟、酗酒。

3. 腌制食物：腌制食物中含有高水平的亚硝胺类、细菌性诱变剂、基因毒素和 EB 病毒再激活物质，这些物质均易诱发鼻咽癌。例如，我国广东地区的鼻咽癌高发，可能和以前广东居民给婴儿进食盐腌鱼帮助婴儿断奶，以及当地居民喜食自制咸鱼、腊肉等腌制食物有关。

4. 性别及年龄：男性发病率是女性的 2 ～ 3 倍；高风险人群的发病高峰在 50 ～ 59 岁；大多数低风险人群的发病率随年龄的增长而升高。

四、诊断方法

鼻咽癌的早期诊断有赖于患者对早期症状的警惕性及医生的警觉性。当患者就诊时，医生要详细询问病史，仔细检查鼻咽部。现在，纤维电子喉镜的使用能够帮助我们快速、直接地看清鼻咽部全貌，若有发现鼻咽部有异常新生物，建议取活检以明确诊断。

头颈部 CT、MRI 等检查亦是判断肿物良恶性、侵袭范围的重要检查手段。对于有远处转移的患者，可考虑用 PET-CT，以明确转移范围。

五、鼻咽癌的治疗

1. 放疗：是鼻咽癌的首选治疗方法。

2. 化疗：适合放疗后未能控制及复发的病例，是鼻咽癌治疗中的辅助性治疗。

3. 放疗联合化疗：对于中晚期的病例，效果明显较好。

4. 手术治疗：手术为非主要的治疗方法，其适应证为鼻咽部局限性病变经放疗后不消退或复发者；转移性颈部淋巴结经放疗后未消退，若原发灶已被控制，可行颈部淋巴结清扫术。

5. 建议治疗前及治疗后行血浆 EBV-DNA（EB 病毒 DNA）水平监测，其水平高低对评估治疗反应或检测复发有重要意义。在各个分期中，EBV-DNA 水平越高，预后越差。

不可小觑的肺结节

航天中心医院　苗利彬

王先生今年 65 岁，体检时发现右肺上叶有一个直径 10 mm 大小的结节，3 个月后复查胸部螺旋 CT，那个结节仍然是 10 mm 大小。专科医生建议手术切除，术后病理证实是早期肺癌。

肺结节是肺癌吗？怎样发现肺结节呢？发现肺结节怎么办？需要做手术吗？

随着人们生活水平的提高，定期体检已成为常态，同时随着医学检查技术的进步，很多疾病在早期没有症状时也能被检出，从而使早发现、早干预成为可能。肺结节就是一种经常由体检发现的疾病。需要强调的是，在发现肺结节方面，胸部螺旋 CT 明显优于胸部 X 线，一些体检中心对特定人群（如高龄、有吸烟史和肺癌家族史）的体检已常规采用胸部螺旋 CT 或低剂量螺旋 CT。

发现肺结节，不必过度惊慌。肺结节多数为良性疾病，有些良性结节在随诊过程中会消失。但是所有的肺结节都应该引起我们的重视，因为早期肺癌常藏身其中。

肺结节指肺内直径 ≤ 30 mm 密度增高的病灶。一般情况下，肺结节的直径越小，恶性的可能性就越小；反之，恶性的概率越高。肺结节直径 ≥ 15 mm 者，称之为肺癌高危结节，有一定的概率是肺癌，应由胸外科、肿瘤内科、呼吸科和影像科医师多学科会诊（MDT），决定下一步诊疗方案和随访措施。

对高度怀疑为恶性结节者，首选外科手术治疗。

肺结节直径介于 5 ～ 15 mm 者，称为肺癌中危结节，应每 3 个月进行随访；发现结节生长，要纳入高危结节处理；无生长变化或缩小者继续随访 2 年，之后每年随访一次。

肺结节直径 ≤ 5 mm 者，称之为肺癌低危结节，此类结节是肺癌的可能性很小，建议每年随访一次；若发现结节生长，要纳入肺癌高危结节处理。

还有一部分人，体检时发现肺上有多个结节，称之为多发肺结节。多发肺结节相对复杂，常按危险度最高的结节处理，行多学科会诊后制定方案。

此外，在随访过程中新出现的结节更应高度重视，其直径 > 3 mm 者，均应每 3 个月随访一次。

当然，判断肺结节良恶性除了看大小外，还和结节的密度、形状、边缘是否光滑、有无分叶、毛刺、吸烟与否，以及有无肿瘤家族史密切相关。临床研究显示，部分实性、密度不均的肺结节的恶性概率更高，所以直径 > 8 mm 的部分实性肺结节要纳入肺癌高危结节。

本文中的王先生，其肺结节为部分实性且直径为 10 mm 大小，为肺癌高危结节，随诊时结节大小虽然没有变化，但是专科医生发现结节的密度较之前增高了，并且结节的边缘出现了毛刺，因此高度怀疑该结节为恶性，之后手术病理也印证了专科医生的判断。

体检（应用胸部 CT）是发现肺结节的有效手段。发现肺结节不等于发现肺癌，不必"忧癌成疾"，但也绝对不可小觑。不同的肺结节有着千差万别的处理方式。我们要尽可能做到不冤枉一个"好结节"，更不能放过一个"坏结节"。

肺部的结节是老虎还是猫？

航天中心医院 路伟强

肺癌是全世界癌症发病率、死亡率较高的恶性肿瘤。在我国，肺癌死亡率位居我国恶性肿瘤的首位，是威胁健康的常见恶性肿瘤，且早期肺癌多无症状，在影像上仅表现为肺结节。

我们的影像报告中时常会出现"肺结节"的字样。有人就认为自己得了肺癌，寝食不安，承受着无比巨大的心理压力。也有些人不当回事，最终让"肺结节"出现转移，失去了手术治疗的机会，令人遗憾。

肺结节到底是像"老虎"一样凶猛的肺癌呢？还是像"猫"一样温顺的良性结节呢？

那么，我们就先认识一下肺结节。所谓肺结节是指影像学表现为直径≤ 3 cm 的局灶性、类圆形、密度增高的实性或亚实性肺部阴影。为了对肺结节患者进行精准管理，将直径＜ 5 cm 的肺结节，定义为微小结节；直径为 5 ～ 10 mm 的肺结节，定义为小结节。

虽然肺癌是目前常见的恶性肿瘤之一，但绝大部分肺结节都不是肺癌。肺结节可以由许多原因引起，如细菌感染、真菌感染、结核、炎性肉芽肿等。也就是说，肺结节可能是良性的，当然也可能是恶性的。

目前，对肺结节性质的判断手段仍然十分有限，尤其是直径＜ 1 cm 的小结节，判断良恶性有时候比较困难，即使做个 PET-CT 检查，得到的结果价值也有限，甚至是肺穿刺活检，有时也不一定能明确诊断。因此，常常需要定期到医院复查，来了解结节增长情况。

这是因为肿瘤的生长有一个倍增的时间，一般认为是 3 个月到 12 个月。如果结节数年不变，或逐渐缩小，或短时间内快速增大（结节体积倍增时间小于 20 天），往往提示是良性病变，也就说明它是"猫"，不会造成太大的危害。如果是逐渐增大，多考虑恶性，就需要手术切除了，尽量把这只"老虎"扼杀在摇篮里，减少对人们的危害。

肺部有结节就要到正规医院的胸外科就诊，医生会根据影像资料看结节的大小、形态、有无毛刺及变化情况等，来帮您判断它是"老虎"还是"猫"。因此，发现肺结节请到医院胸外科就诊。

如何发现早期肺癌？

航天中心医院　高　英

我的一位老师是北京一家三甲医院呼吸科医生，50多岁，接诊、讲课、带教，生活繁忙而充实。然而，两年前一次体检打破了生活的平静。拿到体检报告，看到CT上的描述是"右上肺磨玻璃结节，建议进一步检查。"阅片之后她几乎可以笃定自己需要准备做手术了。1周后做了胸腔镜手术，病理报告显示肺原位腺癌，微浸润。而术后1个月她就又回到医院上班，开启繁忙的工作模式了，这件事对她的生活似乎没有任何影响。

肺癌作为名副其实的癌老大，在全世界发病率和死亡率稳居第一，很多人觉得一旦患癌，意味着生活必然被打乱，甚至意味着生命进入了倒计时。其实，这是普通民众对癌症的一种误解。

事实上，像我老师这样的例子还有很多，这说明肺癌可防可控，并不可怕。

一、肺癌早期会有哪些提示？

肺癌早期可以没有任何症状，在体内悄无声息地生长，这是因为肺实质没有痛觉神经。随着病灶增大，可能会出现一些不太典型的症状。

（一）久治不愈的咳嗽

不少抽烟的人及有慢性支气管炎的人经常会咳嗽，因此，当出现这个症状时，很难一下想到是肺癌，容易被忽视。对于50岁以上的人，当出现久治不愈的刺激性干咳时需要注意，尤其是有长期抽烟史的人。

（二）不明原因的痰中带血

痰中带血可见于肺结核、支气管扩张和肺癌等疾病，有时候牙龈、咽喉部毛细血管破裂也可能出现痰中带血。对于年龄较大的人，如果反复数天出现痰中带血要引起重视，排除口腔和咽喉部问题后，要及时做胸部 CT。

（三）不明原因的胸背痛

胸痛的原因比较多见，一般急性胸痛考虑心肌梗死、肺栓塞、主动脉夹层等急症。但如果胸痛时间较长，逐渐加重，且没有外伤史，排除了肌肉劳损、颈椎病、肩周炎等骨科疾病，要怀疑肺癌。

（四）声音嘶哑

如果突然发现声音嘶哑，且一周之后仍不能恢复甚至加重，要引起重视，因为肺部肿瘤纵隔淋巴结转移可以压迫喉返神经，导致声音嘶哑。

（五）颈部包块

在颈部摸到肿大、坚韧的淋巴结，且一两个月有增大的趋势，如果不能排除恶性肿瘤转移时，需要检查一下胸部是否有肺部肿瘤转移。

（六）杵状指

手指头短期内增大、增粗，形似鼓槌，称为杵状指。如果发现十个手指出现相同改变，则需要检查一下胸部 CT。

二、肺癌的偏好

45 岁以下的人群，肺癌发生率均较低。一旦到了 45 岁，肺癌的患病率就开始明显上升。另外，烟草和肺鳞癌、小细胞肺癌关系密切。可以说，烟草要对 70% 因肺癌死亡者负责。近几年的研究也发现，不吸烟的肺癌患者中，基因也在推波助澜。肺癌患者的一级亲属（父母、子女、亲兄弟姐妹），肺癌风险增加 1.57 倍。根据全国肺癌流行病学调查结果，我们可以得到一个简单的肺癌高危人群画像——45 岁以上的男性，有长期吸烟史或者有恶性肿瘤家族史。

三、降低患肺癌的风险

癌症不是一夜长成的，刚开始很微小，不通过筛查很难感知。是否进行及时有效的筛查，可能是生与死的区别。如果符合以上肺癌高危人群画像，常规的 X 线检查是不行的，每年一次 LDCT 检查很有必要。LDCT 辐射量很小，对身体的危害微乎其微。

生活环境不可控，意外不可控，但是我们的生活习惯是可控的，只有我们摒弃抽烟、喝酒、熬夜等不良生活习惯，定期体检筛查，患病风险才能降低。

早期发现肺癌，体检很有必要

航天中心医院　苏　坤

肺癌发病率及死亡率高，全球每年约 140 万人死于肺癌，占所有恶性肿瘤死亡人数的 18%，预计至 2025 年，我国每年新发肺癌患者将达 100 万。原位癌治愈率可达到 100%，肺癌早期 5 年生存率也在 70% 以上。但是约 75% 的肺癌患者就诊时已属晚期，5 年生存率仅 15.6%。因此，早发现、早诊断和早治疗是延长肺癌患者生存期的最有效方法。那么，早期发现肺癌有哪些措施呢？

一、常规体检可以吗？

常规体检并不是发现早期肺癌的最佳方法。虽然很多早期癌症都是在体检中发现的，但常规体检对肺癌却没有很好的效果。众所周知，常规体检项目里的胸部检查是胸部 X 线检查。而胸部 X 线检查对于发现肺部结节有着很大的局限性，比如，分辨率低，且病变容易被纵隔、心脏、肋骨、胸骨、血管等组织结构的影像所掩盖。因此，不推荐 X 线胸片作为肺癌早期的筛查手段。

二、抽血检测肿瘤标志物可以吗？

这种检测意义不大，尤其是对肺癌的筛查不可靠，只能作为肿瘤诊断的辅助手段。虽然其可以在部分人群中发现一些端倪，但不能作为肺癌筛查的推荐手段。

三、肿瘤基因检测可以吗？

也不行。虽然某些癌症已经明确发现了患癌基因，但是遗传而来的癌症只占所有癌症里很小的一部分。肺癌虽然也有家族倾向，却没有发现携带确切的突变基因。因此，通过基因检测筛查肺癌不可靠。

四、什么才是肺癌筛查的可靠手段呢？

胸部 CT 是早期发现肺癌的可靠筛查手段。胸部 CT 为断面成像，完全排除了前后组织结构的重叠干扰，而且分辨率高，能够发现肺部隐蔽的结节病灶，而且现在的薄层扫描和三维重建技术，对于早期肺癌的发现有着重要的价值。但由于胸部常规 CT 放射剂量大，扫描时间长，也并不适合作为常规的肺癌筛查手段。

相比之下，低剂量 CT 筛查肺癌性价比最好。由于人体肺野内天然的高对比性，低剂量 CT 和常规 CT 比较，对肺内结节有着相同的检出能力，能发现肺部 1～2 mm 的结节，而且接受的放射剂量远小于常规 CT。

2011 年，《新英格兰医学杂志》上发表的文章称，LDCT 检查比 X 线检查使肺癌死亡率下降 20%。2012 年 3 月，NCCN（美国国立综合癌症网络）指南推荐，在高危人群中应用 LDCT 作为肺癌早期筛查的主要手段。据报道，某单位首次将 LDCT 应用于 45 岁以上的在职职工肺部肿瘤筛查，有 280 人参加了此项检查，最后诊断 10 人有磨玻璃结节。经过多学科联合会诊，有 5 人分别接受了手术切除，其中 4 人术后病理报告为肺癌。

五、哪些人群应进行早期筛查？

高危人群，如有吸烟史，吸烟史超过 30 年；长期生活在环境污染区，如室内空气污染及城市工业、汽车尾气严重等；职业暴露，长期接触砷、铬、石棉、二氧化硅、柴油和煤焦油，或大量吸入放射性物质，如铀和镭等；有恶性肿瘤既往史；有肺癌家族史；有慢性肺病史，以及年龄大于 45 岁，戒烟不足

15 年者，应每年接受一次 LDCT 的肺癌筛查。

部分长期接触油烟、二手烟或其他污染环境的人群，也应将肺癌的筛查列入体检范围内。

肺癌的高发年龄为 45 ～ 65 岁，因此，非高危的人群在这个年龄段同样可以进行每年一次的 LDCT 筛查，如发现可疑病变应定期复查，及早确诊，及时治疗。

解读肺癌肿瘤标志物

航天中心医院 苗利彬

随着人们生活水平的提高和医疗技术的进步，体检已成我们的第一道健康堡垒。肺癌肿瘤标志物是体检中不可或缺的项目之一，然而肺癌肿瘤标志物是个什么"鬼"？其值的高低又有什么意义呢？

目前，我国肺癌的发病率及死亡率均占恶性肿瘤第一位，其常见的病理类型有肺腺癌、肺鳞癌、小细胞肺癌等。肺癌肿瘤细胞是一种既狡猾又贪婪的细胞。之所以说它狡猾，是因为它能逃脱我们机体的免疫监视，说它贪婪是因为它生长迅速，野心勃勃，四处侵犯、转移。正因为它狡猾、贪婪的特点，肿瘤细胞在形成及增殖阶段会合成分泌一类物质，这类物质广泛存在于肿瘤组织及血液、体液中，其丰度（化验值高低）常与肿瘤发生进展呈正相关，这类物质就是传说中的"肿瘤标志物"。

肿瘤标志物家族中，有一些对肺癌的检出贡献突出，称为"肺癌肿瘤标志物"，主要用于早期肺癌筛查、肺癌治疗效果监测及肿瘤预后评估。肺癌肿瘤标志物中最常用的有如下几种：癌胚抗原（CEA）、神经元特异性烯醇化酶（NSE）、细胞角蛋白 19 片段（CYFRA21-1）、胃泌素释放肽前体（ProGRP）和糖类抗原 125（CA125）。

1. CEA：是一种"广谱"肿瘤标志物，多种肿瘤均可导致 CEA 升高。CEA对于肺腺癌的阳性检测率比小细胞肺癌和鳞癌均高，是诊断肺腺癌的重要标志物。

2. NSE：在小细胞肺癌及神经内分泌肿瘤中均可异常表达，对于小细胞肺癌具有极高的诊断率，明显高于肺腺癌和肺鳞癌，是检测小细胞肺癌的重要标志物。

3. CYFRA21-1：主要分布于上皮肿瘤细胞的细胞质中，肺癌发生时，其血清含量均可出现升高。CYFRA21-1 对于肺鳞癌的阳性检测率比小细胞肺癌和肺腺癌高，是肺鳞癌检测中的重要指标。

4. ProGRP：具有较好的小细胞肺癌检测灵敏度、特异性，并且对肿瘤分期无依赖性，是小细胞肺癌检测中的重要指标。在诊断小细胞肺癌时，ProGRP 比 NSE 更为"灵敏"。

5. CA125：是一种高分子细胞表面糖蛋白，肿瘤进展转移明显时，细胞组织结构被破坏，CA125 大量释放入血，血清含量明显升高。CA125 持续升高常提示肿瘤进展明显或现治疗手段效果不佳。

需要强调的是，诊断肺癌的金标准是组织病理，不是肺癌肿瘤标志物。肺癌肿瘤标志物升高并不等于患了肺癌，很多原因都可以使肺癌肿瘤标志物升高，例如，抽烟人群血清中的 CEA 会高于健康人群、月经期女性的 CA125 可生理性升高等。

值得注意的是，临床上也会发现少量患者已经明确诊断肺癌，但是肿瘤标志物并没有升高。因此，肺癌与肿瘤标志物存在很大相关性，但并非一一对应。

如果发现肺癌肿瘤标志物轻度升高，不用过度紧张，定期复查，动态观察指标变化；如果指标显著升高或者进行性升高，需要警惕，应立即到肿瘤科、胸外科、呼吸科等专科就诊。

肺癌的防治，不止戒烟

航天中心医院　任德旺

在绝大多数国家，肺癌的发病率和死亡率均居首位。据全球癌症统计报告，2018 年，中国新增肺癌患者 77.4 万例，占全球新增病例总数的 37.0%。死亡病例 69.1 万例，占全球死亡病例的 39.2%。男性发病率（47.8/10 万）高于女性（36.1/10 万）。肺癌防重于治，积极预防及早发现、早治疗尤为重要。

一、吸烟与肺癌的关系

肺癌的主要风险因素是吸烟，80% ~ 90% 的肺癌可归因于吸烟。香烟的烟雾中含多种致癌化学物质，如亚硝胺、尼古丁等。肺癌的风险随每天吸烟包数和烟龄的增加而增加。暴露于二手烟的非吸烟者患肺癌的相对风险也增加，特别是与吸烟者共同生活的女性和未成年人。研究发现，室内吸烟可致室内 PM2.5 浓度急剧上升。室外空气污染严重，PM2.5 爆表浓度是 500。在室内吸 1 支烟，室内 PM2.5 浓度可达到 800，吸完 2 支烟就会超过 1000。

二、为什么不抽烟的人也会得肺癌？

无吸烟史的肺癌人群占肺癌患者总数的 15% ~ 20%，且以女性为主。

1. 烟草暴露：有些女性虽然自己不吸烟，但其丈夫或同事吸烟，其长期暴露在"二手烟"的环境下，依然会导致肺癌的发生。

2. 空气污染：室外大气污染、长期接触厨房的油烟等，都会使人群的患癌风险增加。

3. 基因突变：研究表明，在亚洲有相当一部分女性是肺腺癌患者，其体内基因存在突变，患癌风险比一般人要高。

三、哪些人需要肺癌筛查？

早期肺癌往往无明显症状，多于体检时发现。试验表明，LDCT 筛出的肺癌几乎是胸部 X 线的 4 倍。每年定期 LDCT 筛查发现的肺癌 80% 以上为早期肺癌（治愈率高达 80%～90%）。故目前指南推荐，对年龄超过 50 岁、吸烟史超过 30 包 / 年、现吸烟或戒烟时间尚不足 15 年的高危人群进行 LDCT 筛查肺癌。

此外，对于长期暴露于二手烟环境超过 20 年，或者长期工作在密闭或粉尘颗粒较多的环境中的人群，也推荐每年筛查一次。

四、发现肺上有小结节，如何处理？

发现肺上有小结节，要引起重视，但也不必太过紧张。有些是良性或钙化结节，而有些是早期肺癌，不能一概而论。LDCT 可以筛出 2 mm 的小结节，若从影像形态上难以辨别结节的良恶性（不确定结节），按目前国内外指南建议，可以定期随访，不需盲目手术切除。

一般来说，直径 ≤ 6 mm 的不确定结节，可以定期随访，如发现结节增大或实变，则考虑手术切除。直径 ≥ 10 mm 的，需及时就诊，经医生充分评估后，给予治疗意见。高度可疑患者可通过穿刺活检、支气管镜检查、手术切除等方式明确良恶性。

五、肺癌的治疗方法有哪些？

肺癌主要采取以手术为主的综合治疗。手术是唯一可能将肺癌治愈的方法。随着胸腔镜的普及，微创手术创伤小、恢复快、住院时间短。但单纯手术有时并不能完全解决问题，必须与化疗、放疗、靶向治疗及免疫治疗联合应用。

医生会根据每位患者的病情、身体状况、本人意愿等，制定个体化治疗方案。

六、肺癌如何预防？

珍爱生命，远离烟草，也远离吸烟的人；正确选用食用油，定期维护抽油烟机，保持厨房通风，减少在家烧烤和煎炸；从事石棉工作或有其他职业暴露的人员请做好防护措施，并定期体检；在霾天尽量减少外出，外出一定要戴 PM2.5 防护口罩，并尽量减少在外停留时间；无论如何，我们都应尽量做到健康饮食，多吃蔬菜和水果，规律作息，锻炼身体，保持心情愉悦。

降低肺癌发生概率的方法

中国航天科工集团七三一医院　李　琼

"周围人得了肺癌"早已不是什么新鲜事，肺癌已经成为众所周知的呼吸之"痛"，那如何才能降低肺癌的发生率呢？

一、改善吸入的气体环境

我们的肺是用来进行气体交换的，给身体提供氧气。那么，吸入气体的质量对于肺脏的健康至关重要。

（一）戒烟

调查研究显示，吸烟量越多、吸烟年数越长、吸烟年龄越早，肺癌的发生率越高。而戒烟不光包括戒一手烟，还包括二手烟、三手烟。二手烟和三手烟对于不吸烟的女性、儿童危害很大，长期处于此种环境中，其危害不亚于直接吸烟。二手烟的危害目前大家已熟知，三手烟的危害却常常被忽略。三手烟是指吸烟后残留在衣服、墙壁、地毯、家具，甚至头发和皮肤等表面的有害物质。因此，戒烟和室内禁烟非常重要。

（二）防止霾的损害

近年来，大家对于霾越来越关注。有研究显示，长期暴露于霾污染的环境下，会导致肺癌发病率升高。近几年，国家越来越重视环境的保护，与这方面也有一定的关系。空气中有霾的时候，我们尽量减少室外暴露，提倡佩戴防霾

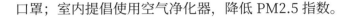

口罩；室内提倡使用空气净化器，降低 PM2.5 指数。

（三）减少厨房及建筑污染

中国女性的吸烟率低于某些欧洲国家，但中国女性的肺癌发生率却高于这些国家，其主要原因可能与中国女性长期处于室内——受到污染的微小环境有关，主要包括厨房油烟及建筑污染。

烹饪油烟中除了包含 PM2.5，燃料燃烧不充分时还可以产生某些致肺癌物质。因此，大家尽量选择油烟较少的烹饪方式，或者做饭时使用抽油烟机或开窗通风，这些都是有效的预防方法。

建筑污染常常被大家忽略。研究表明，室内氡污染可成为肺癌的诱因。室内氡主要来源于建筑材料。因此，大家入住新房时要注意多通风，这是降低室内氡含量的有效方法。

（四）加强职业防护

长期接触石棉、石英粉尘、镍、砷、铬等元素的职业人群，其肺癌的发病率高于普通人群，故这类人员要做好职业防护。

二、控制肺部的慢性疾病

目前，我国慢性阻塞性肺疾病、支气管扩张等疾病发病率居高不下。有研究表明，炎症反复刺激可增加肺癌发生的概率，所以患有慢性阻塞性肺疾病、支气管扩张的人群需尽可能采取措施，减少其急性发作的次数。

三、改善饮食习惯

（一）健康饮食

高温煎炸及烧烤的食品是公认的不健康食品，对各类癌症的发生率均有影响，肺癌也不例外。脂肪经过煎炸之后会产生强致癌物苯并芘，蛋白质高温油炸后会产生致癌物杂环胺类物质，所以我们要尽量避免食用高温煎炸和烧烤的食物。我们提倡少饮酒、多吃蔬菜、水果等，良好的饮食习惯有利于降低患肺癌的概率。

（二）食疗

中医养生对肺癌的预防功不可没，常见的银耳、梨、百合、冬虫夏草均有很好的养肺作用，可适当进食。

四、良好的运动习惯

运动与肺癌没有直接的关系，但运动能改善整个身体的状态、改善心情，从一定程度上讲也是对降低肺癌的发生率有益的。

综上所述，咱们可以通过改善我们吸入的气体环境、控制肺部的慢性疾病，以及食疗、适当运动来降低肺癌的发生率。此外，定期体检也非常重要，早期的肺癌症状不明显，且 X 线检查常难以发现，但每年一次 LDCT 检查有助于发现早期的肺癌。

肺癌的三级预防

湖北航天医院　曹　坤

肺癌是发病率和死亡率增长最快，对人的健康和生命威胁最大的恶性肿瘤。肺癌与其他恶性肿瘤的发生一样，与环境或与个人的生活方式密切相关，因此是可以预防的。

肺癌的预防应采取三级预防。一级预防又称病因预防，是在疾病未发生时，针对病因和危险因素采取的预防措施；二级预防又称"三早预防"，包括早发现、早诊断和早治疗；三级预防是在疾病的临床期，为了减少疾病的危害而采取的措施，主要包括对症治疗和康复治疗。

一、肺癌的一级预防

关于肺癌的诱因和危险因素的研究比较充分，主要包括吸烟、环境空气污染、职业因素和遗传易感性等，肺癌通常进展迅速且预后不良，故应把一级预防放在重要位置。

（一）控制吸烟

大量的实验数据表明，吸烟是导致肺癌的最主要因素，因此，控制吸烟是一级预防的首要措施。我国的几大城市已实施了公共场所禁止吸烟的政策，但仍需加强健康教育，同时控制特殊群体的吸烟率，尤其是医务人员，应带头不吸烟，创建无烟医院，营造健康的氛围。

（二）改善空气质量

可通过出门佩戴口罩、加强居室内的有效通风、采用空气净化装置、选用环保型室内装修材料、烹调时使用抽油烟机等多种方式，预防吸入有害气体。

（三）饮食预防

健康的饮食习惯，旨在通过使用食物或营养成分来预防癌前病变，达到预防肺癌的目的。研究人员观察到，蔬菜中的黄体素、番茄红素及其他蔬菜成分对人体有抗癌作用，特别是十字花科蔬菜，如油菜、卷心菜、大白菜等对肺癌的防护作用非常突出。

二、肺癌的二级预防

肺癌初筛及早期诊断主要应用影像学检查，LDCT 是早期筛查肺癌最有效的手段，40 岁以上有家族遗传史、长期吸烟史或高危职业接触史的人都属于肺癌的高风险人群，应每年做一次 LDCT 检查。

近年来比较热门的肿瘤标志物检测是不能代替影像学检查的。在临床中，肿瘤标志物检测的主要作用是帮助高危人群早发现和帮助癌症患者监测肿瘤治疗效果。首先，肿瘤标志物不会为零，如饮酒、身体有炎症对其皆有影响；其次，肿瘤标志物短时间内的升高不等于得了肿瘤，但动态的、持续的升高必须要引起警惕。

三、肺癌的三级预防

主要是对肺癌患者进行综合有效的治疗，防止复发和转移，并注重康复和对症治疗，进行生理、心理、营养和锻炼指导，提高患者的生存率和生活质量。

肺癌是可以预防的，但由于我国人口老龄化和有吸烟等不良生活习惯的人口基数较大，我国肺癌的发病率仍然较高，但只要能坚持做到以预防为主，相信对肺癌的防治能起到非常大的作用。

远离烟草，打响抗击肺癌第一枪

航天中心医院　张新军

　　肺癌是全世界最常见的癌症之一。吸烟是肺癌最重要的危险因素。关于吸烟危害的记载，早在 17 世纪中叶就有"久服肺焦，非患隔，即吐红，或黄水而殒，抑且有病，投药不效"的记载。在 1924 年，《读者文摘》发表了第一篇题为《烟草对人体有害吗?》的文章，在当时引起了广泛关注。

　　研究发现，烟草及点燃的烟雾中至少有 40 种以上的致癌和促癌物质，其中 3，4- 苯并芘、煤焦油、尼古丁等的致癌作用已经得到了一致的公认。烟草中含有的化学致癌物在体内经代谢酶作用后激活，形成亲电子产物，从而损伤 DNA，使基因发生变异，导致肺癌的发生。研究还证实了吸烟与肺癌有剂量效应关系，每日吸烟量越大、吸烟的时间越长、开始吸烟的年龄越小，患肺癌的危险性就越高。吸烟指数（即每日吸烟支数乘以吸烟年龄）在 400 以上或每日吸烟超过 20 支的 45 岁以上人群，均被认为是肺癌的高危人群。

　　"二手烟"也是肺癌的重要原因。"二手烟"指被动吸入的烟草烟雾。如果您每天被动吸二手烟 15 分钟，患肺癌的概率跟抽烟者几乎一样高。近年来女性肺癌患者增多，其中有一部分并不吸烟，除去遗传因素，罪魁祸首就是"二手烟"。

　　"三手烟"也越来越受到大家的重视。所谓"三手烟"，就是吸附在头发、皮肤、衣服、地毯、沙发和汽车座套上的烟草有害颗粒。这些有毒成分包括氢氰酸、丁烷、甲苯、砷、铅、一氧化碳、钋等 10 余种高度致癌化合物，可以被我们在不经意中持续地吸入气道中。当这些隐形的毒物被我们吸入后，就会造成气道持续的炎症反应，导致诸如支气管炎、肺炎或哮喘的近期效应，远期效应则是肺癌等严重后果。

肺癌的年轻化日趋明显。2018年，全球约960万人死于癌症，占全球总死亡人数的16%，而0～19岁群体中约有30万人新发癌症。WHO提供的数字表明，全球平均每10秒就有1人死于与吸烟相关的疾病。每年至少有300万人死于吸烟引起的疾病，而其中就有100万人死于肺癌，占世界每年死亡总数的6%。因此，WHO把每年5月31日定为"世界无烟日"，2019年的主题是"烟草和肺部健康"，号召全球人们行动起来，保护肺部健康，从戒烟开始！

癌症影响着每个人，不论男女老幼，没有贫富之分。它给患者、家庭和社会带来巨大的负担。而健康的生活方式选择（如避免吸烟）和公共卫生措施（如免疫接种）可预防30%～50%的癌症。对于早发疾病，可以做到及时发现和治疗，达到治愈的效果。即使患有晚期癌症，也可以通过良好的姑息治疗缓解患者的痛苦。大量的证据已经证明了烟草的危害性，同时，相关研究已经证实戒烟越早，肺癌的发生率就会越低，而戒烟15年后与不吸烟者的肺癌发生率基本接近。因此，戒烟是预防肺癌最关键的一步。

综上所述，让我们为了你、我和他人的肺部健康，防止肺癌的发生，从现在开始，远离烟草，打响抗击肺癌的第一枪！

有效戒烟：行为治疗和／或药物治疗

航天中心医院　茹松伟

马克·吐温说："戒烟很容易，我已经戒过 100 次了！"

戒烟容易吗？有的人说容易，有的人说不容易，为什么呢？因为大家对自己的要求不同，对戒烟成功的定义不同。有的人认为，1 小时或 1 天或某一段时间不抽烟就算戒烟成功了；而另外一部分人则认为，以后永远不再吸烟才算戒烟成功。正确的定义应该为后者。

大家都知道，吸烟可以引起肺癌，除此之外，吸烟与喉癌、口咽癌、食管癌、胃癌、胰腺癌、肾癌、输尿管癌、结肠癌、膀胱癌、盆腔肿瘤、急性髓性白血病都有密切的关系。与此同时，吸烟的花费也相当高，如果每天抽烟 1 包，每包按 10 元算，每年花费就是 3650 元。而 2019 年，我国居民人均可支配收入是 30 733 元，相当于每年抽烟就抽去了 1/10 的血汗钱。从疾病一级预防的角度看，及时戒烟也显得尤为重要。

据统计，70% 左右的人想要戒烟并至少尝试过一次戒烟，但是很多人没有最终成功。分析原因，戒断症状是戒烟失败的主要障碍。

戒断症状指停止吸烟后出现如焦虑、抑郁（大多是轻微的，但有时是严重的）、注意力不集中、易怒、烦躁不安、睡眠困难、饥饿、震颤、出汗、头晕、头痛、腹痛、恶心及睡眠中断。一般第一周是这些症状最严重的时候，大多数想要戒烟的吸烟者在这周又开始吸烟。但对于大多数人来说，这些症状在第二周内会逐渐消退，但有些可能持续数月。

如何能够克服或绕过戒断症状呢？分析戒烟失败的原因，很多患者采取的是"干戒"，也就是单一依靠意志力或行为戒烟，当遇到戒断症状这只"大老虎"时就退却了。科学的戒烟方法应该是行为治疗加上药物治疗。

先说行为治疗，首先自己要有戒烟的意愿，然后可以选择一个戒烟日开始。戒烟日可随意选择或设在特殊日子（如节日或纪念日），定下阶段性的目标，因为有了时间表，行动力会更强。同时可以利用微信朋友圈等约几个好友一块儿戒烟，相互监督、相互促进、共同胜利。当房间里的所有人都不吸烟时，戒烟更容易，因此，在一起住的人们通常应该试着同时戒烟。

再说药物治疗，常用的药物有尼古丁替代产品、安非他酮、伐尼克兰等。尼古丁替代产品是用一种不能吸食的尼古丁帮助人们戒除烟瘾，常用的有尼古丁口香糖、锭剂、尼古丁贴片、尼古丁鼻喷雾剂和尼古丁吸入剂等。

需要注意的是：

1. 下颌（颞下颌关节）障碍患者不应使用口香糖。

2. 患有严重的皮肤过敏者不能使用贴片。

3. 尼古丁替代物可能对孕妇或处于哺乳期的女性产生有害影响。

4. 最近患心脏病或某些血管疾病的人应该咨询医生。

安非他酮可以和尼古丁替代产品联合使用，这样比使用单药戒烟成功率要更高。这两种药物加上行为干预，效果最好。安非他酮同时也是一种抗抑郁药，对那些抑郁的人或有患抑郁症风险的人尤其有效。

伐尼克兰有助于减轻渴求和戒断症状，并帮助一些人戒烟。尼古丁替代产品和伐尼克兰一般不在一起使用。患有重度抑郁症，有自杀的想法或某些有精神障碍的人不应该服用伐尼克兰。

掌握了这些，再加上专业戒烟医师的指导，戒烟一定可以成功。让我们一起共同构建"无烟社会"，为"健康中国2030"加油！

第五章

消化系统
那些事儿

口腔细腻的黏膜也能长肿瘤

航天中心医院　孟宪敏

　　老李今年 60 岁，这半生似乎都与医院绝缘，过得简单粗犷。8 个月前发现舌侧缘长出一个"溃疡"，不痛不痒。起初，他以为是"上火"，过段时间自然会好。不料随着时间的推移，"溃疡"不见好转，疼痛也慢慢出现。老李不得不为这点"小病"去了医院，让他想不到的是，自己未理会的"溃疡"居然被诊断为——舌癌。

　　口腔行使着复杂的功能，柔软细腻的口腔黏膜具有充足的弹性和耐力，每天都以肉眼看不到的速率进行着旺盛的新陈代谢活动。旧的细胞脱落，新的细胞增殖，负责细胞功能和活性的编码基因不知疲倦地工作着。有一天，基因由于各种原因"造反"产生突变，对细胞的生长和分裂失去控制，细胞发生异常增生和功能失调，就产生了口腔癌。

　　口腔癌是发生在口腔的恶性肿瘤的总称，90% 以上属于鳞状上皮细胞癌，即口腔黏膜表层鳞状上皮癌变所致。口腔癌可以发生于口腔的任何部位，多见于舌、牙龈、颊部、口底（舌下区），唇、腭部相对比较少见。口腔癌多见于中老年人，男性多于女性，在全身各种癌症中排第 8 位。

　　口腔癌的预防、发现、诊断、治疗是患者和医生的一段接力跑，第一棒是患者。下面有关口腔内的一些症状需要警惕，切忌将口腔癌当作"小毛病"，以免贻误诊治。

一、溃疡并非都是"口疮"

复发性阿弗他溃疡是老百姓常说的"口疮",有四个特征——红、黄、凹、痛,也就是创面周围有充血形成的"红"晕;表面有旧细胞脱落形成的"黄"白色假膜;中央有组织缺损形成的"凹"陷;触压疼"痛"。可以单个出现,也可以成群出现,可以发生在舌,也可以发生在牙龈和唇颊黏膜,一般 7 ~ 10 天会自行愈合,表现为反复发作和愈合。

口腔癌形似溃疡,却非溃疡,它可发生在舌、牙龈、颊、唇及口底等部位,舌癌最为常见,其次为牙龈癌(还有其他比较少见的口腔癌),常为单一出现,"地盘"较大,中央凹陷,周围或伴有"菜花"隆起,触压痛轻,可触及底部硬结,可谓不仅有"地盘"而且有"底盘"。长时不愈(超过 10 天),表现鱼贯深入发展,癌症"底盘"迅速增大,侵犯神经则造成疼痛加重,唇、舌麻木,活动受限、说话或吞咽异常;破坏骨骼造成牙齿松动;表面组织坏死如"烂肉"状;顺着淋巴管道转移后,出现颈部淋巴结肿大;口内组织变形。

二、口腔黏膜斑纹类疾病

正常的口腔黏膜红润、光滑、连续而富有弹性,没有任何不适的感觉。如果发现黏膜色泽和质地发生变化,出现红、白色斑块,或者珠光白色(红白相间)的斑纹,黏膜上出现了隆起、粗糙、萎缩、凹陷等质地改变,有牵拉感、紧绷感、灼痛感或在色泽和质地变化的基础上出现溃烂,长期不愈或组织增厚等情况,不容忽视。

部分口腔黏膜斑纹疾病属癌前病变,虽大部分人会一直停留在癌前这个阶段,但有 3% ~ 5% 的患者可以发展成为口腔癌,应接受规范黏膜病的治疗。

三、肿物、硬结等增生物

肿物、硬结等增生物的典型形状为"菜花状"。患者通常没有疼痛等不适,发生在口内的病变,常常是肿瘤已经发展到比较大的时候,被无意发现。发现病变后，患者又经常忽视、耽搁疾病的诊疗。

四、唇、舌麻木

当癌侵犯口腔神经时会出现唇、舌麻木，甚至活动受限、语音不清。正常人张口最大时，上下门牙之间的距离约三横指左右。恶性肿瘤会引起张口受限，从轻到重，逐渐加重。

五、其他症状

1. 牙齿松动：经口腔检查后，排除牙周病引起的牙齿松动，尤其是单个牙或范围局限的牙齿松动，而其余牙检查正常，应予以关注。

2. 颈部淋巴结肿大：下颌骨下缘临近的颌下淋巴结常常可以被触及，单个或双侧各一个，最大直径 0.5 ～ 1.0 cm。除此以外，如有可触及的颈部淋巴结、较大的淋巴结、多个淋巴结，应该找医师咨询。

六、口腔癌的发展

早期的口腔癌较少发生转移。随着癌灶的发展，口腔癌常通过淋巴管道转移至颈部淋巴结，并且在淋巴结内增殖，发展为可以被触摸到的颈部肿物。发生转移的口腔癌，其治愈率显著降低。因此，对于口腔癌"时间就是生命"，必须争取早期诊断、早期治疗。

发生颈部转移的口腔癌，"亡羊补牢，为时未晚"。通过手术治疗和辅助放疗，仍然有很大的治愈机会。极少数口腔癌，特别是延误较长时间、未及时救治的口腔癌，会通过血液循环转移至肺、肝、骨等器官，称为"远隔转移"，属于晚期，治疗效果极差。

七、如何预防口腔癌的发生

口腔癌的病因分为基因和环境两个方面。环境因素在一定程度上会调控基因的表达。

提高免疫力是对抗癌症的法宝。动物实验显示，情绪紧张时，血液中的激素水平明显升高，某些化合物之间的关系会发生变化，血液循环中白细胞的活力降低，体内免疫器官（胸腺、脾、淋巴结等）等的重量也降低，免疫系统"兵力"减弱，自然对抗癌症的能力下降。

戒除吸烟、喝酒、嚼槟榔等不良习惯，尤其是本身具有口腔癌的基因易感性，叠加了不良习惯的刺激，会使发病概率成倍升高。研究表明，吸烟人群中，口腔癌的发生率是非吸烟人群的 2～12 倍。临床上大部分口腔癌患者都有吸烟史；酒精具有促癌作用，也可作为致癌物的溶剂，促进致癌物进入口腔黏膜；槟榔碱不仅作为致癌物有害于人体，而且槟榔本身的坚硬、粗糙表面会使口腔黏膜角化变性，与口腔癌发生直接相关。对于因病理因素造成的免疫力低下的人群，比如器官移植后使用大量抗排斥药物的患者，或者接受化疗的患者，更要戒除这些不良习惯，警惕口腔癌的发生。

另外，尖锐的牙根、牙尖、牙齿边缘、不合适的假牙绝非小事。临床常见有牙病不治疗还为自己如此"吃苦耐劳"唱赞歌的患者。殊不知这些慢性摩擦刺激也会引起周围黏膜变性，干扰细胞正常更替，引发癌症。

口腔卫生习惯差则为细菌或霉菌在口腔内滋生、繁殖创造了条件，从而有利于致癌物亚硝胺及其前体的形成。加上口腔黏膜炎症，一些细胞处于增生状态，对致癌物更敏感，这些原因可能促进口腔癌发生。除细菌外，某些病毒也可能在口腔癌的发生中起作用，尤其是 HPV。研究发现，人类乳头瘤病毒不仅与女性宫颈癌有密切的关系，而且与口腔癌的发生也有关联。有研究表明，在排除其他因素的情况下，口腔 HPV 感染者发生口腔癌的概率是未感染者的 3.7 倍。

有规律地进行口腔体检，有利于及时发现问题，做好口腔卫生，不仅可以赢得健康的小环境，而且可以获得抗癌的大宇宙。

本文主人公老李虽不幸患癌，但他老人家乐观豁达，经过规范的诊断和治疗，正在积极与病魔斗争。接力棒经医生再次回到患者手中，愿他生命的长跑能一直延续。

久忍成"癌"的溃疡，你有吗？

湖南航天医院　尹　琳

　　患者："医生！医生！你快来看看我，我这次舌头上的溃疡啊，1个月都没好，疼死我了！"

　　医生："你这个溃疡又深又大，而且长时间未愈合，淋巴结也有肿大，可能需要做个活检。"

　　患者："医生，结果出来了。怎么会是舌癌啊？我以前也起溃疡啊，怎么这次就是舌癌了？"

　　医生："你这个溃疡旁边的烂牙根，就是它刺激的。"

　　患者："怎么一个小小的烂牙根就造成舌癌了，早知道我就拔掉了！现在后悔也来不及了。"

　　溃疡是临床上最常见的疾病症状，它红红的，还疼痛难忍，真的是个磨人的小妖精，不过好在忍一忍就好了。

　　能忍则忍，是中国人对疾病的常见态度。看似"小恙"的溃疡，"多大点儿事啊！忍上十天半个月就好了，去什么医院啊。"牙齿只剩下残根了，"反正不疼，才不去医院呢。"嘴巴里医生检查说有什么白斑，让戒烟、戒酒，"净胡说，也没看到抽烟、喝酒的都得病，自己才不会那么倒霉呢！再说了，没听说过'烟、酒、槟榔来一套，百病全消'吗？"

　　可是你的舌头上长的真的是溃疡吗？你只剩残根的牙齿真的不疼就没事吗？口腔里的白斑真的就会对你开"绿灯"吗？

让我们走进口腔颌面部常见的恶性肿瘤——舌癌，了解一下它的前世今生。

一、到底什么是舌癌呢？

舌癌是口腔颌面部常见的恶性肿瘤，舌癌发生的部位以舌缘最为常见，还可能出现在舌背、舌腹和舌尖等处。其中最多见的是位于舌头表层的鳞状细胞癌，少数为腺癌。舌癌恶性程度高、易转移、易复发、常常危及患者的生命。

二、舌癌这么多见，那我们是不是都很危险？

先别盲目害怕，舌癌多发生于 40 ～ 60 岁，男性多于女性。这可能与吸烟、饮酒、咀嚼槟榔有关。还有一些与口腔局部的慢性刺激因素有关，比如文章开头的患者口腔内有残根，锐利的牙尖长期刺激也会导致舌癌。还包括各种口腔癌前病变和感染，如白斑及人乳头瘤病毒（HPV）、梅毒感染。因此，如果你的嘴巴里有这些情况，一定要及早去正规医院处理，以免拖延病情发展为舌癌。

三、舌癌都有什么症状呢？能不能自己及时发现？

舌癌最典型的症状是溃疡和疼痛。局部可有溃疡，也可外突呈菜花状；溃疡深且面积大，经久不愈；常有明显自发痛或剧烈触痛；溃疡处可能会出血。若病情进展，癌症侵犯控制舌头运动的肌肉，可造成舌运动受限，患者可表现为言语和吞咽障碍。

因此，如果舌头上有严重的溃疡，且持续 1 ～ 2 周未见缓解，应前往医院接受诊治。

四、得了舌癌要怎么办呢？有没有好的治疗方法呢？

首先，我们要去正规的医院检查，切不可盲目自行诊断治疗，专业的事情还是交给专业的医生来判断。其次，舌癌治疗的方式取决于癌症的类型，侵犯的范围、部位，确诊时的临床分期，以及是否伴有淋巴结转移。在治疗选择上，我们要尽量听取医生的建议。

目前，临床常采用以手术为主的综合序列治疗，以及外科手术切除为主联合使用化疗和放疗的方案。舌癌患者术后应积极配合放疗和化疗，定期复诊，调整心态，改善生活方式。

五、接受手术后，舌癌患者能完全康复吗？

舌癌患者的术后生存率与发病部位、临床分期、病理分级及淋巴结转移相关。在过去的几十年里，舌癌患者的 5 年生存率停留在约 50%，这主要是由于患者未能早诊治、局部淋巴结转移及原发灶复发。如果能在舌癌治疗中做到早发现、早诊断、早治疗，舌癌早期手术治疗的长期生存率可达到 90%，生活质量也会有巨大的提高。

因此，早发现、早诊断、早治疗是舌癌治疗的关键所在。

六、舌癌如此可怕，我们要如何预防呢？

最重要的是提高口腔卫生意识，保护口腔健康，有任何口腔问题应该及早去正规医院诊治，在源头上控制病情。杜绝不良嗜好，戒烟、戒酒、戒槟榔。改善饮食习惯，避免经常食用过烫、过于刺激的食物。注意性安全，避免高危性行为。

如果发现舌头上有严重的溃疡，且持续 1～2 周未见缓解，立即前往医院接受诊治。

说了这么多，大家对舌癌也有了初步的认识。舌癌可怕也不可怕。只要我们在生活中摒弃不良习惯，树立良好的口腔卫生习惯，有任何口腔问题都应及早去正规医院接受诊治。看到这里，小伙伴们还不快去预约专业的口腔医生？给自己的口腔来个全面体检，让我们真正实现"防癌于未然"。

舌癌的初期表现，你也在忽视吗？

中国航天科工集团七三一医院　冯立晓

对于普通人来说，胃癌、肺癌、肝癌可能听说得很多，但是对于舌癌或许就知之甚少了。

舌癌是口腔癌中的第一大癌，男性多于女性。舌癌早期表现为溃疡型、外生型、浸润型 3 种。溃疡型占大多数，有破溃，质地偏硬，但没有明显的疼痛；外生型主要表现为肿瘤处凸起，有时会像菜花的形状；浸润型没有破溃，也没有凸起，可能只是质地偏硬。

一、有这两个症状要警惕

症状一：口腔溃疡 1 个月了还不好。

舌癌早期不疼或没有明显的疼痛感，容易被患者忽视，有些患者对这一疾病了解甚少，直到疼得受不了了才到医院就诊，此时已到了中晚期。要知道，早期舌癌的治疗效果还是比较理想的，甚至可以根治。晚期舌癌不仅波及面积大，还会发生远处转移，如淋巴结转移、肺转移等，导致患者疼痛剧烈、吞咽困难、言语受阻，治疗时既要手术切除肿瘤部位，还要经历化疗、放疗等。

在此提醒大家，普通溃疡一般 2 周内就会自己痊愈，如果舌部溃疡长时间不愈合，超过 1 个月都不见好转，不管溃疡深浅，是否疼痛，都应该重视起来，建议尽早到正规医院口腔科检查，必要时可做病理活检排查舌癌。

症状二：牙齿和舌头老打架。

日本学者曾对 65 名舌癌患者进行调查，发现其中有 56 名患者存在牙齿与舌患部的异常接触现象。牙齿与舌头经常碰撞，在长期接触磨损中可能使舌头局部形成慢性病灶，成为舌癌的诱因。一般的牙齿与舌头碰撞几下，没多大问题，但如果是长期的抵触、摩擦或碰咬，要高度重视。

二、你是舌癌高危人群吗？

（一）长期抽烟

这是老生常谈了，吸烟是多种癌症的"罪魁祸首"。目前，吸烟是三分之一以上癌症发生的高危因素，它和舌癌、胰腺癌、食管癌、胃癌、大肠癌、喉癌、膀胱癌、肾癌及宫颈癌等十余类肿瘤的发生有着密切关系。

（二）牙不好

门诊中发现，很多的舌癌患者都有一口"坏牙"。很多人牙齿已经损坏，牙根或残留牙齿裸露在口腔内，有些边缘还很尖锐，经年累月让舌头很受伤。还有一些人补牙或镶牙去了不正规的小诊所，使用的金属等材质来路不正，等于给口腔内埋了一个引爆物，不断刺激口腔和舌头黏膜。往往本人对疼痛刺激都快麻木的时候，癌症却发生了。

（三）嚼食槟榔

2003 年，槟榔被国际癌症研究中心认定为 1 类致癌物。在我国境内，嚼槟榔主要流行于湖南、海南、福建等地。咀嚼槟榔时，槟榔纤维的摩擦会造成口腔黏膜的损伤。长期咀嚼槟榔会导致损伤迁延不愈，引起慢性炎症和细胞增生。此外，槟榔中含有的槟榔碱还能明显地促进上皮细胞的凋亡。

（四）饮食过辣、过烫

除了"坏牙"刺激之外，喜吃烫食也是造成舌癌等口腔癌高发的原因。口腔耐受的温度最高为 50 ～ 60 ℃，但刚感到很烫时，温度多在 70 ℃，这时口腔黏膜便会有轻度灼伤。如果频繁地烫伤口腔，就易加剧口腔黏膜破溃，从而使得破溃处更难愈合。破溃处的细胞增生分裂过快，新增生的细胞癌变的概率就会加大。因此，吃麻辣烫、火锅的时候应该吹凉点再吃。

三、预防口腔癌要做到四点

（一）注意口腔卫生

勤刷牙，尽量在每次进食后刷牙。漱口水要慎用，避免过度刺激口腔黏膜。养成定期洁牙的习惯，及时发现和处理口腔问题。

（二）重视口腔里的"坏牙"

你应该龋齿早填补；残根、残冠能补就补，不能补早日拔除；牙周炎找准病因对症下药；对于那些较尖锐的牙齿可以去咨询医生，磨掉锐利的非功能牙尖和边缘嵴，以防止损伤舌侧边缘组织。

（三）保持生活习惯健康

不要吃太烫的食物；戒烟、戒槟榔；有家族史的患者和从事接触化学致癌物工作的易发人群，应定期做检查。

（四）察言观色识别口腔癌

很多口腔癌发现时已是晚期。为了辨识口腔癌，教你 3 个察言观色的方法：

1. 颜色：正常的口腔黏膜颜色为粉红色，变成红色或白色可能就是病理改变了。

2. 质地：正常黏膜一般软、光滑，病变部位多会感觉粗糙变厚或有颗粒感，有的质地较硬，活动性也较差。

3. 感觉：病变部位有麻木、疼痛等感觉，要是肿瘤侵及咀嚼肌或颞下颌关节，会出现张口受限、咀嚼困难等症状。

综上所述，口腔癌的发生多与口腔慢性刺激和不良饮食习惯有关，只要引起足够的重视，做到早发现、早治疗，大多是可以将其"扼杀"的。

口腔颌骨"临界瘤"——成釉细胞瘤

中国航天科工集团七三一医院　吕　源

提起癌症，出现在大家脑海中常常有肺癌、大肠癌、乳腺癌等，而发生于口腔中的癌可能会让您感到陌生。下面给大家介绍一种最常见的来自牙源性上皮的颌骨肿瘤——成釉细胞瘤。它常常因在口腔科诊疗其他牙病时拍 X 线片而被意外发现，尽管通常它属于良性肿瘤，但其具有局部侵袭性、复发率高等生物学特性，很容易转变为恶性成釉细胞瘤，且可发生远处转移，故一直被视为易恶变的"临界瘤"。

成釉细胞瘤又名造釉细胞瘤，约占牙源性肿瘤的 60%。好发于 20 ～ 40 岁的青壮年，男女发病率无明显差别。80% ～ 90% 发生于下颌骨的下颌体与下颌角处，下颌与上颌发生比例约为 10：1。还可发生于口腔软组织，极少数可发生于垂体和四肢长骨。病因目前尚不清楚，有研究认为，可能与 *BRAF*、*SMO* 基因的异常表达密切相关，临床上可见到与口腔局部炎性因素伴发的情况。

一、成釉细胞瘤的表现特点

成釉细胞瘤生长缓慢，病程较长，最长可达数十年。早期无症状，所以很容易被忽视。后期病变破坏到一定程度后，临床检查局部触之有乒乓球样感，因体积不断增大可致颌骨膨胀，引起面部畸形和功能障碍，如张口、吞咽和呼吸障碍及病理性骨折等，一旦多次复发恶变及原发恶性，甚至危及生命。

二、成釉细胞瘤的 X 线表现

典型的 X 线表现，如早期呈蜂房状，以后形成多房性囊肿样阴影，具有一定的局部浸润性，囊壁边缘常不整齐，呈半月形切迹，囊内的牙根尖有不规则吸收现象等。恶性成釉细胞瘤的临床及 X 线表现不具特异性，早期常常是良性成釉细胞瘤的表现。

三、成釉细胞瘤的治疗方法

成釉细胞瘤的治疗主要是手术治疗，手术的方式主要根据肿瘤的大小、累及范围、不同病理类型及临床表现而不同，目的是去除肿瘤，同时尽量恢复和重建患者面部容貌和功能。近年来也有学者报道用冷冻自体肿瘤下颌骨再植获得成功的病例。另外，大部分学者认为，成釉细胞瘤对放疗、化疗不敏感。

"牙疼不是病，疼起来要人命"，这句话大家耳熟能详，口腔科常常能见到患者非等到疼痛难忍之时才来就诊。肿瘤可不同于牙疼的情况，如果等它让您感觉到肿痛或其他更严重的症状时，那真可是"亡羊补牢，为时晚矣。"所以，不仅是成釉细胞瘤，口腔其他疾病也一样，常常是治疗为辅，预防为主。

预防它首先要提高对口腔健康的重视程度，养成良好的生活饮食及口腔卫生习惯，强烈提倡大家按正确的方法（如巴氏刷牙法）刷牙后，常规辅助使用牙线、牙缝刷或冲牙器等清洁牙刷刷不到的"盲区"，因为牙齿常常就坏在这些部位。进一步讲，如有不良刺激应尽快到正规口腔医疗机构做完善的口腔检查，改掉咀嚼槟榔的习惯，洗牙清除牙结石，充填龋齿，去除残根、残冠、不良修复体，及时恢复缺失牙等。

最后，重要的事情再说一遍：定期做口腔检查，通过早发现、早诊断、早治疗来更好地防治易被忽视的"临界瘤"。

当心耳周的无痛肿大——腮腺肿瘤

航天中心医院　刘　洁

十几年来，张大爷左耳朵下面一直有一块多出来的"肉"，摸着不疼也不痒，软软的，因为不影响生活，干脆就没有管它。可是最近两个月，张大爷明显感觉这块"肉"越长越大了，"不会是癌症吧？"思前想后，张大爷决定到医院瞧瞧。后来，医生为张大爷手术切除了这块多长出来的"肉"，病理结果显示该组织为"腮腺混合瘤"。

一、什么是腮腺混合瘤？

腮腺是三对大唾液腺之一，发生在腮腺区的肿瘤有 80% 是良性肿瘤，而良性肿瘤中间 80% 是混合瘤。混合瘤是最常发生在腮腺的良性肿瘤。之所以称之为"混合瘤"，是因为在这个瘤体组织里有来源于腺细胞、导管细胞、黏液细胞的结构等，又称为"多形性腺瘤"。

至于病因，腮腺混合瘤的病因并不明确。

二、得了腮腺混合瘤会有什么症状呢？

腮腺混合瘤可发生于任何年龄，但多见于 30 ～ 50 岁的中年人群，男女之间的发病率无显著性差异。肿瘤多表现为腮腺区（耳下或耳前）有中等硬度的实性肿块，表面呈结节状（或光滑），边界清楚，可推动，与周围组织不粘连，无压痛，无明显自觉症状，生长缓慢，病程可达数月至数十年不等。

三、是不是没有症状就不需要治疗呢？

虽然腮腺肿瘤大部分为良性，但仍有恶变的可能。因此，大家在自检或者偶然发现耳垂附近有异常肿大时，应尽快就诊，一旦确诊，无论其大小皆建议患者手术治疗。

四、哪些信号提示我们肿物有癌变的可能？

如肿瘤出现下述情况之一时，应考虑有癌变的可能，患者应尽快接受手术治疗：

1. 肿瘤近期生长突然加快，瘤体（包块）明显增大。

2. 肿瘤（包块）的移动性减小，甚至固定不能推移。

3. 肿瘤和局部皮肤出现搔痒、虫爬感和疼痛等感觉异常症状。

4. 同侧面部发生面瘫。

5. 腮腺混合瘤由于包膜不完整，手术后易复发（此类情况多因手术不规范所导致），多次复发的患者其癌变发生率大大升高，此类患者也应尽早接受正规手术治疗。

五、腮腺混合瘤应如何治疗？

腮腺混合瘤的治疗方法主要采用手术彻底切除肿瘤，手术中要注意保护面神经。面神经是管理面部运动和表情功能的重要神经，对容貌发挥着重要作用，一旦损伤可能出现同侧额纹消失、眼睑闭合不全、鼓腮漏气、口角歪斜等不同程度的面瘫症状。由于肿瘤的包膜常不完整，有时瘤细胞可侵犯包膜或包膜外组织，若切除不彻底可能导致肿瘤的复发。故行腮腺肿瘤手术时应将肿瘤连同其周围的腮腺组织一并切除。

六、如何预防腮腺混合瘤？

有专家指出，腮腺肿瘤可能与手机长时间的辐射有一定关联。如每天贴耳使用手机累计通话时间超过 4 小时，则腮腺多形性腺瘤的发病风险提高数十倍。因此，频繁使用手机通话的人可以通过改变使用手机的方式、控制手机电磁波暴露总量，来减少腮腺肿瘤的发病机会。比如，使用耳机来接听手机，或者用"免提扬声器"也能有效减少手机辐射的影响。

咽喉癌的早期发现与防治

中国航天科工集团七三一医院 刘秀平

一、咽喉在哪里?

平常我们所说的咽喉,从医学角度说包括口咽和喉咽两个部位,也就是我们张开口看到的口咽部和我们看不见但感觉到的喉咽部(也称下咽)。

二、什么是咽喉癌?

咽喉癌指咽喉部的恶性肿瘤,在头颈部肿瘤中位居第三位,男性较女性多见,以 40 ~ 60 岁多见,可能与遗传、吸烟、饮酒、喜食辛辣刺激性饮食、内分泌及长期接触某些化学毒性物质等有关。

三、在日常生活中,我们如何能早期发现?

成人出现一侧咽部不适、异物感、咽痛,尤以吞咽时明显,且伴有同侧下颌角淋巴结无痛性肿大,要考虑扁桃体癌。

原发于喉咽部的恶性肿瘤,根据发生的部位可分为声门上喉癌、声门型喉癌和声门下喉癌。

声门上喉癌早期症状为喉咽部异物感、痒感、吞咽不适感,与慢性咽喉炎症状相似。当肿瘤增大、表面发生溃烂时,可导致吞咽疼痛,并出现同侧放射性耳痛,常伴有进行性吞咽困难、痰中带血。当肿瘤蔓延至喉腔,则会引起呼吸困难、声嘶、颈淋巴结无痛性肿大等症状。

声门型喉癌早期可出现声音嘶哑，无其他不适，常因认为是"感冒""喉炎"而未引起重视，如果肿瘤增大可引起异物感、呼吸困难、咯血等。

声门下喉癌因位置隐蔽，早期不易发现，常在喉镜检查时无意发现，当发展到一定程度可引起咳嗽、咯血和呼吸困难等。

如你有以上症状需到医院行喉镜检查和喉部 CT、MRI 检查，必要时取活检行病理检查。

四、咽喉癌的治疗

一般情况下，咽喉癌的治疗主要是手术治疗、放疗和化疗。医生需要根据肿瘤的分型和分期，选择适合患者的治疗方式。早期咽喉癌患者可以进行微创手术治疗（目前有激光、等离子刀等），中晚期咽喉癌患者需要争取手术机会，无法进行手术的患者需要进行放疗和化疗。另外，目前还有生物治疗，包括重组细胞因子、过继转移的免疫细胞、单克隆抗体、肿瘤分子疫苗等，多数处于试验阶段，疗效未肯定。

早期患者经适当的治疗后，5 年生存率高于 90%；中期患者 5 年生存率仅为 65%～75%；晚期患者 5 年生存率仅 30%～40%。总之，随着社会发展，咽喉癌的发病率也在不断上升，需引起大家的警惕与重视。

五、咽喉癌的预防及预后保养

1. 戒烟、酒：烟、酒长期刺激咽喉部黏膜，为癌症的发展奠定了基础，且烟草中的尼古丁、苯并芘都是致癌物。

2. 积极治疗慢性咽喉部疾病。

3. 培养良好的卫生习惯，避免病毒感染，避免频繁、过度使用声带。

4. 多注意日常饮食，以清淡的食物为主。西红柿这类的新鲜蔬菜也需要尽可能多地食用，以加快黏膜功能的修复，并有助于改善症状。

5. 咽喉癌的预后最重要的是定期复查。

早期食管癌真的没有症状吗？

航天中心医院 王志远

"民以食为天"，中国美食文化博大精深。其实，世界上任何一个国家都有一个传统饮食文明与其他文明共同在历史中轮回。但是，没有一个国家的饮食文化能和中国相比较！华夏五千年的历史文化，当然也孕育了几千年"吃"的文化。可现实中，号称"啥都能吃"的中国，是食管癌的高发国家，也是世界上食管癌高死亡率的国家之一。

据 WHO 2008 年公布的数据，全世界 67 亿人口新发食管癌病例 48.2 万（7.0/10 万），位居恶性肿瘤第九；死亡 40.7 万（5.8/10 万），位居恶性肿瘤第八。中国大陆 13.4 亿人口，食管癌新发病例 25.9 万例（16.7/10 万），位居各类恶性肿瘤第五；死亡 21.1 万例（13.4/10 万），位居第四。中国食管癌的发病及死亡人数占世界一半以上，并且还在增长。这并不是一组多么让人骄傲的数据，每个看起来都那么扎眼，让人深思，为什么是这样的情况？

近年来，国家在癌症筛查及早诊、早治方面加大力度开展工作。可是有一种癌症，早期几乎没有症状，发现了可能就是中晚期了，而且中晚期的复发率极高，治愈率极低，这就是食管癌！难道食管癌早期真的没有症状吗？不！不！不！只不过是容易被忽视而已。

早期食管癌症状多为非特异性，且多间断发生，不经治疗就可以自动消失，多数患者没有引起重视而延误病情，失去最佳的治疗时机。

出现以下症状一定要引起重视。

一、吞咽哽噎感

这种症状最常见，患者自觉咽下食物后有东西阻挡下行，但食物最终还是会下行到胃内，由于食管自身能收缩、舒张、蠕动，这种症状并不会经常出现，该症状会引起患者情绪波动，于是经常被认为是生气导致的，理所当然地被忽视了，直至症状加重。

二、食物通过缓慢有滞留感

患者吞咽食物时好像在某个部位因食管突然缩窄暂时停滞，然后缓慢下行，有停留的感觉，该症状不只出现在进食硬质食物时，饮水也可以出现。

三、食管内异物感

异物感的部位多与食管病变相一致，患者经常感觉有食糜贴附于食管壁，吞咽不下，但无疼痛感，即使不做吞咽动作，也有异物感，常被误认为食糜暂时没有下行所致，之后会间断出现，不影响进食。

四、胸骨后疼痛

这种症状也相对常见，因症状不重而不被重视，经常被误认为是反流性食管炎，口服药物后会缓解。患者常诉咽下食物时胸骨后有轻微疼痛，疼痛的性质可为烧灼样痛、针刺样痛或牵拉摩擦样疼，起初多间断出现，每次持续时间短，以后症状加重，反复发作，持续时间延长。

五、咽喉部干燥与紧缩感

患者常诉"脖子"发紧，咽下食物下行不利，有时候需要刻意伸脖子，并可能有轻微疼痛，吞咽硬质与粗糙食物时明显，常与患者情绪波动有关。

日常生活中，一旦出现上述可疑食管癌的早期临床症状，一定要引起重视，及时就医，尽快进行相关检查。尤其是对于中老年人、慢性食管炎患者、有食管癌家族病史者、长期饮食习惯不好者，经常抽烟、酗酒者，以及经常吃腌制、熏制食物等人群，更要引起警惕，做到早期发现，早期诊断，早期治疗。

六、平时需要注意什么呢？

戒烟限酒、多吃新鲜的蔬菜和水果、不吃过烫、变质、含亚硝酸盐过多的食物，以及有家族史的患者及时筛查等，均可以降低食管癌的发病风险。

食管癌手术后还能正常吃饭吗？

航天中心医院　苗利彬

食管癌是全球，尤其是我国最常见的恶性肿瘤之一。2019 年 1 月，国家癌症中心发布的全国癌症统计数据显示，食管癌的发病率位居第六，死亡率位居第四。外科手术是治疗食管癌的主要手段之一。食管癌早期，外科手术治疗可以达到完全根治的目的；中晚期食管癌，通过以手术为主的综合治疗可以在很大程度上改善患者的生活质量，延长生存时间。

食管癌手术是怎么做的呢？简单地讲，是切除食管肿瘤和肿瘤周围部分食管及胃，然后将剩余的食管和胃重新连接在一起，我们把这个过程叫消化道重建。由于食管特殊的解剖和生理功能，食管癌患者术前常存在不同程度的营养不良。同时，食管癌手术后上消化道重建，改变了原有的胃肠功能，也会增加食管癌患者营养不良的发生率。

食管癌患者手术后怎样避免营养不良的发生呢？还能不能和没有手术前一样吃饭呢？应该吃些什么呢？

1. 由于消化道重建后胃容积减少，故食管癌手术后的患者需要少食多餐，建议每日进食 6 ～ 8 次，逐渐由流食过渡到软食、普通饮食。术后初期可辅助口服营养液（肠内营养乳剂等），营养液的摄入量应随着进食量的增加而逐渐减少，手术后 1 个月每日进食总量应达到平日正常的水平。

2. 由于消化道重建完全改变了食管和胃的解剖结构，会在很大程度上影响消化吸收的功能。所以食管癌手术后的患者应避免进食冷、热、酸、烫等刺激性食物，尽量进食易消化吸收的食物。出现消化不良导致腹泻时，要及时调整饮食结构；腹泻严重或迁延不愈时，需要辅助静脉营养并及时就诊。

3. 由于食管癌手术会将防止胃内容物反流的贲门切除，进食后胃腔内压力增加，容易出现食物反流。所以食管癌手术后的患者需要在进食后适当活动 15 分钟到半小时，避免餐后立即坐卧。同时，为尽可能避免反流的发生，患者食管癌术后休息时需要半卧位，角度因人而异。

4. 消化道重建后，即使正常吃饭，所产生的消化液胃酸也有可能反流，长时间反复胃酸反流可以引起食管炎症。所以食管癌手术后的患者应在保障充足营养的基础上避免进食刺激消化液胃酸过度分泌的食物，如辛辣、过咸、红薯等淀粉含量较高的食物等。当反酸、嗳气、腹胀明显时可以适当服用促进胃肠动力的药物，必要时应用抑制胃酸分泌和保护消化道黏膜的药物。

5. 食管癌手术后，吻合口（食管与胃连接的部位）会形成瘢痕，由于吻合口扩张性弱，瘢痕挛缩致使吻合口变窄，部分患者在手术后仍有进食不畅的感觉。因此，食管癌手术后的患者进食时需要细嚼慢咽，拒绝狼吞虎咽，禁止吃烤肉等嚼不烂的食物，以避免发生食管梗阻。吻合口狭窄明显或者发生食管梗阻时要及时就诊处理。

学会吃什么、怎么吃，可以大幅度改善食管癌手术后患者的营养状况，提高患者的生活质量，是患者良好康复及后续治疗的基础。

食管癌的预防

航天中心医院　苗利彬

2018 年的统计数据显示，在"民以食为天"的中国，约有 25 万人死于食管癌，有近 30 万人新诊断为食管癌，是全世界食管癌最高发的国家，也是食管癌高病死率国家之一。

一、什么是食管癌？

食管癌是指发生于食管黏膜的恶性肿瘤。发病年龄多在 40 岁以上，男性多于女性。早期症状不明显，可能会有不同程度的吞咽不适感，如哽噎、停滞、异物感等，易被忽略，从而错过最佳的治疗时期。中晚期典型症状为进行性吞咽困难，先是难以咽下干的食物，继而是软流食，最后水和唾液也不能咽下。

二、食管癌的致病因素

食管癌可能是多种因素所致的疾病：

1. 亚硝胺类化合物和真菌毒素（常吃酸菜、泡菜等）。

2. 缺乏维生素和某些微量元素（常吃辣条等垃圾食品）。

3. 长期饮酒、吸烟，喜食过烫、过辣等刺激性食物。

4. 长期不愈的食管慢性炎症（胃食管反流等）。

5. 家族聚集现象，与家庭饮食习惯密切相关（常吃火锅等）。

三、如何预防食管癌？

（一）养成良好的饮食习惯

1. 避免进食过烫、过辣等刺激性食物。过烫的食物会对食管黏膜造成损伤，如果温度超过 60 ℃，损伤将更大。

2. 避免进食过快、过硬。"狼吞虎咽"不可取，进食过快、食物粗糙均可损伤到食管黏膜，增加食管对致癌物的易感性。

3. 不吃发霉食物，少吃腌制食物。腊肉、熏鱼等易发生霉变产生毒素；泡菜、酸菜等食物中的亚硝胺类物质较多。这些物质都有较强的致癌作用，长期食用可能诱发癌变。

4. 避免高脂、高蛋白饮食，增加粗纤维，即新鲜蔬菜、水果的摄入。

（二）戒烟、戒酒

香烟百害而无一利，吸烟不仅会使胃酸增多，导致胃食管反流，还会在口腔形成多种致癌物，这些致癌物可导致食管癌的发病率明显升高。酒精对食管黏膜的长期慢性刺激，可使食管黏膜反复损伤、修复，最终导致癌变。

（三）积极治疗食管疾病

食管炎、食管白斑、贲门失弛症、胃食管反流等食管良性疾病，会导致食管功能变异、黏膜反复损伤，容易恶化形成食管癌，所以一定要密切观察、积极治疗，采取有效措施，避免这些食管良性疾病迁延不愈或恶变。

（四）定期筛查

食管癌高危人群要定期筛查，以便能够早期发现、早期治疗食管癌。

四、哪些人更容易患食管癌？

食管癌高危人群是指年龄＞ 40 岁，并符合下列任一危险因素者：

1. 来自我国食管癌高发区。

2. 有上消化道症状：如恶心、呕吐、腹痛、反酸、进食不适等。

3. 有食管癌家族史。

4. 患有食管癌前病变或慢性食管疾病。

5. 其他高危因素：如吸烟、大量饮酒、患有头颈部或呼吸道恶性肿瘤等。

食管癌高危人群需要每两年复查一次内镜。若内镜病理提示轻度异型增生，每年复查一次内镜；若内镜病理提示重度异型增生，每半年复查一次内镜；若内镜病理提示重度异型增生或癌变，需立即到专科就诊。

五、总结

食管癌在我国是高发疾病。希望大家养成良好的饮食、生活习惯，戒烟、戒酒，积极治疗食管良性疾病，预防食管癌的发生。高危人群要定期筛查，做到早发现，早治疗，改善生活质量，降低食管癌的病死率。

你的胃好吗？

航天中心医院 刘佳慧

胃癌是全球最常见的恶性肿瘤之一，在所有的癌症中，其发病率位居第五，死亡率位居第三。2020 最新全球癌症数据显示，中国年癌症新发病例已达457 万，其中胃癌新发病例约有 48 万，占 10.8%，位列前三；2020 年中国癌症死亡人数，胃癌有 37 万，位列第三。

一、胃癌的发病因素有哪些？

胃癌的病因目前并不是十分明确，但是它的发病主要和以下几个因素有相关性。

1. 饮食生活习惯：长期食用熏烤、腌制食品的人群中，胃癌的发生率比较高，同时吸烟者胃癌的发病率要远高于不吸烟者。

2. 幽门螺杆菌感染：目前发现，60% 以上的胃癌患者感染了幽门螺杆菌。

3. 遗传和基因：研究表明，亲属中有胃癌病史者的胃癌发病率是正常人的4 倍。

二、胃癌有哪些症状？

胃癌早期症状常不明显，多见如上腹部不适、隐痛、嗳气、泛酸、食欲减退、轻度贫血等。疑有下述症状时，应尽早进行胃镜等检查，以早期诊断。

1. 胃痛是最常见的表现，也是最无特异性而易被忽视的表现，出现较早，初期仅感觉上腹部不适，如膨胀感、沉重感，有时"心窝"（胸骨剑突下正中凹陷处）隐隐作痛，常被认为是胃炎、胃溃疡等，而予以相应的治疗，疼痛也可暂时缓解。胃癌比较典型的胃痛表现是疼痛加剧无规律性，频繁或持续，一般治疗方法难以缓解，但此时往往是胃癌的晚期。尤其当胃痛经过治疗缓解后，短时间内又有发作者就要予以注意，及早就医检查。

2. 食欲减退、消瘦、乏力。

3. 恶心、呕吐的症状也常发生在胃癌早期，可能因肿瘤引起梗阻或胃功能紊乱所致。

4. 一些胃癌早期的患者还可表现为呕血和黑粪，早期可能出现或单独出现少量出血，仅有大便潜血阳性。凡无胃病史的老年人一旦出现黑便时，必须警惕发生胃癌的可能。

三、胃癌需要做哪些检查？

1. 胃镜检查：它有显微胃镜和胶囊胃镜两种。显微胃镜就是我们平时所了解的胃镜，需要将管子从食管放到胃里，观察胃黏膜的情况，可以把胃内部的情况看得很清楚；胶囊胃镜就是吞咽一颗内窥镜胶囊，从外表看与普通胶囊药区别不大，但它是一台微型摄像机，胶囊随胃肠运动拍摄图像，最后随大便排出体外。医生可以在电脑里面看到黏膜的一些情况，它最大的优点就是可以减轻痛苦。

2. 腹部 CT：它可以看到肿瘤和周围器官的联系，判断是否能进行手术及手术的风险。

3. 常规检查：包括血常规、血沉、便常规、隐血试验、胃液检查等。

四、胃癌如何预防？

1. 注意平时饮食：绝大部分的胃癌都与平时饮食习惯有关，建议饮食尽量清淡一些，多吃蔬菜和水果等富含膳食纤维的食物；平时早餐一定要吃饱、吃好，以清淡为主；中餐、晚餐要按时吃；晚餐以清淡为主，忌油腻；不能只吃零食来代替正常的饮食，少吃垃圾食品；少吃腌制和熏烤的食物。

2.提高生活质量：少抽烟、喝酒。

3.多做一些有氧运动：比如慢跑、快走、骑车、游泳等，平时要注意情绪的调节，保持心情的舒畅愉悦。

药补不如食补，治病不如防病。养成良好的生活习惯，定期体检，关注自己的身体状况，发现问题及时就诊。

胃癌早知道

航天中心医院　赵亚飞

胃癌是我国三大常见恶性肿瘤之一，胃癌的死亡率居高不下，严重威胁我国居民的生命安全。下面让我们开启胃癌知识的初步了解之旅。

一、胃癌来源

胃癌是源于胃黏膜上皮细胞的恶性肿瘤，就是我们常称的胃腺癌，占胃部恶性肿瘤的 95%。早期胃癌多无症状或仅有轻微的症状。当临床症状明显时，病变已属晚期。因此，要十分警惕早期症状，以免延误治疗。

二、容易导致胃癌的不良习惯及状态

1. 长期吸烟、饮烈性酒。

2. 长期食用熏鱼、腌肉、香肠等烟熏及高盐食品。

3. 长期食用烫食、油炸食品。

4. 肥胖与长期精神压抑。

不良的饮食习惯跟胃癌的发生密切相关，比如进食快、不吃早餐、常吃夜宵、三餐不固定等。理论上讲，不良饮食方式可导致局部胃黏膜损伤、胃液分泌紊乱，长此以往可致胃黏膜防御机制减退而引发各种慢性胃部疾病，甚至导致胃部肿瘤的产生。另外，长期熬夜显示出了与胃癌发病较明显的关联性。

三、胃癌的高危人群

我国是胃癌发病的"重灾区"，每年新发现病例有 40 万，占世界总患者数量的 42%。容易患胃癌的人群有：幽门螺杆菌感染者；既往患有慢性萎缩性胃炎、胃溃疡、胃息肉、手术后残胃、肥厚性胃炎、恶性贫血等；有胃癌患者的一级亲属；存在胃癌其他风险因素，如长期食用高盐、腌制食品，长期吸烟，酗酒。

四、胃癌的蛛丝马迹

1. 有原因不明的消化不良等症状，而且比较顽固，主要表现为食欲下降、食后腹部饱胀及不适感、反酸、嗳气，同时伴有体重下降或贫血。

2. 过去没有胃病的人，最近出现反复胃痛；或者以前虽然有胃痛，但近期疼痛发作的强度、疼痛性质改变（由钝痛变为刺痛或由刺痛变为钝痛）、发作规律改变，原来治疗有效的药物变得欠佳或无效。根据临床表现，80% 以上的胃癌患者都会出现上腹部疼痛的症状，尤其是早期胃部出现间歇性隐隐作痛的症状，这种症状比较容易被忽略。

五、早期发现胃癌有办法

1. 高危人群每 6 ～ 12 个月到医院复查胃镜。

2. 对于较长时间食欲不振、上腹疼痛不适者，应注意体重变化及有无贫血。若伴有恶心、呕吐，要注意观察呕吐物中是否带有黑褐色内容物，同时注意观察大便是否呈柏油状，如果发现有体重明显降低、贫血或柏油样大便时，应及时到医院就诊。

六、胃癌的筛查方法

筛查胃癌主要有血清学筛查和内镜筛查，其中血清学筛查包括胃蛋白酶原（PG）检测和胃泌素 17 检测。

另外，发现早期胃癌还需行幽门螺杆菌感染检查。幽门螺杆菌感染是肠型胃癌发生的必要条件，胃癌筛查流程中，最常用的检查方法是 ^{13}C 尿素呼气试验，可以诊断幽门螺杆菌感染。也可采用血清幽门螺杆菌抗体检测方法，幽门螺杆菌阳性者建议根除幽门螺杆菌治疗。

胃癌的最终确诊需要行胃镜检查后的病理证实。

七、防癌健康习惯

1. 不偏食。

2. 食品多样化。

3. 避免过饱，限制脂肪的摄入。

4. 适量饮酒。

5. 少吸烟，最好不吸烟。

6. 多食绿色蔬菜，从食品中摄入适量的维生素和大量的膳食纤维。

7. 爱护胃和食管，少吃腌、咸食品，不吃过热食品。

8. 不吃烧焦食品。

9. 不吃发霉食品。

10. 不要在阳光下暴晒。

11. 适度运动，要流点汗。

12. 保持卫生。

愿胃癌早被民众了解，及早改变不良生活习惯，早预防，早发现，早治疗，降低胃癌发病率，提高胃癌治愈率，降低胃癌死亡率。

幽门螺杆菌 = 胃癌? 我来告诉你真相

航天中心医院 李文强

胃癌是中国五大恶性肿瘤之一,一直受到国民的高度关注。近年来,许多关于幽门螺杆菌可导致胃癌的文章更是加深了人们对幽门螺杆菌的"恐慌",然而,事实真的是这样吗? 幽门螺杆菌与胃癌究竟有什么关系?

一、什么是幽门螺杆菌?

幽门螺杆菌生存于人体胃的幽门部,螺旋形,是目前所知的能够在人体胃中生存的唯一微生物种类。世界上近乎一半的人口都受过幽门螺杆菌的感染。感染了幽门螺杆菌者常会感觉恶心、干呕、疲倦乏力,并出现腹泻、便秘、胃部胀痛及口臭等症状。

二、感染幽门螺杆菌真的会导致胃癌吗?

得知感染了幽门螺杆菌,很多人会担心幽门螺杆菌会导致胃癌。然而,胃癌的发生其实是一个多病因、多阶段的过程,幽门螺杆菌感染主要作用于癌变的起始阶段,即在活动性胃炎、萎缩性胃炎和胃黏膜肠上皮化生(胃黏膜肠上皮化生是肠上皮黏膜取代胃黏膜在胃内的异常增殖,是从慢性胃炎、萎缩性胃炎到异型增生再到癌变的胃癌级联反应过程的中间阶段,是胃的癌前病变)的发展中起主要作用,也就是说幽门螺杆菌感染为胃癌的发生奠定了基础。但胃癌患者胃内感染了幽门螺杆菌,并不能直接引起人体细胞 DNA 突变及细胞表型的转化。通俗地说，幽门螺杆菌不能直接致癌，不是致癌的"元凶"而是"帮凶"，两者之间不是因果关系。研究显示，只有约10%的幽门螺杆菌感染者会患胃病，而患胃癌的概率仅有万分之五，因此，感染了幽门螺杆菌，并不一定会得胃癌。

三、"分餐"是预防幽门螺杆菌的重要方法

为什么幽门螺杆菌在我国感染率居高不下？其中一个很重要的原因就是同台吃饭——家庭内部不使用公筷，不采取分餐制造成的。

共同用餐是幽门螺杆菌传播的重要途径之一，除了家庭内部共同用餐之外，外出就餐的环境及共同使用的餐具不能保证卫生安全的话，也会增加感染的概率。

我们在日常生活中要做到保持口腔健康，尽量不食用生食，食用食物前要将食物清洗干净，定期对餐具器皿消毒，就可以在很大程度上避免感染。

四、感染幽门螺杆菌应进行什么检查？

1. 血清学检测：就是抽血化验查抗体。这种检测方法现在在医院已较少使用，因为患者在根治完幽门螺杆菌以后，血液中的幽门螺杆菌抗体依然会存在1～2年，所以很可能出现假阳性的情况，导致患者接受多余的治疗。

2. 胃镜活检：这种方式有很多功能，医生会要求做一个胃镜检查，顺便取一些胃壁组织进行活检，活检过程中可以对幽门螺杆菌进行检测。如果检查呈现阳性，还可以加一个细菌培养和药物敏感测试，这样对后续的药物治疗有很好的帮助。

3. ^{13}C或^{14}C尿素呼气试验：这种检查没有痛苦，而且灵敏度、检出率都很高，是这几年很受欢迎的一种检测幽门螺杆菌的方法。

五、如何根治幽门螺杆菌？

目前，根治幽门螺杆菌常用以下几种方案。

1. 推荐方案 1：质子泵抑制剂（如奥美拉唑、兰索拉唑等）+ 两种抗生素（克拉霉素、阿莫西林、甲硝唑等）组成三联疗法，1 周为一个疗程。

2. 推荐方案 2：铋剂 + 两种抗生素，是目前根治幽门螺杆菌的一种十分有效的治疗方案，一个疗程连服 7 天，根治率达 90% 以上。

3. 其他方案：雷尼替丁枸橼酸铋替代推荐方案 1 中的质子泵抑制剂。H_2 受体拮抗剂或质子泵抑制剂 + 推荐方案 2 组成四联疗法，疗程 1 周。

幽门螺杆菌自从发现与胃病的发生相关后，到目前为止已经有非常成熟、有效的治疗方案。通过正规有效的治疗，幽门螺杆菌的治愈率可高达 90% 以上。由此可见，只要按照医生的治疗方案坚持治疗，养成良好的卫生饮食习惯，幽门螺杆菌就没有那么可怕。

小小阑尾莫忽视，得了肿瘤事不小

航天中心医院 陈 峰

　　小小的阑尾在人体内用处实在不算大，它隐藏在我们的右下腹，像一条睡着了的小蚯蚓。偶尔刷一下存在感，就是为人熟知的阑尾炎，人们也叫它"盲肠炎"，会引起强烈的腹痛，必要的时候还需要急诊手术，以除后患。但是人们不知道的是，其实这没有用处的阑尾也会发生癌变。

　　阑尾位于回肠和盲肠交界处，传统观念认为，阑尾是人类进化过程中留下的一段没有生理作用的肠子，所以一发炎就切除了事。但由于有时阑尾癌的早期症状和阑尾炎非常相似，都是出现以腹痛为主的急腹症症状。往往打开右下腹才发现，原来是阑尾黏液性肿瘤引起的炎症。还有一种情况，多见于不幸诊断为"卵巢囊肿"的女性。在进行卵巢癌手术时，被手术医生发现阑尾增粗、变硬，顺藤摸瓜发现了阑尾黏液性肿瘤。术后病理检查发现，阑尾处的肿瘤才是原发癌，而卵巢的病变则是被波及的转移癌。

　　阑尾黏液性肿瘤患者多为 40～50 岁的中年人，女性比男性高发。阑尾黏液性肿瘤有个最大的特点，就是它很少发生淋巴转移或血运转移。往往在病程发展到后期，阑尾破裂穿孔，像火山喷发一样，将肿瘤细胞的"种子"播撒到了腹腔这个肥沃的"土壤"里，导致了所谓的腹腔种植转移。即使发生这样的情况，我们也可以通过目前最先进的治疗方法——腹腔热灌注化疗，结合外科手术切除，将这些目之所及的肿瘤细胞统统消灭掉，预后也远比结直肠癌要好很多。

专家提醒说，由于阑尾黏液性肿瘤缺乏特异的症状和体征，如果患者出现下腹疼痛等阑尾炎症状，特别是中老年人，最好到条件较好的医院就诊。建议先接受腹部超声检查进行阑尾黏液性肿瘤的排查；如果手术中发现阑尾疑似有癌的病变时，可以做快速病理检查，明确诊断便于阑尾黏液性肿瘤的根治切除。如果初次治疗的效果不理想，建议尽早到专业的治疗中心接受进一步治疗，这样可以大大改善预后。

其实，阑尾黏液性肿瘤并不多见，只占胃肠道肿瘤的 1%，所以大家也不要过于担心，诚惶诚恐。如果能够得到及时治疗，10 年生存率会有 90%，手术治疗之后的生活质量也完全不会受到任何影响。

一句话：早发现，早治疗，以绝后患。

阑尾来源的腹膜假黏液瘤

航天中心医院　安鲁彪

腹膜假黏液瘤是一种临床综合征，由具备分泌黏液的细胞在腹腔广泛种植并产生大量"胶冻样腹水"所致的症状群。腹膜假黏液瘤多来源于阑尾肿瘤，临床罕见，发病率为百万分之二至三。因发病率极低，临床上常被误诊、误治。

此病病因不详，但临床表现多样化。早期多无明显症状，随着疾病的发展，逐渐出现腹胀、腹痛、腹围增大、食欲降低，有的可触及腹部包块。如压迫膀胱可出现尿频、尿急等膀胱刺激症状；如压迫输尿管可出现腰部胀痛不适等肾积水症状；如压迫直肠可出现排便不畅、排不尽感；如出现肠梗阻可有腹痛、腹胀、恶心、呕吐及停止排便、排气症状。亦有少数患者出现黄疸等压迫胆道所致胆道梗阻症状；极少数出现自发性肠瘘引起的发热、腹壁皮肤破溃等症状。此病特点是不经过淋巴或血流向远处转移，因此，静脉化疗效果差。

此病只在腹腔、盆腔壁腹膜或胃肠道脏器的浆膜面种植，有时可突破膈肌进入胸腔，引起胸腔积液。

目前尚无特效药物治疗。早期发现，早期诊断后可行规范手术治疗，结合腹腔热灌注化疗可获得良好的治疗效果。晚期只能姑息减瘤缓解症状，但总体预后效果差。

那么，怎样早期发现阑尾来源的腹膜假黏液瘤呢？

1. 坚持体检，腹部超声检查、腹部 CT 均能早期发现"阑尾囊肿"。

2. 阑尾炎手术意外发现阑尾黏液性肿瘤，要从原手术医院借病理切片到专业治疗中心会诊，明确诊断，并评估是否需要再次手术，以免发展成腹膜假黏液瘤。

3.因腹胀行腹水穿刺抽出黏液，要警惕"腹膜假黏液瘤"，建议到专业治疗中心诊治。

4.妇科手术发现盆腔有黏液，要切除阑尾，除外阑尾来源的腹膜假黏液瘤累及卵巢的可能。

贫血莫大意，应注重排查胃肠道肿瘤

航天中心医院　张维婕

　　一位老奶奶在他人搀扶下步履蹒跚地走进航天中心医院血液科门诊，稍事休息后便将病情娓娓道来。近半年来，她不明原因地频繁出现头晕、乏力、易劳累，同时伴有食欲下降，就诊当地社区医院行血常规检查，提示红细胞计数、血红蛋白含量、平均红细胞体积（MCV）、平均血红蛋白含量（MCH）、平均红细胞浓度（MCHC）显著低于正常水平，符合典型的小细胞低色素性贫血表现。社区医生经验性给予补铁治疗。但奇怪的是，口服补铁药物1个月后，症状不但没有改善，在最近2周反而有加重趋势，连上三层楼都会出现头晕、气喘、体力跟不上的状况。令患者百思不得其解的是，自己幼年及青壮年时期身体一直很好，平素活泼好动，也没有偏食的情况，定期体检也从未发现有贫血的表现，为什么上了年纪却突然患上了贫血，而且治疗效果也不好呢？

　　WHO的数据显示，全球总人口贫血患病率为24.8%，大约20亿人受其困扰。可见贫血是一种日常生活中的常见病症，其发病时多半可以遇到这位老奶奶就诊时的临床表现。

　　缺铁性贫血是小细胞低色素性贫血中最为常见的，此类贫血俗称营养性贫血，致病原因普遍认为与营养摄入有关，因此很难引起患者的重视从而主动就医。多数情况是通过口服铁剂或食补的方式寻求症状改善，很少深入排查引起贫血的原因。殊不知此类常见病的背后，有可能潜伏着恶性肿瘤这一危险的"杀手"。

我们知道，人体中的铁元素需要通过日常饮食不断补充，如果摄入量不足，就会出现缺铁症状。但只有"原料储备"是远远不够的，需要人体全套消化系统的通力合作，精密加工，才能确保铁元素的良好吸收。一旦吸收利用环节出现故障，或者肠道丢失过多，也会导致组织、器官供氧不足，出现全身各个系统的不适症状。

这位老奶奶的问题在哪里呢？她既没有贫血的既往病史，饮食也比较均衡，而且还口服过补铁药剂 1 月余，仅从摄入方面来看，完全满足身体对铁元素的需求。

接诊医生没有放松警惕，抽丝剥茧，继续寻找造成该患者贫血的幕后"真凶"。于是，把排查的重点转移到了铁吸收利用及肠道丢失方面。真凶逐渐露出马脚，患者多次便常规检查发现潜血阳性，进而通过肠道内窥镜检查确诊"结肠中分化腺癌"。经过结肠癌切除术、规律化疗、辅以补铁治疗后，于 5 个月后顺利出院回家。

近年来，越来越多的研究数据显示，贫血与胃肠道肿瘤常常"如影随形"。因此，对于出现贫血症状的患者而言，千万不可掉以轻心，讳疾忌医。应及时全面地排查造成贫血的根本病因，特别是中老年患者应定期接受胃、肠镜常规检查。毕竟，早发现，早诊断，早治疗可以极大程度地提升胃肠道恶性肿瘤的治愈率和患者的生活质量，使自己在与癌的斗争中占据上风。

大肠癌，你了解的可能有点少

航天中心医院　李文强

　　癌症是世界严重的公共卫生问题，每年全球约 800 万人死于癌症，其中结直肠癌是人类最常见的消化道恶性肿瘤，发病率位居全球恶性肿瘤的第三位，随着人口老龄化趋向，生活水平日益提高，饮食结构发生改变等因素的影响，在西方发达国家，结直肠癌已成为仅次于肺癌的第二大恶性肿瘤。

　　大肠癌又称为"结直肠癌"，是指大肠上皮来源的癌症，包括结肠癌与直肠癌，病理类型以腺癌最为常见，极少数为鳞癌。在我国，以直肠癌最为常见，占大肠癌的 60% ～ 75%，70% ～ 80% 的直肠癌可经直肠指诊发现，其次是结肠癌（乙状结肠、盲肠、升结肠、降结肠及横结肠）。大肠癌是环境、饮食习惯、遗传等多种因素协同作用的结果。

一、大肠癌的致病因素

（一）饮食因素

　　大肠癌的发病与饮食因素密切相关，高脂肪、低膳食纤维饮食，过度摄取动物饱和脂肪，糖分吸收过快，从而增加胆汁分泌。膳食纤维的缺乏，可使食物中的胆固醇和胆汁酸代谢产物在肠道内通过速度减慢。实验证明，这些产物能增加动物大肠中肿瘤的发病率。流行病学的调查表明，大肠癌的死亡率与人口平均脂肪和胆固醇摄入量密切相关，高发区人们每天食物中消耗的脂肪量在120 g 以上。

（二）大肠炎症

患有溃疡性结肠炎、克罗恩病、大肠腺瘤、多发性肠息肉的患者，后期患大肠癌的概率也会上升。其中慢性溃疡性结肠炎发生大肠癌的风险较正常人高 4 ～ 20 倍。出血性溃疡性结肠炎恶变风险更高，病程超过 10 年的患者，有 50% 发展为癌。大肠腺瘤发病率较高，约占自然人群的 10%，病理形态可分为管状腺瘤（占 80%）、绒毛状腺瘤（占 4% ～ 5%）及管状绒毛状腺瘤（混合型占 10% ～ 15%），发生恶变的概率分别为 0.7% ～ 10%、20% ～ 40% 及 20%。

（三）遗传因素

遗传，尤其是肿瘤抑制基因在大肠癌发病中起重要作用。肿瘤综合征包括家族性腺瘤性息肉病（FAP）和 Gardner 综合征（遗传性肠息肉综合征，表现为结肠息肉、软组织肿瘤和骨瘤三联征的综合征）。FAP 不治疗，会在 40 岁前后 100% 发生癌变；Gardner 综合征的结肠息肉在 10 ～ 15 年后会癌变。遗传性非息肉病性大肠癌约占全部大肠癌的 10%。有大肠癌家族史者，死于大肠癌的风险是正常人的 4 倍。

患有血吸虫病、盆腔放射、环境因素（如土壤中缺钼）、吸烟、肥胖也是大肠癌的危险因素。

大肠癌的发病起因我们已经简单了解了，那我们平时生活当中应该如何预防大肠癌呢？

二、大肠癌的预防

大肠癌最主要的预防方法是建立良好的生活方式，重视大肠癌的初筛和复查。坚持体育锻炼与运动，保持良好的生活习惯和排便的习惯，包括戒烟、戒酒，保持大便的通畅，减少肛周的感染可以达到预防大肠癌的作用。

（一）饮食的调整

对饮食的干预可以降低大肠癌的发病率，如减少能量的摄入，减少脂肪与红肉的摄入；增加水果、蔬菜和膳食纤维的摄入，适当补充天然维生素 A、维生素 C、维生素 E 的摄入，适当补充叶酸也能减少大肠癌的发病。

（二）筛查

大肠癌的初级筛查是肛门指检，这样有大概 25% ～ 50% 的直肠癌患者可能被发现。根据病情的需要，可以进一步行肠镜检查，同时还可以取材行病理检查，以明确疾病性质，这是直肠癌诊断中最为主要的辅助检查。

大肠癌也不是不可战胜的恶魔，我们养成良好的生活方式、重视体检的筛查与复查，大肠癌还是可防可治的！

您的健康应该从"肠"计议

航天中心医院 李芳菲

随着人们生活水平的提高，饮食习惯与致癌物质的刺激，大肠癌的发病率日渐增高。尤其生活环境有霾、吸烟、酗酒、饮食不规律、久坐、运动少、熬夜加班等无序的现代生活，可以孕育出可怕的癌症"魔王"——大肠癌。

大肠癌是常见的消化道恶性肿瘤之一，又叫结直肠癌，具有遗传性，要是你有亲人不幸患上了大肠癌，你就极有可能也被大肠癌盯上。但是大肠癌的预后相对较好，生存概率较大。因此，常规查体、早期筛查及进行肿瘤的规范治疗是十分必要的。

一、重预防——让癌症远离

大肠癌是"富贵病"，美食经常是元凶。如果天天甚至餐餐吃高脂肪、高蛋白、精碳水化合物的食品，就要小心患上"富贵病"，避免让"大魔王"找上你。

预防措施勿轻视，新鲜的蔬菜和水果吃起来，烧烤、煎炸类要少吃，健康歌谣牢记在心，与各"大魔王"说再见。

健康歌谣

半斤牛奶二两肉，一斤蔬菜八两谷。

一个鸡蛋五克盐，水果绿茶享清福。

不抽香烟少饮酒，乐观开朗心无忧。

每天早上跑跑步，保你腰围不变粗。

中医认为，大肠癌应未病先防、欲病救萌、既病防变、瘥后防复。因此，平日休养精神、调适饮食、加强锻炼、顺应自然、起居有常，提高机体抗邪能力，可防止肠癌的发生。

肠道是人体的第二张"脸"，颜值控的小伙伴们，衰老始于肠道，请爱惜它！

二、如何早期发现大肠癌？

大肠癌早期症状并不明显，危险信号有便血、排便习惯和大便性状改变、腹泻、便秘、贫血消瘦。大肠癌有时候会伪装成痔疮，因此痔疮务必要重视。很多人往往没有引起足够重视，确诊时已是中晚期，这也正是大肠癌的可怕之处。但是，可怕归可怕，我们也不能认怂啊，这就要积极做好体检筛查。除了外科肛诊、普通（或无痛）肠镜（取活检可明确病理，病理诊断是最终确诊的金标准），还可以进行全自动定量便潜血无创肠癌检测、胶囊胃肠镜检查等轻松筛查有无"外侵"，还可以进行超声、CT、血肿瘤标志物检查等。查哪一项，要告知体检医生自身释放的"信号"，以便明确查体项目。做到在癌变前早发现，早诊断，早治疗，把癌症扼杀在萌芽里。

三、康复指导与医疗新技术

（一）康复指导

肠造口（即人工肛门，主要是通过在肠道的腹壁上做开口，以达到排便的作用）的康复治疗，不仅局限于术后出院前的康复治疗，出院后的康复治疗也格外重要，包括帮助造口者尽快达到心理康复、生理康复和社会生活康复，从而提高造口者的生活质量。

1. 重建排便规律：可采取定期结肠灌洗法或教会患者有意识地自行训练定时排便的方法，然后按结肠走行做腹部按摩，帮助大便排出。久之，则形成排便规律。

2. 鼓励患者参加适量活动：恢复体力后可以参加工作，恢复正常生活。体虚者，避免重体力劳动及过度增加腹压，以防造口的结肠黏膜脱出。

3. 定期返院复诊：一般 3 个月左右，患者要定期到造口门诊咨询，评估肠造口是否有改变。医生会为患者解决造口护理方面的具体问题。而对出院 6 个月内的肠造口者，需进行每月一次的随访。

（二）医疗新技术

1. 化学预防：大量研究表明，阿司匹林及其他的非甾体抗炎药（NSAID）对许多肿瘤有一定的化学预防作用，尤其在大肠癌方面。阿司匹林预防大肠癌，有药物预防性优势。但其还存在一系列的并发症，如消化性溃疡、上消化道出血和出血性卒中等。目前阿司匹林最低有效剂量、持续时间、治疗的特定人群、对生存的影响都还没有明确定义。更重要的是，在风险、效益方面的研究不足，严重阻碍阿司匹林的临床推广、应用，仍需要投入更多的研究。

2. 移动技术：医患面对面交流的状态是最理想的，但科技、互联网为我们求医购药、解答疑惑等带来了非常大的便利，既省时又省力，重点是可以解决问题。远程会诊、多学科诊疗（MDT）、114 挂号等为手段的干预，在相关症状监测及数据收集方面有着巨大的应用价值，移动技术在大肠癌术后护理中的前景是非常乐观的。护理人员选择合适、全面、便捷的护理干预方法可以帮助大肠癌患者更好地进行居家自我管理。

3. 治疗手段：大肠癌的主要治疗手段是手术。近年来，随着生物技术的快速发展，针对大肠癌所进行的基因治疗、免疫治疗等生物治疗研究日趋增多，在临床上取得了一定的成果，成为继手术、放疗、化疗后的第四种治疗手段，越来越受到人们的广泛重视。现有研究主要针对癌基因的激活和抑癌基因的失活、DNA 修饰功能缺失和机体免疫功能低下等机制，来阐述大肠癌的整个生物学演变过程，然而，大肠癌抑癌基因表达情况及相互关系仍含糊不清。随着抑癌基因研究的进一步深入，有望发现新的大肠癌发病机制，筛选到大肠癌特异性靶点，这将有利于大肠癌的早期发现，为早期治疗提供基础。

每个人都是肉体凡胎，对疾病没有豁免权。对待疾病，最重要的是积极面对，当然还要注重生活习惯。你会发现这世界上除了死亡，一切都是擦伤。

将潜在的肿瘤——结肠息肉，绳之以法！

航天中心医院　张曼卡

随着内镜检查的普及，有越来越多的人发现自己被结肠息肉"找上门"。不免担心自己是否已患上了恶性肿瘤。那么结肠息肉＝恶性肿瘤吗？下面就让我们来一起"追查"结肠息肉，共同切断它的"成瘤之路"！

一、结肠息肉都是令人闻风丧胆的"杀人犯"吗？

结肠息肉＝恶性肿瘤？并不是。结肠息肉家族的成员鱼龙混杂，其中最常见的是以下3种。

1.增生性息肉：通常身材矮小，藏匿于结肠的末端，并没有潜在的恶变性。

2.腺瘤性息肉：家族中2/3的成员属于这类腺瘤性息肉，有潜在的恶变能力。但仍无须过于担心，因为它们大多数不会进展为恶性肿瘤。通常呢，"身材"越高大（大于5 mm）的息肉，恶变的可能性越大。

3.恶性息肉：它是穷凶极恶的"杀人犯"，也就是我们闻之色变的恶性肿瘤。

二、如何对结肠息肉进行"审判定罪"？

虽然不同类型的结肠息肉在长相上都有自己的特征，但是终极审判还是要靠病理诊断，即将结肠息肉进行病理活检，这是为结肠息肉"审判定罪"的金标准。

三、如何将结肠息肉"绳之以法"？

没症状＝没息肉？很遗憾不是的。结肠息肉非常狡猾，很多时候并不会引起自觉症状。那我们怎么才能发现它们呢？别担心，医生有很多种方法。

1. 结肠镜检查：这是最直截了当且可靠的方法。医生将一根尾端带有摄像头的导管从肛门推入，以观察结肠内部情况。同时这根导管还带有抓捕"犯罪分子"的工具，以便"逮捕"结肠息肉。

2. 乙状结肠镜检查：乙状结肠镜的原理同结肠镜一样，只不过它只能看到乙状结肠和直肠部分（这两部分位于结肠末端）的情况。

3. 胶囊结肠镜：顾名思义，就是让受检者服下含有微型摄像头的胶囊以观察结肠内部情况，目前普及率不高。

4. 虚拟结肠镜：也称 CT 结肠镜。患者只需要接受 CT 检查，再通过计算机重组技术就可以看到结肠内部情况，但是可靠性尚不高。

5. 粪便检查：通过留取粪便进行潜血试验或者进行基因测试，对于结肠息肉或其他疾病有一定的提示作用。

四、如何切断结肠息肉的"成瘤之路"？

切断息肉的"成瘤之路"，首先，要定期"审问"，也就是要定期做息肉筛查。经常对于藏匿地点进行搜查，才能将其"一网打尽"。推荐从 50 岁时开始筛查，但是对于有结肠癌家族史或者已经诊断有其他结肠疾病的人要提早开始筛查。其次，是要将结肠息肉"绳之以法"，也就是切除息肉。试想一下，如果在息肉恶变之前就将其切除了，那么就可以有效防止结肠癌的发生。因此，我们大多数的时候本着"宁可错杀一千，不可放过一个"的原则，当在结肠镜检查中发现息肉时，通常会将其切除。

五、结肠息肉的"抓捕行动"是不是万无一失？

结肠息肉切除术是有风险的。医疗无小事，任何操作都不是零风险。虽然风险的发生率并不高，但仍有出血和穿孔等并发症的可能。出血并发症发生概率为 0.1%，一旦出血，可以在结肠镜术中进行烧灼，控制出血；出现穿孔并发症则需要接受外科手术。

六、结肠息肉会不会"卷土重来"？

是不是切除结肠息肉之后就万事大吉了？很遗憾，这是一场持久战。数据表明，息肉切除术后 3 年仍然有 25%～ 30%的机会在结肠镜中发现腺瘤。所以切除结肠息肉后，仍要定期复查。定期复查的周期取决于息肉的数量和大小、有无家族史等因素。

七、如何才能避免结肠息肉"找上门"？

1. 清淡饮食，多吃低脂、富含膳食纤维的食物，多吃蔬菜、水果。

2. 戒烟、戒酒、规律作息。

3. 养成定期排便的习惯，排便时间不宜太长。

4. 体重超重时，减脂控制体重。

肠镜下的"小肉坨"，息肉之外还有它

湖南航天医院 杨 君

随着肿瘤知识的普及，腺瘤性息肉逐渐引起关注。它是公认的大肠癌的"近亲"，95% 的大肠癌是从大肠息肉一步步转变过来的。从息肉到癌变，平均要 5 ～ 15 年，这期间通过肠镜就可以发现并切除它，能大大降低肠癌的发生率。所以现在很多人在体检或出现消化道不适症状时，都选择去做大肠癌结肠镜筛查。随着筛查的普及，另一个"小肉坨"也频繁出现在结肠镜的镜头下，它就是"直肠神经内分泌肿瘤"。

一、什么是直肠神经内分泌肿瘤？它是良性的还是恶性的？

早在 1907 年，德国病理学家在人胃肠道发现了一种上皮性肿瘤，它类似于癌，但结构单一且侵袭性较低，故称之为"类癌"。但后来的许多研究证实，"类癌"可以缓慢生长，并且具有低度的恶性，甚至还有高度的转移性，于是 2000 年 WHO 将此类肿瘤重新命名为"神经内分泌肿瘤"。它可发生在体内的任何部位，其中最常见的部位是胃肠道。而在胃肠道中，直肠又是最好发部位。

近年来，直肠神经内分泌肿瘤发病率有升高的趋势，已经从 1985 年的 0.15/10 万上升至 2012 年的 1.2/10 万。分析原因，这可能与推广大肠癌结肠镜筛查，人们对该疾病认识的加深有关。

其实，该病的发病原因还不明确，多认为可能与遗传因素有关。从它的良恶性上看，一般来说直径小于 1 cm，多数不具有恶性，手术切除后 5 年生存率近 100%；但当肿瘤直径＞ 2 cm，就可能发展为恶性肿瘤，同时伴有淋巴结或远处转移的概率增大。

二、直肠神经内分泌肿瘤有什么临床表现？通过什么检查可以发现及诊断呢？

大多数直肠神经内分泌肿瘤的早期临床表现不明显，甚至无任何不适症状，仅一部分患者会有排便习惯及性状的改变，临床主要是在内镜检查中偶然发现。它在内镜下有时表现为息肉样隆起，所以容易与普通息肉混淆。

内镜是诊断直肠神经内分泌肿瘤的首选检查方法；超声内镜可以有效诊断其侵及的深度；病理检查可明确其组织学分级；盆腔增强 MRI 可以评估肿瘤的浸润深度和局部淋巴结转移。

三、直肠神经内分泌肿瘤怎么治疗？预后好不好呢？

手术切除是治疗直肠神经内分泌肿瘤的唯一有效手段。对于没有转移或转移风险极低、使用内镜技术可以完整切除、残留和复发风险低的病变，均适合进行内镜下切除。对直径＞ 2 cm，有高转移风险者，推荐经腹根治性切除术。

直肠神经内分泌肿瘤预后主要取决于肿瘤大小、浸润深度、淋巴结及远处是否转移。但总体预后较好，5 年生存率为 82.8% ～ 93.8%。总体来说，直径越小，手术治疗效果越好，预后也越好；当肿瘤直径＞ 2 cm，转移的概率增大，预后多欠佳。

相信通过上面的介绍，大家对这个少见的消化道肿瘤有了一定的了解，虽然直肠神经内分泌肿瘤具有潜在的恶变可能，但和息肉一样，如果在它还是个"小肉坨"时，我们通过早发现，早确诊，早治疗是可以战胜它的。

家族聚集性肿瘤——林奇综合征

航天中心医院　王雯舒　杨桂彬

　　小丽刚刚过完 35 岁生日，在公司组织的体检中发现便潜血阳性，医生安排小丽完善了胃镜和肠镜检查，肠镜竟然发现了早期结肠癌。由于小丽是结肠癌的年轻患者，且小丽的肿瘤家族史呈现家族聚集性，建议小丽进行基因检测，明确是否存在林奇综合征。

一、什么是林奇综合征呢？

　　林奇综合征（Lynch syndrome）既往又称遗传性非息肉性结直肠癌，是一种常染色体显性遗传病，约占所有结直肠癌的 3%，具有明显家族聚集性，其特征为结直肠癌及结直肠外肿瘤患病风险明显增加。与林奇综合征有关的结肠外恶性肿瘤可发生于多个部位，包括子宫内膜、卵巢、胃、小肠、肝、胆、肾盂、输尿管、乳腺、脑，以及皮肤、前列腺和胰腺。

　　林奇综合征是由错配修复基因的胚系突变引起。由于 DNA 在复制过程中可能会出错，但这些复制错误会被错配修复机制纠正。如果错配修复基因突变就会导致错配修复机制失灵，复制错误不能被纠正，故而容易发生癌变。

二、如何确诊林奇综合征呢？

　　根据阿姆斯特丹标准，在满足下列所有标准的家族中，应怀疑存在林奇综合征。

1. 超过 3 名亲属存在林奇综合征相关癌症（结直肠癌、子宫内膜癌、小肠癌、肾盂或输尿管癌），其中 1 名亲属是其他 2 名的一级亲属，且可以除外家族性腺息肉病。

2. 以上癌症至少累及两代人。

3. 超过 1 例癌症是在 50 岁前诊断的。

该标准诊断林奇综合征的敏感性和特异性分别是 22% 和 98%。

小丽外婆患结直肠癌（45 岁患病）；母亲患子宫内膜癌（40 岁患病）和卵巢癌；父亲患乳腺癌（45 岁患病），随后发生肺癌；姨妈患肾癌（50 岁患病），他们均已去世。小丽目前已婚，爱人体健，生育了 1 个儿子，根据小丽家族患病情况符合前面的诊断标准，故高度怀疑林奇综合征。

如果要确诊林奇综合征，需进一步对小丽的肿瘤病理或血液标本进行基因检测，若存在典型的基因缺失或异常即可以诊断林奇综合征。

三、林奇综合征的危害有哪些呢？

对于林奇综合征患者，生命中大概率会发生不止一处癌症，多种癌症同时发生或相继发生均有可能。因此，需定期进行早癌筛查有关的检查，做到早发现，早治疗，以改善预后。林奇综合征家族中没有患病的家族成员，患癌风险较普通人也大大增加，也应当更早、更彻底地进行癌症筛查。

四、林奇综合征如何进行防癌筛查？

林奇综合征患者建议每年接受结肠镜检查，筛查起始时间选择下列二者中更早的时间点：20 ～ 25 岁，或者比家族中最早诊断结直肠癌的年龄提前 2 ～ 5 年。

林奇综合征患者建议从 30 ～ 35 岁开始使用胃镜检查联合胃活检来筛查胃癌，并在检出幽门螺杆菌感染时予以根除。有其他胃癌高危因素时，如存在胃萎缩、有广泛性或不完全性肠上皮化生、有胃癌家族史，以及为来自胃癌高发区的第一代移民等，建议每 2 ～ 3 年做一次胃镜检查。

由于发生小肠癌的风险较低，并且筛查性价比低，行胃镜及结肠镜检查时也会分别仔细检查十二指肠和回肠末端有无小肠癌，故而林奇综合征患者不推荐常规筛查小肠癌，条件允许的患者可以每2～3年进行一次胶囊胃肠镜检查。

目前，尚无有效筛查策略可以早期检出子宫内膜癌和卵巢癌，鼓励女性在阴道异常出血或绝经后出血时就医，甚至在林奇综合征的女性患者完成生育后可以行预防性子宫切除术和附件切除术。无症状的林奇综合征女性，子宫内膜癌筛查起始时间为30～35岁，或者比家族中最早诊断林奇综合征相关癌症的年龄提前5～10年，筛查方式主要是诊断性刮宫。对于卵巢癌筛查，筛查起始时间同子宫内膜癌，筛查方式可采用经阴道超声联合血清CA125检测。

林奇综合征的患者从30～35岁开始每年进行尿液分析，检查有无镜下血尿来发现尿路上皮癌；在35岁后应每1～2年接受一次肾脏超声检查。

五、林奇综合征如何进行遗传咨询和遗传干预？

对于林奇综合征的个体，应安排存在风险的亲属接受遗传学咨询，并检测在系谱中导致林奇综合征的特异基因。小丽经基因诊断证实为林奇综合征，其儿子为高风险患病人群，也应进行林奇综合征基因检测。

因为林奇综合征是一种常染色体显性遗传病，父母任何一方携带致病基因，均有约50%的概率遗传给子女。对于育龄期患者，应检测致病基因携带情况，必要时进行产前检测，比如胚胎遗传学诊断，筛选不含异常突变基因的胚胎，阻止致病基因的遗传。

总之，若肿瘤发病呈现家族聚集性需警惕林奇综合征的可能。"我命由我不由天"，若基因无法选择和改变，至少在现代医疗条件下，定期肿瘤监测和筛查可早期发现并治疗肿瘤，提高生存率和生活质量。

肛管癌是怎么回事？

航天中心医院　王芳丽

李先生身体一直很好，自诉从来不生病，没进过医院，但近2年来反复出现便后肛周肿物脱出伴疼痛，便后纸上会有少量鲜血，以为是痔疮，便去药店自行买了点痔疮膏、痔疮栓使用。但近2个月，用了药症状也没有好转，在孩子的再三逼迫下到医院一查，活检结果却让他大吃一惊：肛门癌！

"医生，为什么得癌症的偏偏是我？"

"我为什么会得这种病？"

"做什么检查能早点发现？"

"得了这种病还能治吗？还有救吗？"

下面我们一起来了解一下。

一、什么是肛管？长什么样子？

肛管位于消化道末端（从肛管上皮移行区开始至肛缘的范围），长度3～4 cm。

二、哪些人群容易患肛管癌？

肛管癌通常发生在中老年人，女性略多于男性。随着社会文化和生活方式的多元化发展，目前发病呈上升的态势，高发人群如下：

1. HPV感染者。

2.免疫功能低下、性行为异常者等。

3.长期慢性刺激，如肛瘘、尖锐湿疣或其他肛门良性疾病的长期刺激和损伤者等。

4.排便习惯不良的人：如厕时间长，尤其喜欢"蹲"厕所玩手机的人。

5.久站、久坐和长期便秘的人。

6.生活起居不规律，经常暴饮暴食、嗜食辛辣刺激食物、酗酒者等。

7.吸烟也是重要诱因，有吸烟史的男性、女性发病率分别是不吸烟人的9.4倍和7.7倍。

三、肛管癌的自觉症状有哪些？

本病早期多无明显症状，初始可表现为肛门小硬结，以后形成溃疡后才出现疼痛症状，另外可伴有肛门不适、异物感、瘙痒等，累及肛门括约肌时可出现黏液便、大便次数增多、便血等症状，晚期患者可出现消瘦、贫血、乏力等表现。因与痔疮、肛裂、肠炎等症状相似，且肛管癌多与这些肛门良性疾病（如肛周湿疹、肛周脓肿等）并存，最容易误诊。故遇到长期慢性不愈的肛门周围感染性病变，应考虑肛管癌的可能；肛瘘长期刺激也会引起癌变，肿瘤发现常较晚，故应及时治疗。

四、肛管癌可以预防吗？怎么早期发现呢？

重要的事情说3遍：体检很重要！体检很重要！体检很重要！

体检项目中直肠指检很重要。大家平时除了要注意饮食，少吃刺激性、油腻的食物，避免烟酒，多吃蔬菜、水果，增强身体免疫力，纠正不良的生活习惯外，早期行直肠指检很容易发现病灶。此外，肛门镜或乙状结肠镜检查也可发现病灶，并可行组织活检，最终确诊靠活检结果。一旦确诊，影像学检查（如盆腔MRI检查）、直肠腔内超声等对肿瘤分期的确认有很大帮助，可了解肿瘤对周围组织的侵犯情况、是否存在区域淋巴结转移及远处转移，指导治疗方案及预后。

五、有哪些治疗方法呢？

目前首选治疗方法是同步放疗、化疗，而手术治疗作为补充仍不可替代。

六、会转移吗？生存期有多长？

肛管癌淋巴转移最常见的部位是腹股沟淋巴结、直肠旁淋巴结、髂内淋巴结，而血行转移最常见于肝、肺。肿瘤大小对治疗效果影响很大，肿瘤越大，预后越差，对直径＜ 2 cm 的肿瘤，5 年存活率是 72% ～ 83%；而＞ 5 cm 的肿瘤，5 年存活率仅为 24.3% ～ 55%。

总之，肛管癌必须早期发现才能有较好的预后，早发现，早诊断，早治疗才是关键！

改善便秘，降低结直肠癌风险

湖北航天医院　邹冬梅　杨　清　刘前桂

一、经常便秘，会得结直肠癌吗？

长期的便秘会导致体内产生的有害物质不能及时排出，被吸收入血可引起腹胀、食欲减退、口内有异味等自体中毒症状，还会引起贫血、肛裂、痔疮、直肠溃疡，增加直肠癌的发病率。便秘还可以导致粪便发酵，产生与结肠癌相关的致癌因子，因此，便秘与肠癌有密切关系。便秘对健康的危害极大，不仅可诱发乳腺癌、肠癌、影响儿童智力发育，还是导致急性心肌梗死、脑血管意外的原因之一。

二、你了解排便吗？什么是正常的排便？

（一）粪便形成与排出

食物（口咀嚼）→食管→胃（胃酸和胃蛋白酶初步消化）→十二指肠（与胆汁和胰液混合）→小肠（吸收营养）→结肠（益生菌大量繁殖，食物残渣继续发酵和腐败，并与不能吸收的膳食纤维构成粪便）→直肠（排出体外）。

（二）两个重要的排便时机

1. 早晨起床后的重力作用可产生体位神经反射。
2. 进食后产生胃—结肠神经反射，餐后肠蠕动增加。

（三）正常的排便

每天在相对固定的时间有规律地出现便意，能及时如厕，轻松地排出粪便。粪便成型、不干、不稀、不恶臭。

三、经常便秘怎么办，改善便秘有十招

（一）多摄入膳食纤维

膳食纤维在肠道不被消化吸收，是形成大便的主要原料。全谷物、杂粮（杂豆、薯类等）富含膳食纤维，在大肠中能够促进有益菌的增殖，改善肠道微生态环境，有助于降低肠癌的风险。《中国居民膳食指南》推荐，成人每天应摄入谷薯类（生重）250～400 g，其中包括全谷物和杂豆 50～150 g（1～3 两）、薯类 50～100 g（1～2 两），相当于一天主食的 1/3 左右。

（二）多饮开水和淡茶

成年人每日饮水至少 7～8 杯，1500～1700 mL，以白开水和淡茶水为主，少喝浓茶和咖啡（含有较多的茶多酚，能减慢肠蠕动）。

（三）保护肠道益生菌

不滥用抗生素，结肠内益生菌（如乳酸菌、双歧杆菌）对大便的形成至关重要，抗生素是益生菌的天敌，尽可能不用或少用；避免长期使用抑酸剂，胃酸是强力杀菌药，抑酸剂导致胃肠道第一道防线失守，细菌、病毒就会在肠道繁殖，破坏菌群的平衡。

（四）养成每天排便的习惯

最好每天排便 1～2 次。

（五）定时排便，形成排便生物钟

掌握晨起体位反射和餐后胃—结肠神经反射两个重要的排便时机，培养便意，定时去排便（没有便意也按时上厕所），形成排便生物钟。排便生物钟可调动大脑皮层产生排便意识，有事半功倍的效果。

（六）适量运动和按摩腹部

适度进行腹肌、膈肌、提肛肌等肌群的锻炼；每天 30 ～ 40 分钟的有氧运动，如快走、游泳、骑行等。同时生活规律，保证睡眠。经常便秘的人，可在起床前，用双手轻压、按摩腹部，以促进肠蠕动产生便意。

（七）减少节制排便

因倒夜班、出差、外出等而改变正常作息或打乱生活节律时，往往也容易导致排便规律紊乱，甚至因环境改变而刻意节制排便，都易造成便秘，应尽量安排好排便时间和环境（安静环境有利于排便），保持原有的排便规律。

（八）排便时集中注意力

排便时应高度集中注意力，屏气、深吸气、收腹肌、放松骨盆肌，不要看报、刷手机，尽量 5 ～ 10 钟完成。有些人习惯上厕所时看报、刷手机、抽烟，注意力被报纸、手机里的内容所吸引，血液更多地去供应大脑，而胃肠道的供血变少，便意变得淡漠，排便时间也被延长，久而久之形成便秘。

（九）坐式排便

排便时坐立位，挺胸，头颈伸直稍后仰，有利于直肠肛管角变直、变大，大便容易排出。

（十）调节呼吸辅助排便法（个人秘籍）

坐立位，深吸一口气徐徐向下吞咽，感受气体沿口咽部→食管→胃肠道→直肠下行，重复几次直至便意产生，排便完成。调节呼吸辅助排便法可能不是一次就能掌握的，多加训练就好了。

愿大家都能吃得香、排得畅、身体健康！

为什么便血了？

中国航天科工集团七三一医院　何俊娜

一、什么是便血？

便血是消化科门诊常见的症状之一。便血分大便潜血和显性便血，多见于消化道溃疡出血、胃肠息肉病变、小肠出血、肿瘤性病变、炎症性病变、肛周疾病（如痔疮、肛裂或者肛窦炎、结直肠黏膜损伤等），以及一些血液病或者急性传染病、寄生虫感染等。当出现便血，一定要引起重视，它可能预示着身体的一些疾病。

大便潜血是指消化道的少量出血，红细胞被消化破坏，大便外观并无明显的异常改变，肉眼和显微镜下均不能够证实出血。通常这种少量、不显著的消化道出血，大便颜色正常，又因无明显的不适症状而不容易被发现，但它确实是消化道器质性病变的重要表现。因此，如果能及时检查大便潜血，就能早期发现消化道的器质性病变。

显性便血是指肉眼可观察到的血液由肛门排出，或者血液与粪便一同排出，血色多呈鲜红或暗红。如病变在上消化道、小肠或右结肠，加之出血的量较少，出血速率较慢，则可排出黑便（柏油样便）。

二、便血常见的病因

（一）结直肠癌

常见血色鲜红或暗红，呈滴状附于大便表面；早期患者仅表现为大便潜血；晚期常出现脓血便并伴有肛门直肠下坠、消瘦、大便习惯及性状改变等症状。大肠恶变、直肠恶变引发的大便出血，表现为黏液脓血便或暗红色血便，晚期恶变中的大便有恶臭。

（二）结直肠息肉

血色鲜红，无痛，便中带血或排便后出血，一般便血量不多，不与粪便相混，血液附着于粪便表面；也可仅表现为大便潜血；慢性者可混有黏液或脓液；有时粪便变细，呈细条状；直肠息肉偶伴有息肉脱出。

（三）痔疮

便血一般发生在排便过程中或便后，血色鲜红，血与粪便不混合，呈滴血或喷射状，便纸上有血迹；可伴有痔核脱出，形成水肿，嵌顿时可发生疼痛；严重的痔疮患者可导致贫血。

（四）溃疡性结肠炎

出血混有黏液或呈脓血便，伴有腹痛、发热、腹泻等。

（五）肛裂

肛裂导致的大便带血，血色鲜红，滴血或便纸上有血迹，且便后有肛门剧烈疼痛。

（六）细菌性痢疾

便血的量较少，常与粪便相混，呈脓血样或黏液脓血样便，血色鲜红；腹泻，有里急后重感及左下腹压痛，常伴有恶心、呕吐。

（七）缺血性结肠炎

该病常见三联征，就是腹痛、腹泻及血便。患者常在餐后 1 小时左右出现左上腹疼痛，一般可自行缓解，也有患者腹痛持续数小时或数天。行结肠镜检查可明确诊断。

三、便血的危害

便血容易使体内丢失大量的铁，引起缺铁性贫血，一般发展缓慢。早期可以没有症状或症状轻微，贫血较重时则会出现面色苍白、倦怠乏力、食欲不振、心悸、心率加快和体力活动后气促、浮肿等，一些患者甚至可出现神经系统症状，如易激动、兴奋、烦躁等。便血也是结直肠癌的早期信号，由于便中带血的情况与痔疮出血类似，一般人很难区分，加上一些人不够重视，容易使早期恶性肿瘤被轻易地忽视而酿成悲剧。

四、便血筛查的重要性

在一些不正规的小诊所，由于设备缺乏，便血病因又多，经常发生误诊、误治，尤其是早期内痔与早期结直肠癌，症状都是微痛、便血，误诊率较高。据统计，80% 以上的结直肠癌患者早期都曾被误诊为内痔，白白错过了最佳的治疗时机。因此，便血的精确检查意义重大，应定期到医院完善相关的专科健康检查（如胃、肠镜检查）来明确具体病变，再做相应的处理。尤其年龄 25 岁以上、饮食和排便不规律的人群，应尽量每年查一次大便潜血，如阳性则需要进行胃、肠镜检查。做到早筛查，早确诊，早治疗至关重要。

由"肝胆相照"到"反目成仇"

航天中心医院 易 文

A：胆汁是胆囊产生的吗？胆囊长结石了，是胆囊出问题了吗？胆囊结石没症状，不用管了吧？

B：你误会胆囊了，胆汁不是胆囊产生的，胆汁是肝脏产生的，胆囊只浓缩、储存胆汁。当你吃饭、喝酒的时候，胆囊收缩，把胆汁排入十二指肠，帮助你消化。

肝脏产生胆汁，胆汁经过左右肝管被胆囊收集，胆囊把收集的胆汁加工、浓缩、储存，当你喝酒、吃肉的时候，胆汁经过胆总管排入十二指肠，帮你消化。说白了就是，胆汁的"亲爹"是肝，"后爸"是胆囊。

A：胆囊长结石了是胆囊的问题吗？

B：你又误会胆囊了，胆囊长结石是胆汁代谢出了问题，是"亲爹"的问题，和"后爸"没关系，就像水杯里的水脏了，和杯子没关系，是水的问题。我们不能因为杯子里的水脏了而把杯子摔了。

A：胆囊结石要是没有症状是否就不用管了？

B：非也！胆囊结石与胆囊癌关系密切。

为何说胆囊结石与胆囊癌关系密切呢？因为胆囊内的结石长期刺激胆囊，久而久之使胆囊正常的组织细胞发生变性，变性后的组织容易发生癌变，尤其胆囊结石并发胆囊炎，而且有明显临床症状的患者更是如此。就像你在一块牛皮上放了一块石头，久而久之，当你搬开这块石头时，你会发现石头下的牛皮已经发黑、发霉了。如果该石头很脏，那么这块牛皮就会发霉、发黑得更快。

专家介绍，46% 的胆囊癌病例合并有胆囊结石，而且结石的大小与胆囊癌也有一定的关系。有研究资料显示，结石直径在 3 cm 以上者，胆囊癌的危险性要比 1 cm 以下者大 10 倍。

A：胆囊癌都有哪些表现呢？

B：

1. 右上腹疼痛：大部分为右上腹持续性疼痛，并可有阵发性加剧，向右肩及腰背部放射，此症状占 84%。由于胆囊癌多与胆囊结石、炎症并存，故疼痛性质与结石性胆囊炎相似，开始为右上腹不适，继之出现持续性隐痛或钝痛，有时伴阵发性剧痛并向右后背放射。

2. 消化道症状：这种症状也是比较常见的，主要表现为患者经常有厌食和嗳气表现。

3. 黄疸：由于癌细胞的扩散，有 1/3 ～ 1/2 的患者出现黄疸。少数患者黄疸为首发症状，多数黄疸出现在疼痛之后，黄疸呈持续性、进行性加重，少数患者表现为间歇性黄疸。黄疸多由于癌组织侵犯胆管，引起恶性梗阻所致。

4. 右上腹包块：病变发展到晚期，右上腹或上腹部出现肿块，其原因，一是肿瘤迅速增长，阻塞胆管，使胆囊肿大；二是侵犯十二指肠，引起梗阻，出现梗阻症状；三是侵及肝、胃、胰等，也可出现相应部位的包块。

胆囊结石就像调皮的熊孩子喜欢到处跑，它都爱去哪呢？

1. 胆囊结石待在胆囊里，时间长了导致慢性胆囊发炎。

2. 胆囊结石跑到胆囊管里（也就是胆囊的"脖子"），引起急性胆囊炎，出现右上腹刀割样疼痛，甚至出现寒战、高热。

3. 胆囊结石跑到胆总管或肝管里，可引起胆总管结石、化脓性胆管炎、急性胰腺炎。

正所谓一"石"激起千层浪，肝脏、胆囊、胰腺本来就是"肝胆相照的三兄弟"，因"胆囊结石"，"兄弟反目成仇"。因此，胆囊结石需警惕，反复疼痛要注意，莫让结石变肿瘤，防癌保健更长寿！

"黄金瞳" 不值得你拥有

航天中心医院　易　文

　　有个电视剧叫《黄金瞳》，讲的是一个人意外获得了"黄金瞳"，可以发现常人不能发现的宝物，从此拥有了富贵人生。拥有"黄金瞳"是很多人的梦想，但回到现实中，当你发现眼睛发黄了，以为拥有"黄金瞳"了，不要高兴，你需要赶紧去医院看病。因为巩膜及皮肤发黄是胆道、十二指肠、胰头恶性肿瘤的常见症状。

　　当胆汁排出受阻时，胆汁里的胆红素不能经肠道排出，便被吸收到血液里，从而引起巩膜、皮肤发黄。最初是巩膜黄染（黄金瞳），然后出现皮肤发黄、皮肤瘙痒等症状。一些胆道、十二指肠、胰头的恶性肿瘤，在发病早期症状不明显，没有疼痛症状。当肿瘤长大，压迫或阻塞胆道时，胆汁排出受阻便出现黄疸，眼睛发黄通常是其首发症状，表现为无痛性黄疸，极易被忽视。因此，出现"黄金瞳"时我们需要警惕。

　　1.肝门胆管癌：是指肿瘤生长于胆囊管开口至左右肝管二级分支之间的肿瘤。该病早期无特异性临床表现，无痛性黄疸是肝门胆管癌最早也是最重要的症状，呈进行性加重，伴有恶心、呕吐、消瘦，患者尿色深黄、大便色浅，甚至呈陶土色等，常产生梗阻性胆管炎的表现，如寒战、发热，并伴肝功能损害。

　　2.胆总管恶性肿瘤：指原发于左右肝管汇合部至胆总管下端肝外胆管的恶性肿瘤。原发性胆总管恶性肿瘤较少见，该病早期症状与肝门胆管癌症状相似，黄疸早期便出现，进行性加重，中晚期在右上腹可触及包块。

3.壶腹癌及壶腹周围癌（胰头癌、十二指肠乳头癌、十二指肠癌）：指的是发生在壶腹部及其周围十二指肠、胰腺头部及胆总管下段近壶腹部周围的恶性肿瘤。

壶腹是人十二指肠内的特殊解剖结构，是胰管和胆囊管的共同开口处，当出现壶腹周围癌的时候，肿瘤会堵塞胰管、胆管，进而形成局部的管道堵塞。由于胆管是排出胆汁的地方，管道被堵住以后，胆汁便会淤积在肝内，进而逆流到血中，导致患者出现黄疸。因此，该病早期症状一般是皮肤逐渐发黄，而且患者没有其他的不适感，称之为渐进性无痛性黄疸。随着肿瘤增大、缺血及坏死，也可以呈现为波动性的黄疸，患者的皮肤黏膜黄染特别明显，容易产生皮肤瘙痒的症状，长时间胆汁淤积的话，还会导致患者出现胆汁性的肝硬化或者胆囊肿大的症状，一旦合并胆道感染时，容易出现高热、寒战的情况，会严重损害患者的健康。

上述肿瘤，如胰头癌及十二指肠癌挤压胆总管下端引起胆道梗阻，壶腹癌直接阻塞壶腹部引起胆道梗阻，早期都无特异性表现，巩膜发黄经常是其首发症状，当合并细菌感染时也可出现腹痛、发热等症状。若肿瘤压迫或阻塞十二指肠时，可以出现恶性、呕吐等肠梗阻症状。

总之，当出现无痛性黄疸（黄金瞳）、皮肤发黄伴瘙痒、大便发白等症状时，您需要警惕胆道、十二指肠及胰头的恶性肿瘤，这些肿瘤早期手术效果好，术后生存率相对较高。因此，"黄金瞳"不值得你拥有，需要警惕。

患了肝癌，没必要绝望

航天中心医院　王　昱

诊断出"肝癌"，对患者和家庭都似一道晴天霹雳。如果患者是一位年过花甲的老年人，那么这个消息更让人感觉承受不起，令人感到绝望！

老年肝癌患者为什么会有绝望的感觉呢？因为像肝癌这种实体肿瘤，最主要的治疗手段就是手术切除。腹部大手术都需要全身麻醉，手术当中会面临出血、器官损伤等各种风险，手术后还可能出现感染、肝功能恢复不好、心肺功能异常。很多老年人又都合并有高血压、糖尿病、冠心病等慢性疾病，总体来说，高龄就是高风险。所以很多家属都会觉得，让老人去做手术简直是九死一生，顾虑重重。

真实的情况是什么样的呢？究竟应该如何客观看待老年人患肝癌这个问题呢？

一、术前评估越来越精准

随着科学的发展，手术前评估患者能否承受手术的检查越来越精准。心脏超声、24 小时心动图可以明确心脏的基本功能；血气分析、肺功能检查、胸部 CT，可以用来评价老人肺部的情况；肝脏生化指标、肝功能储备检测、肝炎病毒 DNA 定量检查，可以看出肝脏能不能承受手术创伤的打击；肝脏普美显增强 MRI、肝脏 CT 薄层扫描三维重建，可以更清晰地看到肿瘤的个数、大小、位置，有利于指导和规划手术切除方案。

二、外科手术越来越微创

外科手术发展得非常快，手术已经变得越来越精巧。对于肝癌手术来说，由以前 20～30 cm 的大切口变成了现在 5～10 cm 的小切口；腹腔镜微创手术也开始应用于肝癌手术当中；射频消融、微波消融、纳米刀可以让小切口变成一个个小针眼。

三、术后恢复周期越来越短

随着手术快速康复理念的应用，术后一天下地、两天吃饭、三天拔管、五天出院的节奏已经成为多数腹腔镜肝脏手术的常规。肝癌的消融手术更是第二天就可以出院了。

看！情况是不是比您预想得好很多？因此，老年患者们不要惧怕手术，如果外科医生建议您做手术，那么医生是充分评估各种指标才做出的决定，说明您的病还能够治疗，不要轻易放弃这一机会。

四、与肝癌斗争的其他"武器"

如果老人的身体真的合并很多问题，确实不能承受全身麻醉和手术治疗，应该怎么办呢？

您也不用害怕，我们还有很多可以和肝癌斗争的"武器"。治疗肝癌的常用手段还有介入治疗、放射治疗、靶向药物治疗和免疫治疗。

（一）介入治疗

介入治疗是对于不能手术的肝癌患者来说最常用也是最重要的治疗手段。它通过找到供应肿瘤的血管进行局部治疗，可以多次进行，还可以与各种别的治疗方式进行组合。

（二）放射治疗

放射治疗是利用放射线对肿瘤进行照射，也是一种局部治疗的手术，对于肝癌是一种新的治疗手段，效果可靠，对老年患者相对安全，缺点是费用较高，治疗过程较长，大约需要 25 天。

（三）靶向药物治疗

此治疗方法已经有十余年的历史了，优点是可以进行全身的治疗，缺点是药物有效率偏低，有的患者服药后不良反应比较大。目前，有些地区已经纳入医保付费。

（四）免疫治疗

目前，免疫治疗属于最新的治疗方式，多与靶向药物联合应用。即使是晚期肝癌，有的患者也能通过这样的联合治疗取得很好的效果，但是这种豪华组合价格昂贵，同时也会带来免疫性肺炎、免疫结肠炎等严重反应。

这些"武器"怎样合理地组合应用，还需要到专科医院和医生进一步探讨。

五、肝癌预防的关键

预防肝癌最重要的是要知道自己有没有肝炎病毒的感染。多数常规体检可能不会检查乙肝五项、丙肝这些肝炎指标，如果需要可以自行去医院抽血检查这些指标。如果有肝炎病毒感染，我们就要评价是否需要服用抗病毒药物，这样可以大大降低肝癌的发生机会。没有肝炎病毒感染，也不能大意，有些疾病，如肝内胆管结石、严重的脂肪肝、严重的酒精性肝硬化都是肝癌发生的高危因素。所以合理饮食、戒烟、戒酒、控制体重、适当运动，对于老年人预防肝癌及其他恶性肿瘤都是非常重要的。

总而言之，老年患者遇到肝癌莫慌张，治疗方案选周详，专业知识帮您忙！

关于肝癌的几个认识误区

航天中心医院　朱娅丽

原发性肝细胞癌（以下简称肝癌）是一类严重威胁人民健康的恶性肿瘤，肝癌的致病高危因素包括病毒性肝炎、酒精肝、不良饮食习惯等，庞大的乙肝病毒感染人群，使我国成为肝癌的高发区域，每年全球新发的肝癌病例中，几乎一半发生在我国。随着乙肝疫苗计划接种的普及，我国肝癌发病率有望逐渐下降，但在较长的一段时间内，仍将维持在较高水平。下面我就跟大家谈谈关于肝癌的几个认识误区。

一、出现明显症状，甚至症状难以忍受时再检查

早期肝癌缺乏特异性的症状，常见的消瘦、腹部肿块、黄疸、腹水等临床症状和体征，多是进展期甚至晚期肝癌的临床表现。肝癌高危人群（乙肝表面抗原阳性、长期酗酒、长期食用黄曲霉毒素污染食物等）应当规律体检，进行肝癌筛查。其实肝癌筛查很简单，费用也很低，推荐每 6 个月完成一次肝脏超声检查＋血清 AFP 测定即可，规律的体检对于肝癌的早期诊断有着极为重要的意义。早期肝癌的治疗效果远远好于进展期或晚期肝癌。日本多个研究中心曾报道，早期肝癌患者进行合理的手术等综合治疗后，5 年生存率能够达到 80%以上。日本东京大学研究报道，对于 Child-Pugh A 级或 B 级，直径小于 2 cm 的单个孤立早期肝癌患者，行根治性肝切除术后，术后随访 5 年生存率能达到 93%。所以不要等到身体出现明显不适的症状之后再就医，坚持规律的健康体

检才是正确的态度。

二、肝癌不能开刀，开刀"走"得更快

客观来说，门诊就诊的肝癌患者，确实有相当大一部分人在就诊时就已经失去了手术机会，但对于那部分还有手术机会的患者而言，手术毫无疑问是当前所有治疗手段中的首选。随着手术技术的进步，当前在肝脏外科，已经没有了所谓的手术禁区，只要患者的基础状况（包括全身情况和肝脏储备功能）允许，肿瘤的位置和大小已经不再是制约手术切除的瓶颈。随着 3D 重建、虚拟现实技术等高科技手段在肝癌手术治疗中的应用，医生能够在完整切除肿瘤的前提下，尽可能多地保留残余肝组织的功能，大大提高了手术的安全性。因此，当医生判断仍有手术指征时，应当尽力配合医生，抓住手术机会，以期得到最佳的生活质量。

三、食疗能治肝癌

首先，我们要肯定的一点是，健康的饮食习惯对于我们保持健康有着积极的意义。合理的膳食搭配，摄入适当的营养素，包括恰当的烹饪方法，对于降低部分疾病的发生率确实是有效的。然而依靠所谓的"食疗"来防癌或者治疗肝癌，就缺乏强有力的循证医学依据了。

现代医学与祖国传统医学结合的一个重要方面，就是通过研究中药、食物中的有效成分，提炼或合成这些有效成分，分析其代谢特点和治疗作用，再通过合适的途径，以合适的剂量使其进入人体，发挥抗肿瘤作用。任何只谈成分不谈含量的食物抗癌宣传都是"耍流氓"。因为你会发现，即使某种食物中确实含有抗肿瘤作用的成分，当你需要通过摄入这些食物获得足够剂量的抗肿瘤物质时，你每天需要进食这种食物的量是以几千克、几十千克，甚至更大的量来计算的。

四、做完根治性手术就万事大吉，不需要进一步的检查和治疗了

越来越多的循证医学证据表明，包括肝癌在内的绝大多数恶性肿瘤，需要多学科综合治疗，才能够获得更好的疗效。在我国，肝癌患者中绝大部分都有乙肝病毒感染的背景，肝癌的手术治疗只是其规范治疗的一部分，而抗病毒治疗、分子靶向治疗等在内的后续治疗手段能够提高肝癌患者的生存率。根据患者的疾病分期、伴随疾病和手术情况的不同，选择合适的综合治疗手段，是延长患者生存时间、改善生活质量的重要方法。而术后定期的肿瘤标志物检测、影像学检查，以及近来发展迅速的循环肿瘤细胞检测（CTC）、血清游离DNA检测等新的"液体活检"方法，也能够预警肿瘤的复发、转移，有利于肿瘤复发、转移的早期发现和及时干预，也是提高生存率的关键步骤。

无论我们即将面对什么样的困难，只有正视它、面对它，才有可能解决它。正确认识肝癌，是我们征服肝癌的第一步。

第六章

泌尿系统里的隐疾

揭开沉默杀手——肾癌的面纱

中国航天科工集团七三一医院　冯　雨

肾癌是最常见的肾实质恶性肿瘤，其死亡率位于泌尿系统肿瘤之首。相对于肺癌等高发病率肿瘤而言，大众对肾癌知之甚少，加之肾癌起病隐匿，很难察觉，可称为人类健康的沉默杀手。下面让我们一同揭开这个沉默杀手的面纱。

一、肾脏的位置和功能

肾脏位置较深，约拳头大小，位于腹膜后脊柱两旁的浅窝内。肾脏默默参与了许多重要的生理过程：排泄代谢废物；调节水电解质平衡；分泌激素参与血流动力学、骨调节和红细胞生成。它就像一个不停工作的流水线，有条不紊地维持人体环境的平衡和洁净。一旦肾脏出现癌变，上述功能便受到影响，水和代谢废物无法排出，毒素长久堆积体内，严重危害生命健康。

二、肾癌的病因

肾癌的发病机制尚在研究当中，目前，已明确的危险因素有以下几项：吸烟、肥胖、职业暴露(镉、石棉和石油副产品等有毒化合物暴露史)及镇痛药(阿司匹林、非甾体抗炎药和对乙酰氨基酚）均为肾癌的危险因素。另外，遗传性多囊性疾病患者、一级亲属患肿瘤、发病年龄低于 40 岁、双侧或多灶性肿瘤患者的肾癌风险较高。35% ～ 50% 的慢性肾透析患者会出现获得性肾囊性疾病，

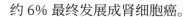

约 6% 最终发展成肾细胞癌。

三、肾癌的临床表现

肾癌"三联征"是血尿、腰痛、腹部肿块，仅小于 9% 的患者会同时出现这三种症状，这也高度提示疾病已到达晚期。

肾癌症状和体征与大多数疾病相似，从而加大了该病的确诊难度。早期诊断是保证良好预后的关键性因素，早期诊断意味着更好的治疗策略和更高的生活质量。遗憾的是，目前并没有统一的筛查指南。

四、肾癌的预防

一般人群的肾癌患病率较低，所以目前不推荐筛查无症状个体，但高危人群应定期接受筛查。

符合以下任意情况均需要筛查：

1. 终末期肾脏病患者，特别是已透析 3 ～ 5 年的患者。

2. 患有结节性硬化病的患者。

3. 患有希佩尔—林道病或遗传性肾癌综合征的患者和其家族亲属。

4. 既往接受过肾脏放疗的患者。

以上人群应每年接受肾脏超声检查、CT 或 MRI 监测，尽早发现病变。

对于普通人群，肾脏超声检查是安全、准确、经济的检查手段，每年定期体检，完善肾脏超声检查，有利于发现早期肾癌。

五、吃什么药品、食物能防肾癌呢？

目前，还没有研究明确证实哪些药品、保健品、食物可以预防肾癌，但医学界抗击癌症的步伐从未停止。有研究提示，多摄入蔬菜和增强锻炼能够降低肾癌发病率。从肾癌的病因上看，肥胖、吸烟是明确的危险因素，所以戒烟、减肥、多吃水果和蔬菜、注意体育锻炼、培养良好的生活习惯、保持心情舒畅是我们保证健康的关键。

为了方便大家记忆，我们将肾癌防治知识总结如下：

肾癌隐匿莫大意，血尿腰痛需警惕。

身体不适早就医，超声安全且经济。

戒烟减重勤锻炼，瓜果蔬菜不远离。

定期体检最给力，科学防癌好身体。

孩子腹部有包块，小心肾母细胞瘤

中国航天科工集团七三一医院　张　艳

很多人认为，肿瘤都是大人的专利，小孩子是不会得这种病的，毕竟它的发生来自于基因突变。其实这种想法是错误的，据有关部门统计，近年来，我国3亿多名15岁以下的少年儿童中，恶性肿瘤的发病数每年高达约2.5万例，且发病率正以每5年5%的速度上升。恶性肿瘤是15岁以下儿童主要死因之一，仅次于意外事故，排列第二位。

在这些肿瘤中，有一种不易被发现的肿瘤，名字叫肾母细胞瘤（Wilms瘤）。肾母细胞瘤是一种好发于儿童的胚胎性恶性肿瘤，位于儿童常见腹部恶性肿瘤的第二位。为什么说它不易被发现呢？首先，由于肾母细胞瘤多发于2～4岁的儿童，这个时候的孩子，并不能准确地表达出他们身体的异常；其次，由于它的早期症状十分不明显，绝大多数首发症状是大人无意中发现孩子腹部有包块，如在给孩子洗澡、换衣或触摸孩子腹部时。如果父母粗心一些，可能肿块已经很大了，才会被发现。

除了腹部的肿块，肾母细胞瘤有时也会导致少数患儿表现出腹痛或恶心、呕吐、食欲减退的消化系统疾病症状。也有少数患儿表现为血尿、发热、高血压。晚期患儿可出现面色苍白、消瘦、精神萎靡，甚至出现转移症状，如咯血、头痛等。如果您的孩子出现以上的症状，请及时带孩子就医。

那么，肾母细胞瘤又该如何治疗呢？

通常，我们治疗前要对病情做一个全面的评估。比如，对侧肾脏是否正常、肿瘤是否有远处转移、肿瘤能否切除等。术前阅读 CT、MRI，这些问题一般不难判断。

对患儿进行全面的评估后，绝大多数都会采用手术的方式来根治。根治性肾切除术是治疗肾母细胞瘤普遍采用的手术方式。除了切除原发肿瘤和肾脏，还需要进行后腹膜淋巴结清扫。在条件允许和双侧肾母细胞瘤的情况下，肾部分切除术或肿瘤剜除术也是可行的。

除了手术切除以外，化疗和放疗是目前被认为能提高生存率的其他重要手段。在没有化疗、放疗的阶段，肾母细胞瘤的总体生存率仅为 20% ～ 40%，而随着综合治疗的开展，总体生存率可达 85% ～ 90%。更有甚者，预后良好型的患儿总体生存率可达 94% ～ 100%，而预后不良型的患儿总体生存率也可达到 70% 左右。

肾母细胞瘤综合治疗 2 年，生存率达 60% ～ 94%，2 ～ 3 年无复发即认为已治愈。所以，如果孩子被确诊为肾母细胞瘤，我们也不要惊慌失措，只要早发现，早诊断，及早开始系统治疗，它也是可以被治愈的。

肿瘤 + 尿毒症，危险伴侣

中国航天科工集团七三一医院　付长海

随着这几年慢性肾功能不全患者的增加，进展至尿毒症的人群也越来越多。慢性肾功能不全、肿瘤，多发于成年人或老年人，这两种疾病可以相互叠加，甚至可以互为因果，近几年来引起医学界的广泛关注。对尿毒症患者来说，如果又患上了肿瘤，这无疑是雪上加霜。本身尿毒症患者的预后就很差，生活相对痛苦，日常医疗花费大，如果合并肿瘤，那对患者及其家庭的打击是非常大的。而且，一旦得了肿瘤之后，因为本身有肾脏疾病的原因，很多新型的治疗手段，如介入治疗、使用特殊药品等则不能正常进行，死亡率也会很高。所以要早期认识到尿毒症患者发生肿瘤的风险性，及时发现并治疗，以提高患者的生存率。

综合这些年的一些国内外文献，尿毒症患者并发肿瘤的危险因素主要有：尿毒症毒素刺激、血液透析、免疫功能低下。

由于尿毒症是慢性肾脏病的终末期，这些患者体内有大量毒素堆积，不能排出体外。高水平的毒素在体内较长时间存在可引起免疫功能低下、遗传基因改变等，从而诱发肿瘤。

尿毒症的肾替代治疗手段有血液透析和腹膜透析，其中血液透析患者患癌的风险相对要高一些。在血液透析早期，因患者血液与人造透析器的膜接触而激活补体，同时体内氧自由基产生过多，可致淋巴细胞破坏，从而损伤免疫功能。同时，长期血液透析可能会诱发原癌基因活化，导致肿瘤发生的风险性明显增加。另外，国外有学者观察到血液透析时间在 5 年以上的患者，DNA 修复能力明显下降，复制错误的基因无法修复，导致错误基因的复制无限制地进行下去，促进肿瘤的发生。

除此之外，临床研究发现，肾移植术后的患者发生恶性肿瘤的风险更高，而长期应用免疫抑制剂是重要因素之一。同时，尿毒症患者由于厌食及消化吸收功能减退，蛋白质摄入减少，使身体处于营养不良状态，且多方面的原因均导致不同程度的贫血，也使得免疫功能低下。

那么，我们要怎么预防呢？

首先，我们要保持良好的心态，树立良好的生活信心，这可以刺激激素分泌，使机体的免疫力增强，以抵抗细菌、病毒等危险因素的侵袭。其次，避免食入致癌物质，如经熏、煎、烤及含硝酸盐、黄曲霉毒素等食物；戒烟酒；多食用新鲜蔬菜和水果以补充膳食纤维和维生素等；配合运动，保持良好的生活习惯。再次，在治疗及生活中均尽可能地避免接触杀虫剂、染料、铅、止痛药等致癌物质。最后，血液透析的患者要选择正规、高质量的血液净化中心，按照一定规律透析，严格控制体重增长，按时检查，遵医嘱用药；在医院配合血液透析、血液滤过及血液灌流的交替治疗，保证透析充分。

同时在日常生活中，患者及家属需要多关注身体状况的变化，及时提供给医生信息，完善相关检查，做到早发现，早治疗，提高生存率。

警惕！血尿来了

中国航天科工集团七三一医院　付陶柱

患者张某，男，68 岁，因"间断出现无痛性肉眼血尿 3 天"来院就诊，后来经过仔细检查，确诊为膀胱恶性肿瘤。

血尿作为临床常见的一种症状，是我们身体发出警报的强烈信号。 有的患者对这种信号视而不见，听之任之，等到病情很严重了才到医院就诊，延误了病情。也有患者发现血尿后极度紧张、焦虑常常怀疑自己患了癌症。如何正确地面对血尿是很多人，尤其是老年人亟须了解的问题。

一、什么是血尿？

血尿，简单地说就是尿液中含有血液。医学上根据尿中血液含量的多少，将血尿分为肉眼血尿和镜下血尿。肉眼血尿就是肉眼能看到血色的尿液，是引起患者注意并就诊的主要原因，通常每 1000 mL 尿液中含有 1 mL 以上血液时，尿液就会明显变红，即称为"肉眼血尿"。肉眼血尿的颜色因出血量多少、尿酸碱度的不同和出血部位的不同而有差异，常常表现为黑色、茶色、鲜红色、粉红色或者洗肉水样颜色等。镜下血尿为肉眼不可见，只能借助显微镜才能见到尿液中含有红细胞的尿液。新鲜尿液离心后，尿沉渣每高倍镜视野下红细胞计数大于 3 个即有病理意义。

尿液呈红色未必全部都是血尿，比如，某些食物（如火龙果、紫萝卜等）、药物及其代谢产物（如利福平、双香豆素、苯妥英钠等）、化学试剂（如酚红）

可导致尿液呈红色；再比如，溶血造成的血红蛋白尿和肌肉损伤造成的肌红蛋白尿，可使尿液呈红色；月经期女性取尿过程中，尿液中混入经血也会被误认为血尿。

真性血尿与假性血尿的主要区别在于镜检时是否有红细胞。因此，新鲜尿离心后尿沉渣镜检就显得尤为重要。

二、大家一定要重视血尿

血尿是泌尿系统疾病的重要症状之一，临床上 98% 的血尿是由泌尿系统疾病引起的，另外 2% 的血尿是由全身性疾病或者泌尿系统邻近器官病变引起的。血尿的轻重与患者的病情不一定一致，有的患者因血尿不重，自行服用抗生素，导致病情被掩盖，也有患者因血尿呈一过性或间断出现而未引起足够重视，等到就诊时病情已经很重。根据发生血尿时是否伴有尿频、尿急、尿痛等膀胱刺激症状，血尿分为无症状血尿（无痛性血尿）和有症状血尿。有 / 无症状是临床上区分疾病良恶性的重要参考因素。引起有症状血尿的疾病通常为炎症、结石、损伤等，而引起无痛性血尿的疾病大多数是泌尿系统恶性肿瘤，如肾盂癌、肾癌、膀胱癌等。因此，大家必须重视血尿，尤其是老年人的无痛性血尿。

三、出现血尿，我们该怎么做？

当出现血尿时，我们应该做到早发现，早就诊，早诊断，早治疗。我们要明确血尿的原因、性质、发病的部位，依据每个人病情的不同，医生会为每个患者制定一套个体化检查方案，可能用到的检查包括尿常规、尿脱落细胞学检查、泌尿系统超声、顺行 / 逆行尿路造影、X 线、泌尿系统增强 CT、泌尿系统MRI、膀胱镜检查、输尿管镜检查等。面对血尿，我们既不能讳疾忌医，也不能谈"病"色变。生活上我们应该多饮水、勤排尿、戒烟酒等不良嗜好、多吃新鲜蔬菜和水果、加强运动锻炼。最重要的是，我们一定要使自己心态平和，做到积极面对，不逃避、不惧怕，积极主动就诊。

总之，发现血尿，积极面对，科学治疗，为您的健康保驾护航！

膀胱癌，最容易找上"老男人"

航天中心医院 乐 凯 王凯爽

一、了解膀胱

膀胱是一个储尿器官，它是由平滑肌组成的一个囊形结构，位于骨盆内，其后端的开口与尿道相通，可以控制尿液的排出。

二、膀胱癌是什么？

膀胱癌是指发生在膀胱黏膜上的恶性肿瘤，号称"中国男性泌尿生殖器中发病率最高的肿瘤"，患者主要是 50～70 岁的"老男人"。

膀胱癌发病率和死亡率正逐年上升。在我国，男性膀胱癌发病率位居全身恶性肿瘤的第七位，女性排在第十位以后。

膀胱癌的存活率因人而异。临床上，有 80 岁的老年患者在 30 多年前做过一次手术，之后再没有复发。也有的被发现时癌细胞已经转移，只活了几个月，甚至几周。总体来讲，身体底子好（如年轻时是运动员，或者职业军人）、营养状况好，尤其是保持心情舒畅，肯定对疾病的康复有帮助。

三、膀胱癌会有什么表现？

1. 最常见的症状是血尿，尤其是无痛性、间歇性、肉眼全程血尿。
2. 尿频、尿急、尿痛等膀胱刺激征。

3. 盆腔疼痛、输尿管梗阻致腰胁部疼痛、下肢水肿、盆腔包块、尿潴留。

4. 部分患者就诊时表现为体重减轻、肾功能不全、腹痛或骨痛，这些均为晚期症状。

四、怀疑膀胱癌应该做什么？

怀疑膀胱癌，尤其出现间断全程无痛性肉眼血尿时，应该第一时间到泌尿外科就诊，做好相应的检查：

1. 血液检查：包括血常规、血生化、肿瘤标志物。

2. 尿液检测：包括尿常规、尿培养、尿脱落细胞学检查。

3. 影像学检查：包括泌尿系统 CT 平扫＋增强、泌尿系统超声、盆腔 MRI、胸部 CT、骨扫描。

4. 内镜检查：膀胱镜检查和病理组织活检是诊断膀胱癌最可靠的方法。通过膀胱镜检查，可以明确膀胱肿瘤的数目、大小、形态（乳头状或广基的）、部位和周围膀胱黏膜的异常情况，同时可以对肿瘤和可疑病变进行活检以明确病理诊断。

五、如何预防膀胱癌？

1. 戒烟酒，起床睡觉要定时，节房事，适量活动，以不引起疲劳为原则。

2. 避免长期接触工业化学品。凡接触化学药品和放射性物质的工作人员，应加强劳动保护，定期检查身体。

3. 不要憋尿，注意性生活卫生。否则，长期的尿路感染、结石会增加膀胱癌的风险。

4. 男性到了 40 岁以后，发现无痛性肉眼血尿，应立即到医院做进一步检查。

5. 不要忽视常规体检，不少患者是通过体检项目中的尿液检测、超声检查才发现患病的。

6. 加强防癌知识宣传，尽量做到早期诊断，早期治疗。

7. 积极锻炼身体，提高机体免疫力。

8. 摄入富含维生素的食物，保证营养物质的平衡，少食辛辣、油腻食品。

六、膀胱癌该怎么治疗呢？

膀胱癌主要根据病理检查结果及肿瘤 TNM 分期制定治疗方案，治疗原则是以手术治疗为主的综合治疗。

（一）手术治疗

1. 保留膀胱的经尿道膀胱肿瘤切除术，术后辅以规律的膀胱灌注治疗。

2. 不保留膀胱的根治性膀胱切除术＋盆腔淋巴结清扫＋尿流改道术。

3. 化疗：包括新辅助化疗及辅助化疗（新辅助化疗为手术前的化疗，辅助化疗为手术后的化疗）。

4. 放疗：包括新辅助放疗及辅助放疗（新辅助放疗为手术放疗，辅助放疗为手术后的放疗）。

5. 免疫治疗及靶向治疗。

（二）复查及随访

肿瘤的防治原则是终身复查及随访。复查及随访的目的是明确肿瘤是否出现进展、复发、转移，便于进一步治疗。

经尿道膀胱肿瘤切除术，在术后 3 个月时进行第一次复查及随访，复查项目包括：血液检查、尿液检测、影像学检查及膀胱镜检查，建议患者前 2 年每 3 个月行一次复查及随访，第 3 年开始每 6 个月一次，第 5 年开始每年一次，直到终身。随访过程中，一旦复发，治疗后的随访方案按上述方案重新开始。

膀胱癌患者接受根治性膀胱切除术和尿流改道术后必须进行长期随访，随访重点包括肿瘤复发和尿流改道相关的并发症。

值得关注的上尿路上皮癌

中国航天科工集团七三一医院　张连峰

上尿路上皮癌是指发生在肾盂、肾盏、输尿管被覆上皮的恶性肿瘤，包括肾盂癌和输尿管癌。由于输尿管与膀胱交界处以上被称为上尿路，因此也称上尿路肿瘤。肾盂癌占肾肿瘤的 5% ～ 13.6%，占尿路上皮肿瘤的 5%。

一、临床表现

肾盂癌、输尿管癌患者，男性多于女性，多数上尿路上皮癌患者早期以肉眼血尿为首发症状，特点是无痛性、间歇性、肉眼全程血尿，有些患者短时间内出血量稍多，在输尿管内形成长条状血块，也有人称之为"蚯蚓状血块"，从尿液中排出。少数患者因肿瘤阻塞肾盂输尿管交界处后，可引起腰部不适、隐痛及胀痛，偶有肾绞痛。因肿瘤长大或梗阻引起肾盂、输尿管积水时，患者表现为腰部钝痛，但出现腰部包块者少见。晚期患者可出现贫血、肾功能不全、下肢水肿、体重下降、衰弱等恶病质表现。

二、明确诊断

通过影像学检查可以发现肾盂或输尿管内充盈缺损或占位性病变，或经输尿管肾盂镜检查发现肿瘤，再经细胞学或病理学检查（包括肿瘤活检或手术后病理检查）方能确诊。临床上常用的诊断、鉴别肾盂癌和输尿管癌的检查方法，包括尿常规检查、尿脱落细胞学检查。肾盂癌或输尿管癌的影像学检查方法主要包括以下几种：

1. 超声检查：是最常用的检查方法，可发现肾盂或输尿管内肿瘤和积水，还能鉴别结石与软组织病变。

2. 排泄性尿路造影：肾盂或输尿管内显示充盈缺损是肾盂癌或输尿管癌比较典型的表现。

3. 逆行性上尿路造影：是通过膀胱镜将导管插入输尿管及肾盂，再注入造影剂使上尿路显影的检查方法。

4. CT 检查：CT 扫描具有高分辨力，在平扫及增强扫描后，能清楚地显示病变部位、大小、密度、浸润范围及与周围器官的关系，对肾盂癌的诊断正确率可达 90% 以上。

5. MRI 检查：与 CT 相比，MRI 具有优良的软组织对比度及多轴位扫描方式的优势，尤其是 MRI 泌尿系统水成像检查，更有利于诊断肾盂癌和输尿管癌。

6. 输尿管肾盂镜检查：这项检查需要在麻醉下进行，如果输尿管肾盂镜能够顺利导入，可以看到输尿管或肾盂内有无肿瘤，并可以通过细胞学或病理学检查明确诊断，还可以通过输尿管肾盂镜进行治疗。

三、精确治疗

目前，上尿路上皮癌患者的标准治疗方法仍为外科手术治疗，切除范围包括患侧肾＋输尿管全长＋输尿管开口周围部分膀胱。对于孤立肾或双肾同时患有上尿路上皮癌，如果肿瘤活检证实癌细胞属于低期低级，且病变局限者可考虑行保留肾脏的手术，如内镜下电灼术、内镜下切除术、部分输尿管切除术。不能手术的晚期肾盂癌或输尿管等上尿路上皮癌患者可以考虑全身化疗。

前列腺癌，这个"杀手"不太"冷"

航天中心医院　侯丽娜

前列腺癌是全世界最常见的男性癌症之一，多发生于中老年男性，据估计，每年有 1 600 000 例前列腺癌新发病例（想想似乎挺恐怖的）。而与此相对的另一个事实是，前列腺癌的生存数据还是比较乐观的，局限性前列腺癌（肿瘤仅限于前列腺）或仅区域性扩散的前列腺癌患者，5 年相对生存率可达 100%（想想似乎又不那么恐怖）。但大家不要因此而放松警惕，疏于了解，为了提高生活质量，认识前列腺癌仍十分重要。

一、前列腺癌的症状

前列腺癌早期无症状，当癌肿引起膀胱颈及后尿道梗阻时可出现排尿困难，与前列腺增生症状类似，部分患者以转移症状就诊，表现为腰背痛、坐骨神经痛等，故对男性原发灶不明的转移癌，应排除前列腺癌。

二、前列腺癌的危险因素

（一）遗传及年龄因素

有前列腺癌家族史的人患前列腺癌的风险明显高于一般人，且发病年龄也相对较早。同时前列腺癌的发病与年龄密切相关，其发病率随年龄的增长而增长，年龄越大发病率越高。

（二）外源性因素

过度饮酒、摄入过多油炸食品、过度劳累、经常憋尿等不良生活习惯会提高前列腺癌的发病风险。

三、前列腺癌的诊断

1. 直肠指检：发现坚硬结节，准确率达 80%。

2. 血清前列腺特异抗原（PSA）测定：是筛选前列腺癌的一种常用方法，PSA 明显升高对明确前列腺癌诊断有较大帮助。

3. 超声、MRI 检查前列腺均有改变，对诊断有帮助。

4. 经直肠穿刺活检更为准确。

四、前列腺癌的治疗

治疗按照分期不同，治疗方法也不同。

1. 对于偶然发现的局限性病变，多数分化良好，大部分患者病情稳定，发展缓慢，仅有 1% 左右的患者可能死于癌症。一般不主张立即行根治性前列腺切除术或放疗、内分泌治疗，尤其年龄在 70 岁以上、预期寿命低于 10 年的患者，可以采取定期随访，行直肠指检和超声检查，测定血 PSA，并配合药物治疗以控制其发展。

2. 对早期患者可行根治性前列腺切除术。

3. 错过根治机会的患者，规律地内分泌治疗是一种有效的治疗方法。

4. 对晚期患者，放疗、化疗也有一定的效果。

五、前列腺癌的预防与保健

1. 平时加强体育锻炼，以改善局部血液循环，增强机体免疫力。

2. 预防泌尿系统感染，减少前列腺增生等良性疾病的发生，是预防前列腺癌的有效措施；要多饮水，多排尿，通过尿液经常冲洗尿道，可帮助前列腺癌的分泌物排出，预防感染。

3. 烟和酒是导致前列腺癌发生的重要因素，预防前列腺癌要戒烟、限酒；均衡饮食，提倡以素食为主，避免摄入过多的脂肪，尤其是动物性脂肪，可以增加水果、蔬菜及谷类食物的摄入；平时可以多饮些绿茶。

4. 注意休息，劳逸结合，术后 3 个月内避免剧烈活动，如负重运动（跑步、举重等）、骑车，以免继发出血。

5. 出院 1 个月后定期复查血 PSA、肾功能、血生化等项目。

6. 注意有无腰痛、骨关节疼痛等骨转移症状的发生。若出现血尿、排尿困难或尿线变细等症状时，需及时就诊。

第七章

生殖系统的问题
让人忧伤

安静的"杀手"——卵巢癌

航天中心医院　印立鸿

卵巢癌的发病率在女性生殖道恶性肿瘤中位居第三位，但其死亡率位居女性生殖道恶性肿瘤的首位。有数据显示，70% 的病例就诊时已到晚期，70% 的患者于 5 年内死亡。因此，探寻卵巢癌发生的高危因素，筛选高危人群，预防卵巢癌发生是妇科医生面临的重大挑战。

为什么卵巢癌的死亡率如此之高？怎么就不能早点儿发现，把它揪出来呢？只因为这个敌人藏得太深，隐蔽得太好啦！因此，卵巢癌常被称为"安静的杀手"。由于卵巢体积小，位于盆腔深部，卵巢癌早期症状没有特异性，而且不严重，不易引起人们的警觉，加之卵巢癌是易于转移和广泛播散的肿瘤，所以在就诊时绝大多数患者已属晚期，因此预后不良。

这么可怕又隐蔽的敌人，我们怎么防范呢？

一、了解高危因素

虽然卵巢癌病因不明，但通过大量流行病学研究，已发现多个卵巢癌高危因素。

（一）遗传因素

在所有的高危因素中，遗传与卵巢癌的风险最确切。有卵巢癌家族史的女性，70 岁前发生卵巢癌的风险为 10%，包括三种遗传性卵巢癌综合征。

1.遗传性乳腺癌与卵巢癌综合征，即家族中这两种癌的发病率较高。

2.遗传性非息肉的结直肠癌综合征，系家族中有较多的卵巢癌、结直肠癌患者。

3.部位特异性的卵巢癌综合征，即家族中的患者皆患卵巢癌。

（二）生育因素

目前普遍认为，持续性排卵可导致卵巢上皮损伤，诱导上皮细胞恶性转化。基于此理论，未产妇、初潮过早、绝经延迟的女性，在其一生中由于排卵次数过多，患卵巢癌的风险增加。相反，妊娠期与哺乳期由于卵巢长期无排卵，因此是卵巢癌的保护性因素。

（三）环境因素

与滑石粉及电离辐射接触密切者易患卵巢癌。滑石粉是一种化学致癌物质，存在于矿物质及粉尘中；在原子弹爆炸后，受辐射的幸存者中卵巢癌发病率增高。

（四）饮食因素

大量饱和脂肪酸的摄入会增加卵巢癌的患病危险，相反，多进食蔬菜和水果等富含膳食纤维的人群，患卵巢癌的风险降低。

二、重在预防

鉴于卵巢癌的发生与以上高危因素有关，故有针对性地预防或阻断这些危险因素可防止一部分卵巢癌的发生。

（一）一般性预防

注意饮食，减少高脂肪的摄入，加强高蛋白、膳食纤维等的摄入；避免在外阴及会阴部使用含有滑石粉的卫生用品；避免或减少接触放射线；戒烟；保持乐观情绪；妊娠和哺乳。

卵巢实性肿物或囊肿直径大于 5 cm 时，要及时手术；盆腔肿物诊断不清或治疗无效者，应及早行腹腔镜检查或剖腹探察；乳腺癌、胃肠癌等患者治疗后，严密随访。

（二）特异性检查

高危人群定期筛查，30 岁以上的女性应每年进行妇科检查，包括：

1. 妇科盆腔检查，包括双合诊和三合诊。

2. 肿瘤标志物，如 CA125 的高低与卵巢癌的发生、发展及消退密切相关；甲胎蛋白在卵巢生殖细胞肿瘤中，尤其对内胚窦瘤有特异性价值，对未成熟畸胎瘤、混合性无性细胞瘤中含卵黄囊成分者，有协助诊断意义。

3. 超声检查，包括经腹超声、经阴道超声、彩色多普勒血流显像、三维超声成像等。三维超声成像通过分析观察旋转的三维图像了解卵巢肿瘤包膜的厚度、透明度、光滑度及有无乳头存在，从而有助于恶性肿瘤的早期诊断。

（三）预防性手术治疗

对有遗传性卵巢癌综合征的人群可考虑施行预防性卵巢切除，以降低卵巢癌的发生率。

（四）口服避孕药

抑制排卵，有数据显示，随着服药时间的延长，患卵巢癌危险的下降幅度更为显著，而且此预防作用在停药后可持续 10 ～ 15 年。

通过大力开展宣教、定期筛查、积极采取预防措施，可降低卵巢癌的发生率，提高早期卵巢癌的诊断率，降低卵巢癌的死亡率，使广大女性朋友免遭这个"杀手"的"迫害"！

卵巢畸胎瘤，是不是怀了"怪胎"？

航天中心医院 江 艳

一、虽有"胎"之名，却无"胎"之实

卵巢畸胎瘤是一种生殖细胞来源的肿瘤，具体发生机制还不是很清楚。不过，绝大多数是良性的，恶性很少见。除了卵巢，它还好发于骶尾骨、颅内、睾丸等部位。卵巢畸胎瘤的成分稀奇古怪，与众不同，可能有油脂、毛发、骨骼、牙齿等，所以叫作畸胎瘤。它可不是怀孕的时候留在胎儿体内的寄生胎，也不是胎儿自己怀了怪胎。畸胎瘤和胚胎，不管是"怪胎"还是"正常胚胎"，都没有"一毛钱关系"！这些东西就好似一个发育畸形的胚胎产物，以前人们对它了解不多就误认为是"畸胎"。

二、卵巢畸胎瘤会不会影响怀孕？

首先，卵巢畸胎瘤容易扭转。瘤体内因为充满固体和液体的成分，重心容易不均一。当肿瘤长到 6～7 cm 大小时，如果不注意就容易扭转，严重时造成这一侧的卵巢缺血、坏死而丧失功能。一般情况下，卵巢上长畸胎瘤不会影响卵巢功能，不影响怀孕，除非畸胎瘤特别大，对正常的卵巢组织破坏过多，尤其畸胎瘤有时候是双侧的，更要注意这个问题。如果孕前检查发现有卵巢畸胎瘤，并且有 4～5 cm，还是比较倾向于孕前先行手术剥除畸胎瘤。因为孕期受到激素的影响，畸胎瘤很有可能会变大，更容易造成畸胎瘤破裂或者扭转。

手术后，一般休息 1～2 个月就可以备孕了。得过畸胎瘤的人，以后一样可以生正常的孩子，并不会生下"怪胎"来。

三、卵巢畸胎瘤的诊断

经阴道超声与经腹超声联合检查，对卵巢畸胎瘤的诊断有重要的临床价值，是首选的检查方法。畸胎瘤这种特殊的病理特征形成了其特殊的超声声像图，即不同的组织成分所占的比例不同，超声表现上也有所不同：以油脂与液体为主，毛发较少者多表现为囊性；以油脂与毛发为主，并且均匀分布者，即为"瀑布征"；以油脂及毛发为主，并且聚集成团者，即为"面团征""壁立结节征""脂液分层征"。这些特征性表现具有较高的敏感性与特异性，为超声检查提供可靠的诊断依据。

四、卵巢畸胎瘤的治疗

对于年轻的患者，一般通过腹腔镜这种微创手段即可将畸胎瘤剔除，还能够保留一定的卵巢功能。如果肿瘤长得太大，那么可能需要开腹手术切除患侧的卵巢，或者争取尽量保留正常的卵巢组织。畸胎瘤有一定复发的概率，所以畸胎瘤剔除后，最好每年做个体检看看是不是有复发的迹象。

"倒开花"，警惕子宫内膜癌

航天中心医院　印立鸿

绝经后出血是指闭经后一年以上的阴道出血，是老年女性生殖器官疾病常见的症状之一，俗称"老树开新花""倒开花"。这是焕发"第二春"吗？非也，这可不是好现象，而是身体发出警告：要警惕啦！有可能癌症来敲门啦！

不过各位女性朋友也不必太惊慌，引起绝经后出血的主要原因还是良性疾病。

一、绝经后出血的原因

1. 非器质性病变：许多绝经后出血的患者经检查发现没有器质性病变，诊断性刮宫手术（简称诊刮）病理提示为子宫内膜萎缩或子宫内膜呈增生反应，这种出血除少数属外伤及全身因素外，绝大多数为内分泌因素所致。

2. 良性疾病：如子宫内膜息肉、子宫黏膜下肌瘤、老年阴道炎、慢性宫颈炎和子宫内膜炎等良性疾病也是引起绝经后出血的一个重要原因，其中以炎症最多见。

3. 恶性肿瘤：妇科恶性肿瘤约占绝经后出血的 20% ～ 30%，以子宫内膜癌为常见，宫颈癌及卵巢癌次之，阴道癌、输卵管癌较少见。

二、子宫内膜癌

女子绝经后，卵巢虽然萎缩，但有许多因素可导致体内雌激素水平增高，刺激子宫内膜增生，癌变，肥胖、高血压、糖尿病、晚绝经及外源性雌激素作用等，为子宫内膜癌的高危因素。绝经后是子宫内膜癌的好发阶段，约80%的子宫内膜癌患者是绝经后女性，平均年龄在55岁左右。有以下情况的女性朋友要格外注意了：

1. 肥胖：体重超过正常体重的15%者，发生子宫内膜癌的危险是正常体重者的3倍。其中，早年肥胖及矮胖型身材更危险。

2. 未孕：未孕女性缺少大量孕激素对子宫内膜的保护作用，尤其是排卵障碍者，由于雌激素对子宫内膜的长期作用，可引起子宫内膜增生，甚至癌变。在子宫内膜癌患者中，15%～20%的患者有不孕史。

3. 延迟绝经：≥52岁未绝经者称为延迟绝经。晚绝经者因绝经前期多无排卵而缺少孕激素的对抗，长期的雌激素作用亦可导致子宫内膜增生，增加癌变风险。

4. 有关疾病：子宫内膜癌常与肥胖、高血压、糖尿病同时存在，故将其称为子宫内膜癌三联征。

5. 外源性雌激素的应用：外源性雌激素的应用是最值得重视的问题。应用外源性雌激素者，其子宫内膜癌发生的危险性是未用者的4～8倍。

6. 家族遗传因素：曾有报道，子宫内膜癌有家族遗传倾向。这可能与肿瘤易感基因有关。除此以外，其他高危因素还包括多发癌倾向、盆腔放疗及高脂饮食等。

子宫内膜癌的临床表现为绝经后阴道不规则出血，可并发宫腔积脓、阴道排出恶臭液体，晚期侵犯邻近器官可出现尿频、尿急、排便困难。如果老年女性不规则阴道出血，分段诊刮是首选的诊断和鉴别诊断方法。宫腔镜检查可直接观察宫腔及宫颈管内有无癌灶存在及其大小和部位，直视下取病灶组织进行活检，可减少对早期子宫内膜癌的漏诊。

总之，子宫内膜癌的发生与雌激素对子宫内膜的持续作用有关，存在上述高危因素的患者应加强随访监测，以便及时发现可疑病例，选择恰当的辅助检查，做到早期诊断及治疗。

宫颈癌的前世今生

航天中心医院　侯素菊

宫颈癌位居女性恶性肿瘤的第二位，仅次于乳腺癌。据统计，2018 年全球新诊断宫颈癌病例 57.0 万，死亡 31.1 万例；中国新发宫颈癌 11 万例，死亡近 5 万例。近年来，宫颈癌有年轻化趋势，严重危害着女性的身心健康，故宫颈癌的早期诊治尤为重要。

宫颈癌是怎么发生的？哪些人易患宫颈癌呢？

德国学者豪森发现了人乳头瘤病毒（human papilloma virus，HPV），首次提出了 HPV 感染是引起宫颈癌的罪魁祸首，并于 2008 年获诺贝尔医学奖，开启了宫颈癌筛查新的里程碑，从此宫颈癌成为唯一病因明确的癌症。

HPV 到底是何方"妖怪"，竟有如此威力？

HPV 是微小 DNA 病毒，但其家族很庞大。目前发现，HPV 有 160 多个型别，其中 40 个以上的型别与生殖道感染有关。根据其引起宫颈癌的可能性大小，分为高危型和低危型。常见的高危型有：16、18、31、33、35、39、45、51、52、56、58、59、66、68 等型别；低危型有：6、11、40、42、43、44、54、61、72、81、89 等型别。

HPV 有噬上皮性，HPV 感染是常见的女性下生殖道感染，直接的皮肤接触是最常见的传播途径。高危型 HPV 感染与宫颈癌及高级别外阴、阴道、宫颈鳞状上皮内病变相关，低危型 HPV 感染与生殖器疣及低级别外阴、阴道、宫颈病变相关。

宫颈癌与 HPV 感染及不洁的性行为、多个性伴、初次性生活小于 16 岁、早年分娩、多产、性传播疾病、免疫抑制、吸烟等有关。

HPV 感染好发年龄为 20 ～ 25 岁，女性人群一生感染 HPV 概率为 80% 左右。

感染了 HPV 不要慌，HPV 感染后，人体产生的免疫机制可清除 HPV，故绝大多数生殖道 HPV 感染是一过性的，而且无临床症状；约 90% 的 HPV 感染在 2 年内消退，极少数 HPV 感染者发生下生殖道尖锐湿疣、鳞状上皮内病变和癌等，只有持续高危型 HPV 感染有进展成宫颈癌的风险。

既然知道了宫颈癌的病因，那么应该如何预防宫颈癌呢？下面介绍一下宫颈癌预防：

1. 宫颈癌的一级预防：推广 HPV 疫苗，阻断 HPV 感染。HPV 疫苗包括二价、四价、九价疫苗三种。建议首次性生活前注射 HPV 疫苗，或有选择性地注射 HPV 疫苗，预防宫颈癌的发生。

2. 宫颈癌的二级预防：大力开展宫颈癌的筛查，早期发现宫颈上皮内病变，早期治疗高级别病变，阻断宫颈癌的发生。宫颈癌筛查推荐液基薄层细胞检测（TCT）+HPV 联合筛查，这可以大大提高宫颈上皮内病变、宫颈癌的检出率。

3. 宫颈癌的三级预防：即宫颈癌的治疗，包括手术治疗、放疗、全身治疗（全身化疗、靶向治疗、免疫治疗）。

综上所述，为了预防宫颈癌，我们一定要避免不良性行为，避免过早性生活，禁止吸烟、酗酒，建立健康的生活方式。预防接种 HPV 疫苗，减少 HPV 的感染，普及宫颈癌筛查，做到早发现，早诊断，早治疗。

预防宫颈癌人人有责，让我们为人类的健康共同努力，相信消灭宫颈癌指日可待。

谁应该做宫颈癌的筛查？

中国航天科工集团七三一医院　王锋良

近年来，宫颈癌已成为仅次于乳腺癌的女性第二大杀手。权威数据显示，目前全球每年新发病例约 40 万例，我国每年新发病例约 13 万，全世界每年大约有 20 万女性死于这种疾病，而且宫颈癌发病呈年轻化趋势，但它是目前全球唯一一个病因明确的恶性肿瘤，完全可防可治。在发达国家，宫颈癌的发病率已明显下降，这在很大程度上归因于对癌前病变的早期诊断和治疗。

一、宫颈癌的病因：高危型 HPV 持续感染

HPV 主要侵犯人的皮肤和生殖器，有 100 多个亚型，分为高危型和低危型，低危型 HPV 可导致局部的湿疣。99% 的宫颈癌前病变（CIN）和宫颈癌都是由高危型 HPV 持续感染导致的。

高危型 HPV 共有 14 种，HPV16 是最常见的类型，其次为 HPV18。HPV52 感染占中国女性宫颈癌症因的首位。高危型 HPV 感染后 8～24 个月发展为 CIN，8～12 年发展为宫颈癌。

通常 HPV 感染发生在 20 余岁年轻的女性，不过，大多数女性会在短时间内自发清除。

过早性生活、多次妊娠、长期吸烟、多个性伴侣也是诱发宫颈癌的高危因素。

二、宫颈癌的筛查：细胞学检测和／或高危型 HPV 检测

高危型 HPV 持续感染可导致宫颈上皮细胞改变（癌前病变或宫颈癌），故宫颈癌筛查需行宫颈细胞学检测和高危型 HPV 检测。

CIN 即为癌前病变，按病情轻重分为 CIN1、CIN2 和 CIN3，CIN3 可发展为宫颈癌。

细胞学检测分为巴氏染色和 TCT，巴氏涂片是传统的细胞学检查，漏诊多，费用低，现一般用于大规模筛查。TCT 是液基细胞学检查，检出率高，费用较高，近年来使用较多。

三、筛查对象：25 岁女性

任何有 3 年以上性行为或 25 岁以上有性行为的女性，都应进行宫颈癌筛查，如 TCT 检查（宫颈液基细胞学检查，通过刷取宫颈脱落细胞进行细胞学检测）和 HPV 检查。因此，开始筛查的年龄最好为 25 岁。

四、筛查方法

（一）25 ~ 29 岁女性的筛查

每 5 年一次 HPV 检测，每 3 年一次 TCT 检测。HR-HPV 在年龄低于 30 岁女性中的流行率很高，并且绝大多数为一过性感染。

如果细胞学检查结果为未明确诊断意义的不典型鳞状上皮细胞（ASCUS），则可行反馈性 HPV 检测；如果细胞学检查结果为低度鳞状上皮内病变（LSIL）及更严重者、ASCUS，且 HPV 阳性者，均需进行阴道镜检查。

（二）30 ~ 65 岁女性的筛查

TCT 和 HR-HPV 共同检测，每 5 年一次；单独 TCT，每 3 年一次。

（三）大于 65 岁女性的筛查

如果过去 20 年的筛查中没有出现 CIN2 以上的病变，近 10 年连续 3 次

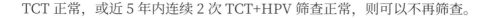

TCT 正常，或近 5 年内连续 2 次 TCT+HPV 筛查正常，则可以不再筛查。

五、筛查结果异常的处理

1. 未见上皮内病变细胞或恶变细胞（NILM）：表示宫颈细胞正常。

2. 不能明确意义的不典型鳞状上皮细胞（ASCUS）。表示宫颈细胞可能发生了异常。若高危 HPV 阳性，则需行阴道镜＋宫颈活检；若高危 HPV 阴性，则要 3 ～ 6 个月后复查 TCT。

3. 非典型鳞状细胞不除外高度鳞状上皮内病变（ASCH）：表示宫颈细胞发生了癌前病变或癌，但不够确切诊断，需行阴道镜下宫颈活检确诊。

4. 低度鳞状上皮内病变（LSIL）：表示可能发生了低级别的癌前病变，需要行阴道镜下宫颈活检确诊。

5. 高度鳞状上皮内病变（HSIL）：表示结果比 LSIL 还要重，必须做阴道镜检查＋活检，必要时直接做宫颈锥切术。

6. 非典型腺细胞（AGC）：表示宫颈管细胞发生了病变，需要行阴道镜检查及宫颈管组织活检确诊。

7. 鳞状细胞癌：宫颈细胞已经发生癌变。

HPV16 和 HPV18 中任何一项阳性，无论 TCT 是否异常，均建议行阴道镜检查＋宫颈活检。

六、宫颈癌的预防

预防方法主要是阻断 HPV 感染，方法为：接种疫苗；避免过早性生活和性生活紊乱；积极防治与宫颈癌发生有关的疾病；保持健康的生活习惯，不吸烟。

总之，宫颈癌早筛查，早发现，早治疗，早期宫颈癌的预后更好。

宫颈癌筛查的方法

航天中心医院　高丽欣

随着科学进步及医学技术的发展，宫颈癌已有望成为人类第一个可以预防并最终根除的癌症。WHO 指出：一级预防（HPV 疫苗接种）＋二级预防（定期的宫颈癌筛查）才是宫颈癌的最佳防控策略。但目前，我国总体人群的宫颈癌筛查率不到 30%，处于较低水平。下面就跟大家一起谈谈宫颈癌筛查的那些事。

一、什么是宫颈癌筛查？

宫颈癌筛查就是在宫颈癌出现症状之前发现它，此时它可能是癌前病变，也可能是早期宫颈癌，这样有助于早期治疗。如果出现性生活后出血等症状，此时癌症可能已经扩散了。所以要趁早在没有宫颈癌症状的时候去做这些检查。

二、宫颈癌筛查方法有哪些？

国际上常用宫颈细胞学检查及 HPV 检查法。我国地域辽阔，少数卫生资源缺少的地区可行肉眼筛查方法（醋酸 VIA 和碘染色 VILI）。

（一）宫颈细胞学检查

用窥器打开阴道，用小刷子从子宫颈移行带区取脱落细胞，然后在显微镜下检查这些细胞是否有异常。原理：癌组织代谢比正常组织高，癌细胞之间凝集力较正常细胞低，癌细胞比正常细胞脱落更容易。

（二）HPV 检测

高危型 HPV 是宫颈癌的最主要病因，HPV16 和 HPV18 是最常见的两型。通过 HPV 检测发现高危型 HPV 感染，及早干预可防止其进展为宫颈癌。检测方法同宫颈细胞学检查，用小刷子从宫颈处取标本，然后在实验室里进行核酸检测。

（三）肉眼筛查方法

该方法是指用醋酸和碘着色宫颈后直接肉眼观察宫颈的变化，以判断宫颈是否有病变。此方法简便，廉价，易学，对设备要求低，适用于经济欠发达地区的筛查。

三、已经接种了 HPV 疫苗，还需要做宫颈癌筛查吗？

需要筛查。HPV 疫苗可以预防 70% ～ 90% 的宫颈癌。但不能覆盖 HPV 所有型别。如果已经错过了 HPV 疫苗接种的最佳年龄，或有其他高危型 HPV 感染仍可能患宫颈癌。定期筛查可以发现宫颈癌前病变，早期诊治，防止进展成宫颈癌。

四、宫颈癌筛查的时间及策略

对于有性生活史的女性，通常的筛查年龄在 25 ～ 65 岁。小于 25 岁的女性发生宫颈癌的风险很低，即使有异常，也很可能自行清除。对于 65 岁以上女性，有先前足够的阴性复查结果，可停止筛查。

五、孕妇可以做宫颈癌筛查吗？

可以。所有女性在孕早期初次产检（12 ～ 20 周）时，都应进行宫颈癌筛查；如果孕期未进行筛查，产后 42 天应进行宫颈癌筛查。

六、宫颈癌筛查能否替代 HPV 疫苗接种？

不能替代。应用 HPV 疫苗可使女性不感染 HPV，进而消除大部分 HPV 相关的病变。宫颈癌筛查仅能做到早发现癌前病变。

七、阴道镜能否作为宫颈癌的筛查方法？

不推荐。阴道镜检查主要是为了宫颈癌筛查异常者进行进一步评估。其检查所使用的药物可能对患者有一定影响，检查时间长，判断具有主观性，难以评价宫颈管内的情况。因此，不推荐阴道镜作为宫颈癌筛查的方法。

HPV 疫苗你接种了吗？

航天中心医院 高丽欣

宫颈癌是严重危害女性生命健康的恶性肿瘤，中国每年新发病例约 13 万。随着 HPV 疫苗的问世，宫颈癌成为目前唯一病因明确，可以预防并有望彻底根除的癌症。但在我国 HPV 疫苗的接种率仍较低。你接种 HPV 疫苗了吗？有哪些顾虑和担心？让我们一起来聊聊吧。

一、什么是 HPV？

HPV 是"人乳头瘤病毒"的英文缩写，是一组病毒的总称。它最喜欢把家安在人体的温暖、潮湿处，因此，皮肤和人体腔道的黏膜成为 HPV 的最爱，性传播是主要传播途径。目前，已经确定的 HPV 型别超过了 200 种，根据致癌能力的不同，将 HPV 分为高危型和低危型。与人类癌症明确相关的高危型：HPV 16、18、31、33、35、39、45、51、52、56、58、59、66、68 型。几乎所有的宫颈癌均由高危型 HPV 持续感染所致，HPV 16 型和 HPV 18 型引起70% 的宫颈癌。高危型 HPV 还可导致肛门癌、阴道癌、外阴癌、阴茎癌和口咽癌。低危型包括：HPV 6、11、40、42、43、44、53、54、61 和 72 型等，它们可以引起生殖道尖锐湿疣。

二、什么是 HPV 疫苗？

HPV 疫苗是通过基因工程技术合成的，从外表看与 HPV 类似。它不是由活病毒制备的，无病毒基因，因而无感染性。人体注射 HPV 疫苗后会刺激免疫系统产生抗体，与 HPV 结合，使 HPV 不能感染人体，达到预防宫颈癌的目的。

三、HPV 疫苗安全吗？

HPV 疫苗具有非常好的安全性。自从 2006 年全球第一支疫苗上市以来，在临床应用过程及大量的临床试验中，都没有发生严重的不良反应，但部分女性接种疫苗后可能出现一过性局部疼痛、红斑、肿胀、全身发热、头痛、眩晕、肌肉痛、关节痛和胃肠道症状等，但很快会自行缓解。

四、现在上市的 HPV 疫苗有哪几种？防癌效果怎么样？

目前 HPV 疫苗有三种，分别为二价疫苗、四价疫苗和九价疫苗。可以预防 70% ～ 92% 的宫颈癌。目前，国产二价 HPV 疫苗已经上市，性价比很高。

五、HPV 疫苗适宜接种的人群有哪些？

因为 HPV 主要通过性生活传播，所以在开始性活动之前，女性接种最有效。WHO 建议 HPV 疫苗接种的首要目标人群是 9 ～ 14 岁未发生性行为的女孩。总的来说，9 ～ 45 岁的女性均可接种。对于中国人来讲，更倾向在 13 ～ 14 岁初中生阶段开始接种。免疫功能受损人群，如患有 HIV 感染、系统性红斑狼疮、乙型肝炎等，因其发生 HPV 相关疾病的风险特别高，均应进行接种。如果之前有过宫颈病变并治疗过的人群，仍然可以通过接种 HPV 获益。对于四价和九价 HPV 疫苗来说，因其覆盖 HPV 6 型、11 型，故男性也可以接种，以预防生殖器疣、肛门癌、阴茎癌等。但我国目前接种对象仍为女性。

六、疫苗有效性是多久？需要追加吗？

目前，已有数据观察二价疫苗 10 年、四价疫苗 12 年、九价疫苗 10 年、国产二价疫苗 7 年，它们均有很好的免疫力。具体疫苗免疫力可以持续多久，是否需要追加第二次接种，还有待确定。如已接种过二价疫苗（三剂均已接种完），一般不必接种另一种，因其已经覆盖70%宫颈癌。如要求接种，可以间隔1年以上接种高价疫苗。

七、HPV疫苗哪些人不能接种？

对疫苗成分过敏者禁用，孕妇不宜接种。目前不能证明HPV疫苗会增加流产和其他不良妊娠结局的风险。但建议孕妇或备孕女性推迟到妊娠结束后再接种。如果注射开始后怀孕，分娩后继续注射完成即可。

八、接种了HPV疫苗就一定不患宫颈癌吗？

不能确定。目前在中国上市的宫颈癌疫苗，能预防70%～92%的宫颈癌，但不能覆盖所有HPV型别，不能预防全部的宫颈癌发生，所以还要定期进行宫颈癌筛查。

包皮环切术，降低阴茎癌发病率

湖南航天医院　刘　峰　王　芳

阴茎是男性身体一个重要的器官，是男性生命中举足轻重的组成部分，它的健康也成为大家普遍关注的焦点。

阴茎癌在 20 世纪 50 年代以前，曾是我国最常见的男性泌尿生殖系统恶性肿瘤之一。阴茎癌的发病率因国家、民族、信仰和卫生习惯的不同而有着明显的差异。其在亚洲、非洲和南美洲的经济欠发达地区发病率高达 19/10 万。后来随着人们生活水平的提高、健康意识的增强和医疗条件的改善，阴茎癌的发病率已经呈逐年下降的趋势。但是随着近年来人们生活方式逐渐西化，阴茎癌又卷土重来了。

其实，阴茎癌是可以早发现，早治疗的。但是事与愿违，患者往往因为难以启齿而羞于就医，或者因为存在不洁性生活史产生心理负罪感而未及时就诊。

一、阴茎癌的病因和表现

阴茎癌的病因与包皮过长、包茎、包皮垢密不可分，除此之外，吸烟、外生殖器疣、阴茎皮疹、阴茎裂伤、性伙伴数量多等与阴茎癌的发病可能也有一定的关系。有研究表明，婴幼儿时期行包皮环切术，能有效预防阴茎癌的发生。

阴茎癌多始发于阴茎头、冠状沟及包皮内板，患者多为 40 ～ 65 岁男性。阴茎癌一般没有疼痛，也没有排尿困难，早期表现为龟头、包皮或冠状沟有丘疹、红斑、白斑、疣、溃疡，或包皮口有异常分泌物，患者大多有包茎而无法直观了解病情，所以起病之初容易被忽视，以为是一般的感染，常自行服用抗生素，直到出现局部溃烂、恶臭或腹股沟淋巴结肿大才引起重视，此时病情已经延误。

阴茎癌最早转移至区域淋巴结（腹股沟淋巴结）和髂血管旁淋巴结，无区域淋巴结转移的远处转移罕见。腹股沟淋巴结转移最终导致局部皮肤坏死和慢性感染，产生恶臭。如未能得到及时和正确的治疗，阴茎癌可迅速发展、持续进展，多于2年内死亡，所以阴茎癌的早期诊断与治疗很关键。

组织学活检是诊断阴茎癌必需的检查，亦可采用细针穿刺活检来明确诊断。腹股沟超声和盆腔影像学检查，有助于了解是否转移。治疗前要进行准确的肿瘤分期和分级，明确肿瘤的浸润范围，然后针对原发病灶、区域淋巴结及转移性疾病，选择适宜的治疗方法。

二、原发病灶的治疗

原发病灶的治疗以手术切除为主，手术切除的范围取决于肿瘤的大小、浸润的深度及阴茎和周围组织受累的程度，原则上应做到切缘阴性。如能做到切缘阴性，不易发生局部复发。

1. 包皮环切术：仅累及包皮或阴茎干皮肤的浅表肿瘤，可行包皮环切术或阴茎皮肤和皮下组织切除，保留阴茎干。

2. 阴茎部分切除术：位于阴茎头或阴茎远端的浸润性肿瘤，应做阴茎部分切除，切缘距肿瘤1 cm以上，术中必须对切缘做快速冰冻切片，确保肿瘤切片干净，保证切缘阴性是减少术后复发的关键。残留的阴茎太短，影响排尿和性生活，可在术后1～2年随诊，未见肿瘤复发再做阴茎再造术或整形术。

3. 阴茎全切：肿瘤较大，位于阴茎体，如做阴茎部分切除不能保证切缘阴性，或留下的阴茎即使经整形或延长术均不能维持正常排尿和性生活，或T3以上浸润性肿瘤，需行阴茎全切除术和会阴尿道造口术，尿道造口时，残端需劈开外翻缝合，防止术后狭窄，患者术后不能站立排尿。

三、淋巴结的处理

区域淋巴结有无转移、转移程度、能否根治切除是影响生存率的决定因素。有研究显示，无区域淋巴结转移的患者，术后5年生存率可达到95%～100%，当出现单个腹股沟淋巴结转移时，5年生存率降低到50%，出现盆腔及周围淋巴结转移则为0。阴茎癌根治性淋巴结清扫可以治愈80%的微转移病例，因此，阴茎癌原发病灶切除后，确定区域淋巴结清扫术的手术指征是关键性的问题。

1. 腹股沟淋巴结清扫术：阴茎癌最早和最常见的转移部位是腹股沟淋巴结，其次是盆腔淋巴结。区域淋巴结有无转移、能否根治切除是影响生存率的决定因素。阴茎癌表面溃烂，容易伴发混合感染而引起腹股沟淋巴结炎症反应性肿大，可与阴茎癌腹股沟淋巴结转移并存，临床上鉴别很困难或无法鉴别。腹股沟淋巴结清扫术后发现，临床检查腹股沟淋巴结肿大者，50%有癌转移；而临床检查未发现腹股沟淋巴结肿大者，癌转移率为17%～30%。对患者而言，腹股沟淋巴结肿大与否不能作为判断腹股沟淋巴结有无转移的依据。但多数文献报道，延迟清扫影响控瘤效果。鉴于腹股沟淋巴结转移和腹股沟淋巴清扫术对阴茎癌患者预后的重大影响，推荐阴茎癌患者在处理阴茎癌原发病灶的同时行双侧腹股沟淋巴结清扫术。经典的根治性腹股沟淋巴结清扫术并发症很多。国内学者报道的改良根治腹股沟淋巴结清扫术可明显减少并发症，大部分切口可一期愈合。

2. 盆腔淋巴结清扫术：如果阴茎癌已出现腹股沟淋巴结和盆腔淋巴结转移，但无远处转移证据，可在施行腹股沟淋巴结清扫术的同时做盆腔淋巴结清扫术。但有盆腔淋巴结转移的患者，预后要明显差于只有腹股沟淋巴结转移的患者。

四、预防

　　培养良好的卫生习惯，对预防阴茎癌至关重要；包皮过长者应经常将包皮上翻洗涤；包茎者应尽早施行包皮环切术。

"蛋蛋"的忧伤——睾丸癌

航天中心医院　史玉强　冯巧燕

对普通大众而言，"蛋蛋"（睾丸）上长出肿块是相对少见的，尤其是恶性肿瘤，仅占所有男性癌症的 1% 左右。但它却是 15 ～ 35 岁年轻男性中常见的癌症，这个年龄段的男性常会因为"害羞"或者"自强"而没有及时就诊，从而延误了诊治。为了男性朋友保护好自己的"蛋蛋"，让我们一起来认识一下这种"蛋蛋"上的癌症吧。

一、"蛋蛋"为什么会长肿瘤？

睾丸癌的病因不清，可能与化学致癌物、感染、内分泌、遗传等多种因素有关，但密切相关的是"隐睾"。所谓"隐睾"，按字面理解就是睾丸被隐藏起来了，就是阴囊里没有"两个蛋蛋"。所以刚出生的小孩，一定要检查"蛋蛋"是否在阴囊内，如果发现阴囊内的"蛋蛋"没有了，要尽早诊治，找到它们并固定在阴囊里。即使这样，也无法完全防止睾丸癌的发生，但可以早期发现和预防恶变。

二、"蛋蛋"得病了都有什么表现？

1.无痛性肿胀或肿块。

2."蛋蛋"上有豌豆或弹珠大小的肿块。

3.阴囊沉重感。

4. 腹股沟或阴囊隐痛。

5. 乳房压痛或长大。

6. 有约 10% 的患者会伴有"蛋蛋"的疼痛。

7. 如果"蛋蛋"上的肿瘤细胞扩散到身体的其他部位，患者可能会出现背痛、颈部淋巴结肿大、呼吸困难、胸痛或咳嗽等症状。

三、如何早期发现"蛋蛋"上长了肿瘤？

对于男性而言，如果"蛋蛋"上长了东西，内心的尴尬和不安可想而知。由于年轻男性自检或看医生的频率明显少于女性，这使得睾丸癌的早期诊断较为困难。那么，怎么早期发现"蛋蛋"生病了呢？

1. 洗个热水澡。洗完后站在镜子前开始检查，阴囊放松时，看看阴囊周围是否有肿胀或疼痛。

2. 仔细检查两个"蛋蛋"中的肿块。将食指和中指放在"蛋蛋"下，拇指放在上面，轻轻用手指在周围滚动，看看"蛋蛋"有无异常。

3. 如果你发现两个"蛋蛋"不对称（一个比另一个低），别担心，这是完全正常的。正常的蛋蛋应该触感光滑、结实但不会硬邦邦的。

4. 找到附睾（睾丸后面的部分，负责将精子输送到输精管），它可不是肿块。

如果在检查时发现任何异常，请务必尽快看医生。虽然绝大多数肿块并不是癌，但谨慎点总比留下遗憾强。

四、"蛋蛋癌"如何治疗？

谈起睾丸癌，许多年轻男性主要还是担心治疗会影响他们的生育能力，以后当不了爸爸。好消息是，睾丸癌如果早期发现，5 年生存率高达 99%。睾丸癌的治疗通常包括手术切除、化疗和放疗。最近的几项研究表明，虽然化疗或放疗可能会减少治疗期间的精子数量，但生育能力通常会在 2 年内恢复。

五、如何预防"蛋蛋"发生癌变？

睾丸癌的病因仍不明确，环境或行为因素对发病风险的影响也尚不清楚，因此，比较难进行针对性地预防干预。不过，大家还是可以通过自检早期发现，及时诊治，取得良好的治疗效果。

作为男性的根本，生命的源泉，"蛋蛋"的意义非凡，所以要加倍呵护，加强自检，如有病变，尽早治疗。

第八章

潜藏在免疫系统里的危险

人体的哨兵——淋巴结

航天中心医院　王玉凤

日常工作中，经常有患者突然发现身体某个部位淋巴结肿大了，十分担心自己得了癌症。确实有些癌症的发生会导致局部的淋巴结肿大，但不是全部的淋巴结肿大都是因为癌症。那么，面对淋巴结肿大，我们该如何正确对待呢？

一、什么是淋巴结？

淋巴结是以淋巴组织为主的人体重要的免疫器官。淋巴结遍布全身，分为浅淋巴结和深淋巴结。我们能摸到的只是浅表地方的淋巴结，比如颈部、颌下、腋窝、腹股沟等部位的淋巴结。深淋巴结位于胸、腹部脏器的周围和大血管的周围。

肿大的淋巴结是人体的烽火台，是一个报警装置。淋巴结的主要功能是滤过淋巴液，产生淋巴细胞和浆细胞，参与机体的免疫反应。细菌、病毒或癌细胞等可沿淋巴管侵入，如该淋巴结不能阻止和消灭它们，则病变可沿淋巴管的流注方向扩散和转移。

二、正常淋巴结与异常淋巴结的区别

1. 正常淋巴结：较小，0.5 cm 左右，比较柔软，表面光滑，活动也好，按压不痛。

2.炎症淋巴结：较大，较硬，按压疼痛，表面光滑。一旦局部炎症好了，肿大的淋巴结也会自行消退。

3.癌症转移淋巴结：像石头一样坚硬，较大，表面也不光滑，与皮肤粘连在一起。一般癌细胞顺着淋巴管和淋巴结转移。

三、淋巴结肿大的原因

除外一些少见的疾病，淋巴结肿大的原因大致可以分为3种：

1.局部感染引起的淋巴结炎：淋巴结全身分布，是抵抗局部感染的一道重要防线。比如，牙周炎时会伴有颈部淋巴结肿大，感染消退后肿大的淋巴结随之消退。

2.结核杆菌感染引起的淋巴结结核：结核杆菌经口腔或支气管、肺波及淋巴结，需按照结核病治疗。

3.恶性肿瘤：①其他脏器肿瘤扩散至淋巴结（俗称恶性肿瘤转移），如锁骨上淋巴结肿大可由于鼻咽癌、头颈部癌、胃癌、食管癌、肺癌转移导致。肺癌还可以出现肺门淋巴结、纵隔淋巴结、后腹膜淋巴结肿大。乳腺癌多见腋窝淋巴结肿大。②淋巴系统的恶性肿瘤，如淋巴瘤可直接导致淋巴结肿大。

四、怎么诊断淋巴结是恶性的？

理论上，良性肿大淋巴结和恶性肿大淋巴结在触诊时是有差别的。良性淋巴结一般有触痛、活动度好、质地软（如耳垂）；恶性的淋巴结一般无疼痛、活动度差、质地韧（如鼻尖）。

一般而言，短时间内迅速增大的淋巴结，或者多处淋巴结融合，或者伴随其他明显症状，如体重明显减轻、盗汗（夜间睡觉汗湿睡衣）、大片的皮疹和不明原因发热等，一般恶性的可能性比较高。

因此，一旦出现不明原因的反复淋巴结肿大，应及时到正规医院就诊，医生根据淋巴结肿大——"烽火台"报警，触诊可查出淋巴结肿大的程度、活动度、表面皮肤情况及有无压痛，并结合超声等影像学检查结果，再参考血液指标及全身症状，大致可做出随访复查、诊断性治疗或需要进一步明确性质的判断。

此外，通过采取有创的方法取到淋巴结组织做活检，进而"顺藤摸瓜"和综合分析，躲在背后的病魔自然会原形毕露。

淋巴结肿大，有时要怀疑淋巴瘤

湖南航天医院　游玉宇

一、什么是淋巴瘤？

淋巴瘤起源于淋巴结和淋巴组织，其发生大多与免疫应答过程中淋巴细胞增殖分化产生的某种免疫细胞恶变有关，是属于免疫系统的恶性肿瘤。

淋巴瘤可分为非霍奇金淋巴瘤和霍奇金淋巴瘤两大类。一般好发于青壮年，男性多于女性。近年来，淋巴瘤发病率呈明显上升趋势，在全国癌症死亡率中位居前十。

二、为什么会得淋巴瘤？

1. 感染因素：如乙肝病毒、丙肝病毒、EB 病毒、HIV 病毒、幽门螺杆菌感染等，可增加罹患淋巴瘤的风险。

2. 免疫因素：对于免疫功能低下、有遗传性或获得性免疫缺陷、器官移植后长期应用免疫抑制剂及既往存在免疫系统疾病的患者，都可导致淋巴瘤的发病率升高。

3. 个人不良生活方式：如吸烟、过量饮酒、熬夜、不合理膳食、缺乏体育锻炼、长期心理压力、精神紧张及负面情绪等。

4. 自然环境因素：水、空气、土壤和食物等污染。

三、如何早期发现？

若颈部、锁骨上、腋下、腹股沟等浅表部位出现不明原因的无痛性淋巴结进行性肿大，或出现不明原因的进行性气促、腹痛、腹胀等症状，部分可伴有不明原因的持续发热（体温＞38 ℃，连续 3 天以上）、夜间盗汗（连续 7 天以上）、近期体重下降（6 个月内下降 10% 以上）及皮肤瘙痒等情况，请及时到时医院就诊。

四、如何早期诊断？

当出现上述症状时，及时就诊是关键。建议到医院完善相关检查：如血常规、生化检查、超声检查、CT、MRI、PET-CT、骨髓穿刺、淋巴结活检等，其中活检是诊断淋巴瘤的金标准。

五、若确诊了淋巴瘤，该如何治疗？

首先，大家大可不必太悲观。随着医疗技术水平的提高，目前淋巴瘤的治疗方案已趋于完善。只要在专业肿瘤科医生的指导下坚持治疗，部分早期淋巴瘤可达到临床治愈。中晚期淋巴瘤患者也可通过化疗、放疗、靶向治疗及干细胞移植等手段，延长生存时间，提高生活质量，尽可能达到"与癌同行，和谐共处"的目标。

六、普通民众应如何预防？

（一）提高身体素质

进行适当体育锻炼及户外活动，增强免疫力，注意个人卫生，按时作息，戒烟忌酒。"好的心态是一剂良药"，患者要学会自我调节情绪，及时释放压力，保持心情愉悦。

（二）均衡饮食

少吃油腻、高脂肪、高能量、添加剂多的精加工食品，多吃新鲜水果、蔬菜和粗粮等含膳食纤维丰富的食品。多人聚餐时尽量使用"公筷"，避免交叉感染。

（三）定期体检

做到早发现，早诊断，早治疗。所有药物均应在正规医院的专科医生指导下使用，避免私自滥用药物，以避免破坏自身免疫系统。学会自检身体，若出现不明原因的浅表肿块且进行性增大时，请及时到医院就诊，若存在淋巴瘤家族史，则更应引起重视。

风湿与肿瘤，你以为的肿瘤可能不是肿瘤

航天中心医院　刘　坚

大家对恶性肿瘤并不陌生，但对于风湿免疫病也许就显得陌生了。其实，恶性肿瘤和风湿免疫病有时像是孪生姐妹，外貌相似，还喜欢互换衣裳，让人难以辨识。有些风湿免疫病披着恶性肿瘤的外衣，常被误以为是恶性肿瘤而手术。而有些恶性肿瘤喜欢披着风湿的外衣，表现为一些风湿的症状，如反复发热、皮疹、骨关节肿痛，有的表现为肌肉疼痛或肌无力，还有的表现为血管炎、筋膜炎、脂膜炎等，纵使白衣天使费尽心思也难以发现它的真面目，常误诊为风湿免疫病。下面分享几个故事加深一下大家的印象。

故事一

主人公是一位 62 岁的阿姨，因咳嗽、低热、体重下降 3 个月就诊，胸部 CT 显示"双肺多发结节，考虑肺转移癌"。为了寻找原发病灶，医生检查发现阿姨有血尿，贫血严重，血沉和 C 反应蛋白明显高于正常，可是并没有找到其他部位有肿瘤病灶。阿姨得的是肿瘤吗？还是请擅长疑难病诊治的"神医"看看？原来阿姨除了咳嗽、发热、体重降低外，还经常流脓鼻涕、眼睛发红，难道阿姨罹患血管炎了吗？还是化验一下抗中性粒细胞胞浆抗体（ANCA），尽快行肺部结节活检吧。最后所有结果回报，原来阿姨得的正是肉芽肿性多血管炎（也叫韦格纳肉芽肿病）。什么？阿姨得的不是恶性肿瘤是血管炎啊！所幸通过免疫治疗，阿姨病情好转，复查肺部结节消失，避免了大手术。

故事二

主人公是 58 岁的周先生，曾因双眼肿胀于某医院眼科就诊，诊断为炎性假瘤，后因腹痛在某医院消化科就诊，超声检查发现胰腺肿大，转至外科诊治，进一步腹部增强 CT 检查，结果是不能除外胰腺癌。手术取病理的结果并没有找到"癌细胞"。不是肿瘤，那是什么啊？风湿"神探"现身，建议化验血清 IgG 亚类，结果 IgG4 是正常高限的 3 倍多，病理科再次会诊，原来周先生罹患的是自身免疫性胰腺炎和米库利兹病，均属于 IgG4 相关疾病范畴，是一种较罕见的自身免疫性疾病。经过免疫相关治疗，周先生腹痛缓解了，眼睛不肿了，1 个月后复查胰腺 CT 肿物明显较前缩小，避免了一次大手术。

故事三

主人公是王先生，61 岁，本想好好享受一下退休后的美好生活，不幸天有不测风云。有一天王先生饮凉啤酒后出现腹部不适，随后出现颈部疼痛并活动受限，以及右踝关节肿痛、左手背浮肿，就诊于某中医院，诊断为"风湿"，中药治疗浮肿减轻，而关节肿痛无好转。遂逐渐出现发热并双肩、肘、膝关节肿痛，化验血沉、C 反应蛋白等提示"发炎"的指标明显高于正常，注射头孢类抗生素等治疗无好转，服用消炎止痛药症状可减轻，上述症状反反复复持续 2 个月。为查找病因，王先生在某大医院做全身 PET-CT 检查提示关节炎性改变，未发现恶性肿瘤。于是按"风湿病"治疗，一开始病情有好转，发热、关节痛减轻，但随着药物减量，相隔半年左右患者又开始发热、关节痛，这次再用原来的药也无济于事，检查身体发现左侧大腿根有一个核桃大的"包"。于是取大腿根的"包"做了病理。结果显示王先生罹患的是弥漫性大 B 细胞淋巴瘤，通过靶向生物治疗，王先生重获新生。

故事四

主人公是一位老奶奶杨女士，70 岁，住院前半年因口干、白细胞减少在某综合大医院风湿科诊断为"原发性干燥综合征"，经激素等治疗后病情有好转。可是，来我院就诊前 2 个月患者开始出现腰痛、胯痛，以为是骨质疏松，自行补钙治疗，也不见好转。来我院就诊前 1 周，老奶奶腰痛难忍，不能行走，没办法只能住院好好检查一下。我们给老奶奶做了血和尿的化验，拍了腰椎的 CT，一开始只是轻度的贫血，不过腰椎 CT 问题就比较大了，多发骨折。是单纯的骨质疏松引起的骨折，还是另有蹊跷？我们组织了以风湿免疫科为主导，联合血液科、骨科、影像科进行多学科讨论，最后大家一致认为，不能除外恶性疾病，尤其是骨髓瘤和淋巴瘤，需要取组织进行活检。住院期间，老奶奶病情逐渐恶化，血小板越来越低，经过多次骨髓活检终于找到事实真相，原来老奶奶得的是一种恶性度非常高的淋巴瘤，尽管医务人员和家属尽了最大努力，老奶奶还是驾鹤西去。

读完这几个故事，请问你以为的肿瘤还是肿瘤吗？有的风湿免疫病表现得酷似恶性肿瘤，如结节病、肉芽肿性多血管炎、IgG4 相关疾病（包括米库利兹病、自身免疫性胰腺炎、腹膜后纤维化）等；而有些恶性肿瘤与风湿免疫病并存，还有些恶性肿瘤以风湿症状为首发表现，我们称其为"模拟风湿病"，如肺癌表现为关节炎，淋巴瘤表现为皮疹、关节炎等。

怎样才能避免风湿病和肿瘤的相互误诊呢？最好的办法就是定期体检，有症状早期就诊，必要时应启动风湿免疫、影像、病理及相应学科的多学科诊疗。

庆幸的是，随着医学技术不断进步、多学科诊疗的开展，大家对此类疾病的认识越来越深刻，终能抽丝剥茧，逐层揭开病魔的神秘面纱。

第九章

当心循环系统的莫名其妙症状

白血病不是绝症

航天中心医院　张书芹

前些年的电影《我不是药神》，再次将白血病推到了大众面前。因白血病总体发病率低，我国为（3～5）/10万，所以大家对此病比较陌生，但白血病所致的死亡在儿童及35岁以下成年人中居首位，那白血病究竟是一种什么样的病呢？下面我将从几个方面为大家逐一讲解白血病，通过此种通俗的讲述，希望大家能够了解白血病。

一、什么是白血病？

白血病是一种恶性血液系统疾病，通俗讲也就是造血出了毛病。正常情况下，血液中主要有3种有形成分：

1. 白细胞：机体功能正常时，白细胞是我们人体的守护卫士，有敌人（病毒、细菌等病原体）入侵时白细胞会奋勇反抗，帮助我们打败敌人，守护健康。

2. 红细胞：运输卫士，在我们体内主要是携带氧气，供各个器官"呼吸"。

3. 血小板：是我们的止血卫士，不小心伤着自己，血小板会迅速聚集在伤口周围形成血痂，起到止血的作用，防止血液大量丢失。

人体内血细胞是由造血干细胞成熟分化形成的，而干细胞的来源主要是人体的几大扁骨（骨盆、胸骨等）和长骨干垢端的骨髓。干细胞在骨髓内形成后，进一步成熟分化形成各种血细胞，通过髓腔进入循环血，然后各司其职。若干细胞在分化成熟过程中，受到某些影响而不能继续生长，使得干细胞堆积在分

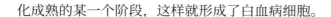

化成熟的某一个阶段，这样就形成了白血病细胞。

二、哪些表现提示可能得了白血病呢？

1. 发热：常为反复发热，通常为高热，使用抗生素无效。

2. 贫血：一般出现在早期，患者会出现疲乏、身体虚弱、面色苍白、活动后心悸、气促等表现。

3. 出血：患者可表现为鼻腔出血、牙龈出血、皮肤瘀点等，若有些女性月经量过多也应该引起重视，莫名其妙无症状的血尿、血便更应该提高警惕。

4. 骨骼、骨关节痛：持续出现骨关节痛可能是白血病前兆，要引起重视，尤其是胸骨和肋骨的压痛。

5. 肝、脾、淋巴结肿大：以无痛性淋巴结增大为主，个别患者会有肝脏、脾脏的进行性增大，一般表现为腹胀，食欲减退。

上述可以看出，白血病的表现不具有特异性，如果出现上述表现时，建议大家就诊时检查血常规！血常规！血常规！（重要的事情说 3 遍）绝大多数白血病发病时，血常规会有异常，但是诊断白血病则需要做骨穿（骨髓穿刺）检查。通过抽取骨髓标本检查，可以区分白血病类型，根据不同白血病类型而采取相应的治疗措施。做到危险度分层，对后期治疗的选择及评估预后有极大的帮助。

三、引起白血病的可能原因有哪些？如何预防？

1. 病毒感染：如 EB 病毒感染可以引起嗜血细胞综合征和伯基特淋巴瘤 / 白血病，RNA 病毒可以引起 T 细胞白血病，等等。

预防：提高免疫力，养成良好的生活习惯，保持充足的睡眠，面对工作和生活的压力，要学会自我调节。在生活中不吸烟，不喝酒，学会开朗乐观地面对生活。

2. 化学因素：接触和苯类有关的化学物质，如有机溶剂、装潢材料（甲醛）、化工产品等；使用药物，如氯霉素、乙双吗啉等。

预防：均衡饮食，少吃"垃圾"食品，多吃新鲜蔬菜和水果。入住新房子时，尽量做到多开窗通风，购买绿色环保家具，可适量购置绿植，但多通风是王道。

3. 物理因素：有证据显示，各种电离辐射可以引起人类患白血病。大剂量放射线诊断和治疗可使白血病发生率增高。

预防：避免接触过多的 X 线及其他有害的放射线，从事放射工作的人员需做好个人防护，孕妇及婴幼儿，尤其应注意避免接触放射线，远离有放射性物质的地方。

4. 因素：有染色体畸变的人群，白血病的发生率高于正常人。

预防：若有肿瘤家族史，需更加注重健康体检，做到防患于未然。

以上均为引起白血病的可能原因，但并不是说只要暴露于一种因素下就会患白血病，目前从循证医学的证据看，相当多的白血病患者无明显的致病因素。

四、白血病是绝症吗？如何治疗？

多数人看了影视剧后觉得：得了白血病就等于宣判了死刑。现状是，基于目前的医疗技术，白血病的治疗有了重大的突破。新的治疗方法，如改进的化疗方案、骨髓移植、靶向药物的应用，不仅能延长白血病患者的生存期，并且大部分患者还能得到根治。

白血病这个经常在影视剧及众筹平台出现的名词，人们谈起时因为不懂，所以经常惊恐万分，希望通过此文的讲述，大家可以对白血病有一个初步的认识，做到健康生活，远离血液病。若身体出现异常，希望早发现，早干预，早治疗。白血病通过目前先进的治疗措施，大部分患者是可以痊愈并能回归正常生活的。

胸痛，到底是哪痛了？

航天中心医院　赵跃峰

在生活中，很多人有过胸痛的经历。于是，焦虑来了，胸部重要脏器那么多，不会有什么事儿吧？会不会有生命危险？不会长什么东西了吧？然后越想越痛，越痛越想，焦虑之后就是彻夜难眠。

胸部不像胳膊和腿，无缘无故的胸痛实在让人恐慌。为了解除大家的困扰，这篇文章就让我们一起来谈谈胸痛那些事儿。

胸痛有各种不同，有轻有重，千变万化，为了好理解，下面简单地分析归纳一下。

一、心脏来源的胸痛

心脏来源的胸痛在胸痛中的占比要达到 50% 以上，属于胸痛中比较危险的，常常是需要紧急处理的，但是它也是有特点的。首先，从部位来说，多位于乳头下方或者乳头内侧的一片范围，而不是点状疼痛。其次，从年龄上来说，常见于 40 岁以上的中老年人，特别是肥胖、有家族史、高血压、糖尿病、高脂血症的人群。再次，疼痛的特点不是长时间的疼痛，而是发作数秒到数分钟，疼痛时常伴有压迫感，有时伴随背部或者肩部疼痛。

因此，如果您的胸痛有以上特点，那么建议您还是到医院的心内科去检查一下心脏，至少排除一下心脏的问题。

二、肿瘤来源的胸痛

肿瘤来源的胸痛属于少数，但许多胸痛的人对肿瘤的担心甚至超过了对心脏病的担心。肿瘤在早期基本上没有任何感觉，如果是肿瘤引起的胸痛，晚期肿瘤居多，比如，肿瘤转移到胸膜、肋骨等才会引起疼痛。首先，从部位上，肿瘤的疼痛可以位于胸部的任何地方，但是转移引起的疼痛还是多发生于各种胸部的骨骼位置；其次，从年龄上说，肿瘤毕竟年轻人少见，多发生于中老年人；再次，从疼痛性质上来说，肿瘤引起的胸痛一般是持续性疼痛，开始较轻，随后越来越重。

因此，如果您是中老年人，特别是您长期吸烟或者吸二手烟，或者接触污染空气，胸部某个部位一直疼痛，而且日益加重，而且平时又不经常查体，那么建议您还是到医院的胸外科，至少去做个 CT 检查，即使没有事的话，也能解除您的思想顾虑。

其实，如果您过了 40 岁，有条件的话，还是建议每年到胸外科去做个胸部 CT 检查，而不是等出现了胸痛，才想起来去检查。

三、除了疼痛之外，有没有其他的症状？

比如说，胸痛的同时有咳嗽，要考虑支气管炎、肺病；如果您胸痛的同时有反酸、口苦，要考虑胃食管病；如果您胸痛的同时有发热，要考虑胸膜炎、肺炎；如果您胸痛的同时还有胸闷、呼吸困难，要想到气胸、肺病的可能；如果您胸痛的同时发现胸背部有一个或一串红疹，要想到皮肤病中的带状疱疹。

因此，如果您不是单纯的胸痛，还伴随有其他症状，也建议您到医院去检查一番，排除以上的疾病。

如果您以上情况都没有，那么，恭喜您，也许您的胸痛根本就没有什么事。对于偶尔一两次的胸痛，大可不必惊慌。就像我常常跟患者说的，人的身体在这一生中，总会有这儿或者那儿的疼痛，和四肢等其他部位一样，胸部也不例外。疼痛来源于神经，大多数也许只是一种神经的疲劳或者紧张引起的感觉而已。

　　特别是青壮年的胸痛，他们最常见的原因是非特异性肋软骨炎或者肋间神经痛，多数不需要特别治疗。有时候年轻人的胸痛也与精神压力大有关，是神经官能症引起的。或者与长期伏案工作有关，不良的姿势和一个不舒服的床垫也会导致肌肉软组织的痉挛，从而引起胸痛、背痛。也许，您需要的只是休息和健身而已。

心脏肿瘤，治疗风险有点大

航天中心医院　侯海军

一、为什么心脏肿瘤罕见？

在日常生活中，人们常听说某某人患了肺癌、肝癌、胰腺癌等，或者女性患了乳腺癌、宫颈癌等，很少听说心脏上长肿瘤，难道心脏是肿瘤的禁区吗？答案是否定的！

事实上，心脏也长肿瘤，只是发病率比较低而已。为什么心脏不容易长肿瘤呢？简单地说就是成人心肌细胞属于结缔组织，自人出生后心肌就不再分裂增殖，数量保持不变，细胞内发生基因突变的概率很低。

恶性肿瘤和基因突变积累密切相关。基因突变偏爱再生能力强、细胞分裂、增殖旺盛的上皮组织，含上皮组织的器官都有患癌风险，比如肺、肝、肾、肠道及皮肤等。另外，心脏和血管是一个相对密闭的循环系统，不易受外来致癌物质侵扰，而且心脏内血流较快，对心腔有冲刷作用，转移的肿瘤很难在心脏里落地生根，所以转移性心脏肿瘤也较少见。

二、心脏肿瘤的类型

心脏肿瘤分为原发性和继发性。原发性心脏肿瘤就是原发于心肌或者瓣膜上的肿瘤，发病率大概只有 0.0017%。而这些原发的肿瘤中，75% 左右为良性肿瘤，恶性肿瘤只占 25% 左右。最常见的良性心脏肿瘤是黏液瘤、弹力纤维瘤、横纹肌瘤。黏液瘤约占全部心脏原发肿瘤的一半，多发生于左房；弹力纤维瘤多发生在心脏瓣膜上，以主动脉瓣多见，横纹肌瘤多发生在心肌，是儿童最常见的心脏肿瘤。心脏恶性肿瘤中，最常见的两种类型是血管性肉瘤及横纹肌肉瘤。这两种肿瘤恶性程度高，转移早，存活率低。

继发性心脏肿瘤是其他组织器官患的肿瘤转移到心脏，是原发性肿瘤的20～40倍。肿瘤侵入心脏的方式包括邻近器官的直接侵入，或通过腔静脉及肺静脉侵入。肺癌及乳腺癌是继发性心脏肿瘤最常见的肿瘤来源。其他肿瘤如胃癌、肾癌、肝癌、结肠癌等也会转移到心脏。另外，淋巴瘤、白血病和黑色素瘤也会影响心脏。

三、心脏肿瘤的症状

大部分心脏肿瘤患者没有什么临床症状，偶然在评估相关医疗状况时发现。有些临床表现和肿瘤位置大小及对血流动力学影响有关。部分心脏肿瘤患者的全身表现，如发热、全身不适、关节痛，贫血及血沉增快、心包积液等。有些肿瘤（如黏液瘤）由于结构比较松软，随血流在心腔摆动明显，肿瘤表面碎片或血栓脱落引起栓塞，导致脑梗死或外周血管栓塞症状，其中脑梗死的发生率约为50%。特别是一些不明原因的年轻脑梗死患者，应该首先排查是否有心脏肿瘤。另外，由于肿瘤压迫或血流梗阻，可引起患者心悸或者头晕、黑蒙、晕厥、咳嗽等症状。

四、心脏肿瘤的诊断

胸片检查很难发现心脏肿瘤；心电图也不具有特异性，一般不作为心脏肿瘤检查的手段；心脏超声是发现心脏肿瘤最有利的武器，可以早期发现心脏肿瘤，测量肿瘤大小、位置及肿瘤对血流动力学的影响；食管超声检查可以早期发现心脏瓣膜上生长的细小纤维瘤；对于常规超声诊断不明确的心脏占位，心腔内超声造影检查也是很好的一种鉴别手段；心脏CT或MRI检查也可以明确肿瘤的大小、部位，以及与毗邻重要结构的解剖关系，对于确定外科手术切除范围有指导意义，对于转移性肿瘤，CT 或 MRI 检查还能寻找肿瘤起源、范围等信息。

五、心脏肿瘤的治疗

心脏肿瘤一旦确诊，就应该避免剧烈活动，平时生活应该慢、轻、柔。大多数良性肿瘤可以完全手术切除，手术效果是非常好的。但部分良性肿瘤如黏液瘤等有复发可能，通常需要在术后 3 个月、半年、一年进行复查，以后每年复查一次。心脏恶性肿瘤可以部分或完全切除，但预后多不良，部分患者可采用放疗和化疗缓解症状，但 90% 的患者都会在诊断后 12 个月内死亡。

转移性肿瘤都是肿瘤终末期，一般无法手术根治性切除，外科治疗（包括手术姑息性切除造成血流梗阻的肿瘤，心包积液的切开引流等）的目的在于缓解症状，支持治疗，减轻痛苦，延长生命。

第十章

运动系统的痛莫忽视

骨肿瘤，会不会致残？

昆明航天医院　邱龙军

一、骨头会长肿瘤吗？

答案是肯定的，骨头也会长肿瘤。

二、骨肿瘤的特点

1. 有良性和恶性之分。

2. 骨的良性肿瘤也可以发生恶变，如多发性骨软骨瘤可恶变为软骨肉瘤。

3. 良性骨肿瘤易根治，预后良好。

4. 恶性骨肿瘤发展迅速，预后不佳，致残率高。

5. 还有一类骨病损称为肿瘤样病变，肿瘤样病变的组织不具有肿瘤细胞形态的特点，但同样具有肿瘤的破坏性，一般较局限，容易发生骨折。

三、骨肿瘤的病因有哪些？

骨肿瘤的发病因素很复杂，目前还没有确切的致病因素。目前认为，骨肿瘤由机体内外因素的综合作用引起。内因有基因学说、内分泌学说等；外因有化学元素物质和内外照射慢性刺激（如电离辐射、紫外线的致癌作用）、生物因素（肿瘤病毒感染）等。部分多发性骨软骨瘤和纤维样增殖症与家族遗传有关。

四、肿瘤早期症状有哪些？

（一）疼痛

疼痛为骨肿瘤早期的主要症状，病初较轻，呈间歇性，随着病情的进展，疼痛可逐渐加重，发展为持续性。良性骨肿瘤一般以白天疼痛为主，很少出现夜间疼痛；疼痛在活动之后加重，休息可减轻。恶性骨肿瘤疼痛可在白天，但较多出现于夜间，而且夜间疼痛较重，会严重影响睡眠。

（二）肿胀或肿块

1. 良性肿瘤的局部肿胀或肿块，常表现为质硬而无压痛，生长缓慢，通常被偶然发现；骨膜下或表浅的良性肿瘤，局部肿胀或肿块反而出现较早，可触及骨膨胀变形，表面光滑。

2. 局部肿胀和肿块发展迅速，多见于恶性肿瘤。局部血管怒张反映肿瘤的血运丰富，多属于恶性骨肿瘤；位于骨膜下或表浅的恶性骨肿瘤的局部肿胀或肿块也出现较早，可触及骨膨胀变形，如肿瘤穿破到骨外，可产生固定的软组织肿块，表面光滑或者凹凸不平。

（三）肢体出现畸形

因肿瘤影响肢体骨骼的发育及坚固性，所以常合并骨或关节畸形。

（四）病理性骨折

不管是良性还是恶性骨肿瘤细胞，都会损伤正常的骨组织结构，使得骨组织的连续性、完整性遭到破坏，使骨的坚固性严重减弱，所以容易造成骨折，即通常所讲的"病理性骨折"，如脊椎病理性骨折常合并截瘫。

（五）功能障碍

骨肿瘤后期，患部因疼痛、肿胀而出现功能障碍，还可伴有相应部位的肌肉萎缩、关节强直等症状。

（六）压迫症状

向颅腔和鼻腔内生长的肿瘤，可压迫脑和鼻组织，因而出现颅脑受压和呼吸不畅的症状。当出现以上一些症状的时候，就得安排检查，进一步明确诊断，包括生化检查、影像学检查和病理学检查等。医生根据检查结果会判断疾病对身体的影响，有利于制定治疗方案。

五、恶性骨肿瘤要做哪些检查？

1. 影像学检查：X 线、CT、MRI 等局部检查。

2. 全身内脏超声、骨扫描等检查：目的是确定有无恶性骨肿瘤转移病灶。

3. 实验室检查：包括肿瘤标志物、碱性磷酸酶、酸性磷酸酶等。

4. 组织病理学检查：可明确恶性肿瘤的性质及具体类型。

孩子肢体痛，真是生长痛吗？

中国航天科工集团七三一医院　任艳新

8 岁的男孩明明（化名）告诉他爸妈左侧膝盖晚上经常疼痛，家长咨询了亲戚朋友，被告知这是"生长痛"，不用担心。几个月过后，明明被确诊为尤文氏肉瘤，需要截肢。家长正是因为有认识误区，才导致孩子失去了左腿。

一、生长痛和肿瘤性疼痛，你分得清吗？

生长痛通常表现为儿童及青少年肢体疼痛，调查表明，多达 10% ～ 20% 的儿童曾有过生长痛。疼痛常见部位在小腿中上段及大腿的前侧，一般在关节外，常与运动相关，典型的是双侧疼痛且多为肌肉疼痛，多发生在夜间。

肿瘤性疼痛与生长痛难鉴别。不过有几点表现，大家可以记一下：静息痛常是恶性骨肿瘤的特点；夜间疼痛常加重；引起的骨痛多为一侧；有的患肢出现肿胀、肿块；压迫骨或软组织可出现疼痛，但生长痛儿童及青少年则没有。

如果孩子有生长痛的典型表现且白天无疼痛，也无其他健康问题，通常可以诊断为生长痛。如孩子诉白天和活动时均疼痛，夜间疼痛加重或持续，则需要到医院检查来排除肿瘤疾病。家长发现类似情况请及时就诊，不要忽略了骨肿瘤的可能，以免延误了治疗时机。

二、提高警惕，别拿孩子的一生做赌注！

原发性骨肿瘤占所有儿童期癌症的 6%，良性肿瘤的发生率多于恶性。良性骨肿瘤一般局限于发生部位且生长缓慢，可分为骨样或成骨性肿瘤、成软骨性肿瘤、纤维性病变和囊性肿瘤等几类。

恶性骨肿瘤可侵犯周围组织，且可远处转移，其中骨肉瘤及尤文氏肉瘤最常见。在 20 岁以下的群体中，骨肉瘤占所有骨癌的 56%，而尤文氏肉瘤占 34% ～ 36%。骨肿瘤一般表现为病变部位疼痛、肿胀、功能障碍、畸形或病理性骨折等，最常见的部位是长骨干骺端，也就是膝关节上下及肩部等。如果有孩子常常在睡梦中痛醒，家长就该极度重视了。这里需要注意，年幼儿童可能很难清晰地表达症状。对于下肢病变的儿童，其疼痛可能表现为不愿走路、跛行；上肢病变的患儿可能会减少患侧上肢的活动。发现类似症状，不要抱有侥幸心理，应该及时就医，如果当地医院不能对患儿确诊，一定要转诊！

对于一些良性肿瘤，观察、定期复查是最常见的处理方法，恶性及部分良性肿瘤则需要手术治疗。早期骨肿瘤经过积极有效的治疗，可以减少复发、转移的可能。通过早期、正确的干预，使患儿远离外界不利因素的影响，避免肿瘤加速进展，可降低治疗难度，避免孩子的肢体残疾。时常有患儿家长误将夜晚发作的肿瘤痛当成"生长痛"，将出现在关节的肿块当成外伤，自行给孩子贴膏药来活血化瘀，止痛。殊不知，此举反而促进了肿瘤生长。

家长因认识误区导致的结果可能会影响孩子的一生。

三、为什么孩子会患骨肿瘤？怎么预防呢？

目前，儿童和青少年患骨肿瘤的病因还不能完全明确。但大多数观点及研究发现，这可能与骨骼过度生长、遗传基因、病毒感染、炎症、化学致癌物的刺激、局部的辐射暴露及儿童免疫力差等息息相关。所以对于儿童和青少年，加强锻炼以增强免疫，避免外伤，减少和避免放射性检查，合理饮食等都可以降低骨肿瘤的发生。

脊柱转移瘤，极易误诊的恶性肿瘤

航天中心医院　宋光泽

70多岁的张大妈，连着打了两个喷嚏后，出现了腰背部剧烈疼痛。这时张大妈记得电视上说过老年人容易骨质疏松引起骨折，就在家吃钙片和止痛药。保守治疗了几天，但疼痛一点没有缓解，眼看着不能下床了，赶紧通知孩子去医院。住院检查才发现，根本就不是骨质疏松性骨折，而是脊柱转移瘤造成的病理性骨折。

打个喷嚏就骨折？小板凳没坐稳能摔成骨折？公交车上颠了一下就骨折？……这种情况临床上并不罕见，但通常会认为是老年人骨质疏松性骨折。除此之外，还有一个常见的原因——脊柱转移瘤造成的病理性骨折。

一、临床表现

脊柱转移瘤往往多发，患者剧烈疼痛，脊柱不稳，脊髓压迫造成完全或不完全截瘫，严重影响患者的生活质量。脊柱是恶性肿瘤转移的好发部位，原发病灶以肺癌、乳腺癌、肾癌、前列腺癌及多发性骨髓瘤等多见。该病好发于40～70岁人群，男性较女性相对多发，可发生于脊柱的任何部位，其中以侵犯腰椎最多见。

早期症状是腰背部的疼痛不适，但老年人通常会合并腰椎间盘突出、腰椎管狭窄等腰椎退变性疾病，如果受到骨质疏松性骨折的干扰，早期的症状往往容易被忽视，从而错过最好的诊疗时机。后期根据肿瘤生长速度、骨质破坏程度、神经压迫程度和原发病控制情况等，可出现一系列症状，主要包括疼痛、肢体感觉和运动障碍、排尿和排便障碍，严重时可引起瘫痪。

二、诊断及检查

老年易感人群，尤其是既往有恶性肿瘤病史者，应坚持每年定期体检，这对肿瘤的早期筛查具有积极的意义。除此之外，影像学及实验室检查也必不可少。

1. X 线检查：随着临床医学的进步和经验积累，X 线能发现很大一部分脊椎肿瘤。

2. CT 检查：CT 能直接清晰地显示脊椎骨和软组织结构，在一些以溶骨性破坏为主的病例中，CT 能评价脊椎骨质的破坏情况。

3. MRI 检查：MRI 能清楚显示肿瘤的位置、形态、大小及脊髓神经受侵犯的程度，早期即可发现病灶且特异性较高。

4. 全身骨扫描（ECT）：在发生骨转移的早期，ECT 即可发现明确的阳性表现，通常要比 X 线早 3 ～ 6 个月做出诊断。目前已成为恶性肿瘤的定期检查项目。

5. 病理学检查：是确诊肿瘤性质的金标准，其可以明确肿瘤分型，为统筹治疗提供重要依据。

三、治疗

恶性肿瘤发生脊柱转移，虽说提示病情较重，治疗难度较大，但并不代表医生会束手无策，患者要坐以待毙。尽管某些脊柱转移瘤患者的生存期较短，但是合理的运用手术、放疗、化疗及其他综合治疗手段，能有效地缓解痛苦、提高生活质量。脊柱微创手术借助医学影像、内窥镜等特殊手术器械对肿瘤进行诊治，具有手术时间短、术中出血少、康复快、疗效佳的特点，具有广阔的发展应用前景。随着认识的提高和治疗手段的不断进步，即使发生脊柱转移的患者仍完全有可能达到无痛、生活自理、带瘤长期生存的目标。

中老年人骨痛又贫血，警惕多骨瘤！

航天中心医院　王　兵

一、什么是多骨瘤？

多骨瘤即多发性骨髓瘤（multiple myeloma，MM）是骨髓中浆细胞异常增殖引起的一种恶性血液系统肿瘤，可以分泌免疫球蛋白或其片段（M蛋白），引起多个器官和组织的损伤。在我国，多发性骨髓瘤的发病率约为1.6/10万，多见于中老年人，男性多于女性，近几年来发病率明显上升，并且有年轻化趋势。

二、为什么我没有听说过多发性骨髓瘤？

多发性骨髓瘤起病隐匿，进展缓慢，并且临床表现复杂多样，在疾病早期症状往往不典型，因此常常造成误诊，多数患者明确诊断时已经到晚期了，临床误诊率最高可达70%。统计数据显示，多发性骨髓瘤患者的首诊科室往往是骨科或者肾内科、呼吸科等，而非血液科。

三、多发性骨髓瘤常见的临床表现有哪些？

多发性骨髓瘤临床表现多样，可以累及多个器官，出现以下症状：

1. 骨骼症状：骨痛是最常见的临床症状，因此容易被误诊为骨科疾病；严重时会出现病理性骨折；溶骨性破坏患者会出现高钙血症。

2. 贫血：血红蛋白降低（＜ 100 g/L）或者低于正常值 20 g/L 以上，表现为头晕、乏力、容易疲劳。

3. 免疫力降低：反复出现呼吸道、尿路等部位的感染。

4. 肾脏功能受损：表现为蛋白尿（尿中有泡沫）、血尿等，且有血肌酐升高。

5. 其他：头晕眼花、手麻、耳鸣、视力模糊（高黏滞综合征）、肝脾肿大等症状。

四、多发性骨髓瘤明确诊断要进行哪些检查？

除了血常规、尿常规、肝功能、肾功能等检查外，明确诊断多发性骨髓瘤需要通过骨髓穿刺、电泳和影像学检查。

1. 骨髓穿刺检查：包括骨髓细胞学涂片分类、骨髓活检、流式细胞学免疫分型、荧光原位杂交（FISH）及核型分析等，多发性骨髓瘤的主要诊断标准之一就是骨髓中浆细胞增多（＞ 30%）或者活检有浆细胞瘤。

2. 蛋白电泳和免疫固定电泳：可以确定是否存在 M 蛋白，判断多发性骨髓瘤的型别。

3. 影像学检查：包括 X 线、CT 和 MRI 等，可以明确是否存在骨质破坏，以便进行多发性骨髓瘤的分期。

五、多发性骨髓瘤如何分型？

根据异常免疫球蛋白类型可分为 :IgG 型、IgA 型、轻链型、IgD 型、IgM 型、IgE 型、双克隆或多克隆型及不分泌型，其中以 IgG 型最常见，约占 50%。

六、多发性骨髓瘤如何治疗？

多发性骨髓瘤的治疗方法包括三种。

1. 化疗：此为首选治疗方案，近年来推出了好多多发性骨髓瘤的新药，包括蛋白酶抑制剂（硼替佐米）、免疫调节剂（沙利度胺）、CD38 抗体等，国外多流行用组合疗法，即"蛋白酶抑制剂＋免疫调节剂＋糖皮质激素"。目前，很多药物都进入了医保目录，这让更多人能承担医疗费用，提高用药依从性和治疗效果。

2. 骨髓移植：这是年轻、身体状况好患者的首选治疗方案。自体造血干细胞移植适用于年龄＜65岁，经过化疗症状有缓解，且没有严重脏器损伤的患者。

3. 对症支持治疗：在化疗基础上应用双膦酸盐，以抑制骨髓瘤发生骨破坏；积极控制感染，以免影响化疗的效果而加重病情。

七、多发性骨髓瘤患者会复发吗？

随着蛋白酶抑制剂的广泛应用，多发性骨髓瘤患者的缓解时间和生存期逐渐延长。但是，不管是患者采用化疗还是进行骨髓移植，大多数多发性骨髓瘤的患者还会复发。与单纯采用化疗的患者相比，顺利进行骨髓移植治疗能够将复发时间推迟1～2年。

八、多发性骨髓瘤会遗传吗？

目前研究认为，多发性骨髓瘤属于后天获得性恶性肿瘤，不具备遗传性，但多发性骨髓瘤的家族病史会让后代患病率增高，这称为遗传易感性。

九、哪些情况应该提高警惕，及时就诊？

中老年人如果出现不明原因的贫血、骨痛、病理性骨折、肾功能不全、反复感染等症状时，应及时前往医院血液科就诊，完善相关检查，以实现早诊、早治。

十、普通体检能否发现或者提示多发性骨髓瘤？

中老年人定期常规体检是非常必要的，如果在体检中发现贫血、球蛋白升高或者与年龄严重不符的骨质疏松，医生和患者都应该考虑有多发性骨髓瘤的可能，宜尽早进行相关检查。另外，＞ 45 岁的人群如果家族中有多发性骨髓瘤患者，在常规体检的基础上可以加做免疫球蛋白和蛋白电泳的检查。

多发性骨髓瘤目前虽然不可治愈，但是近年来的研究进展非常迅速，出现了多个效果比较好的新药，生存时间可以延长至 8 ～ 10 年，尤其是早期发现的患者，预后会更加理想。因此，早诊、早治是关键，相信在不久的将来，我们一定会战胜它。

骨科隐形杀手——软组织肉瘤

航天中心医院 宋光泽

提起骨科，大家熟知的如四肢骨折、腰椎间盘突出、颈椎病、关节炎等疾病，殊不知骨科中还潜藏着一个高级隐形杀手——软组织肉瘤。软组织肉瘤是指发生于纤维组织、脂肪、平滑肌、横纹肌、脉管、滑膜等间叶组织来源的恶性肿瘤。根据 NCCN 软组织肉瘤的临床指南，可将其细分成几百种。

总体来说，软组织肉瘤发病率低于肺癌、胃癌、乳腺癌等实体肿瘤，但其存在发病隐匿、位置深、易早期转移、复发率高等特点，治疗难度大、病残率高，且缺少完全统一的治疗方案，属于骨肿瘤学组的"头号公敌"。治疗方式通常包括手术、化疗和放疗，近年来基因靶向治疗及 PD-L1/PD-1 抑制剂发展迅速，靶向药物大量研发，在一些患者人群中取得良好疗效。

一、软组织肉瘤的发病特点

1. 局部肿块：肿块大小不等，可持续数月或数年。恶性肿瘤生长较快，体积较大。肿瘤边界多不清晰，与周围组织粘连，部分患者因肿瘤压迫血管、神经产生相应症状而就诊。

2. 局部疼痛：恶性肿瘤生长迅速，可刺激周围组织产生局部压痛、放射痛等，有时可出现夜间痛、静息痛等，部分恶性肿瘤早期无疼痛症状，易误诊、漏诊。

3. 发病部位：纤维源性肿瘤多发生在皮下组织；脂肪源性肿瘤多发生在臀

部、下肢及腹膜后等脂肪含量较多的部位；滑膜肉瘤易发生于关节附近。

4. 软硬程度：肿瘤中纤维、平滑肌成分较多者，质地较硬（如额头）；血管、淋巴管及脂肪成分较多者，则质地较软（如嘴唇）；成分混杂伴有囊性变坏死时，质地可呈韧性（如鼻尖）。

5. 活动度：位置较深或周围组织浸润的软组织肉瘤，活动度较小，与周围粘连。

6. 皮肤温度：软组织肉瘤血供丰富，局部皮温较高。

二、影像学及实验室检查

病变部位的 X 线、超声、CT 及 MRI 等检查；实验室相关检查，包括血常规、肝功能、肾功能、电解质、碱性磷酸酶等；PET-CT 检查。

三、治疗方案

根据软组织肉瘤的组织学类型、分子遗传学特点、病理学分期，以及患者的全身状况等因素，形成以手术为主，辅以放疗和化疗、分子靶向治疗及免疫治疗等相结合的个体化综合治疗模式。对于可完全切除的肿瘤，首选手术治疗。据统计，软组织肉瘤 5 年总生存率为 35%～45%。不恰当的手术方式常会引起软组织肉瘤的高复发率和转移率。

四、预防措施及饮食指导

软组织肉瘤的发病机制目前尚未明确，目前尚无确切有效的预防措施，因此，早期发现和早期治疗就显得尤为重要。不过在生活中，我们可以采取以下措施进行预防和早期排查：

1. 出现不明原因的疼痛需要早期就医。

2. 发现进行性增大的肿物需要早期就医。

3. 避免放射性及化学物质的长期局部刺激。

4. 保持居住环境干净整洁，空气流通。

5. 锻炼，提高自身免疫力。

6. 避免紧张、焦虑情绪，作息规律。

7. 饮食应以富含维生素及矿物质，且易消化吸收的食物为主，同时还需保证每天摄入适量的新鲜蔬菜和水果。

8. 忌辛辣刺激性食物，不吸烟，不酗酒。

五、当前现状

早发现、早诊断、早治疗仍然是提高软组织肉瘤患者生存率的关键因素。目前存在的问题是，对于此类肿瘤的防治宣传工作还不够，希望大家对肿物提高警惕，即使是出现时间较长的肿物，亦需提防其恶变的可能。

高度恶性的滑膜肉瘤，青年要当心！

航天中心医院　宋光泽

一、什么是滑膜肉瘤？

滑膜肉瘤（synovial sarcoma, SS）是一种发病率高，且高度恶性的软组织肉瘤，约占软组织肉瘤的 10%。起初人们认为，滑膜肉瘤是一种源于关节、滑膜及腱鞘组织的肿瘤，但随着对该病不断地认识和了解，发现其起源与滑膜组织无关，其命名其实是一个历史错误。该病特定的起源细胞尚未被证实。

二、发病特点

滑膜肉瘤的发病无性别差异，可发生在任何年龄、任何部位，青壮年发病率较高，发病高峰为 20 ～ 30 岁，约 30% 的患者在 20 岁以下患病。其常发于四肢大关节，也可发生于前臂、大腿及腰背部等关节外部位，主要表现以局部肿胀、早期无痛性肿块为主，且逐渐出现活动受限。一般来说，该肿瘤生长相对缓慢，但个别病例可在短期迅速增大，由于其起病隐匿，容易漏诊及延误治疗。该肿瘤细胞极易通过血行转移至肺部，有肺转移的患者其生存率远低于无肺转移患者，肺部转移灶的个数与患者预后有密切关系。值得注意的是，由于其恶性程度较高，局部复发率高，即使经正规治疗，5 年生存率仅为 40%。

三、诊治流程

若怀疑是恶性肿瘤或存在恶性倾向时，一般在结合临床、影像学的基础上，依靠活检确诊。可酌情进行针吸、穿刺、切开等活检方式明确诊断，及时治疗。

四、治疗

治疗需结合肿瘤分期、身体状况等，采取手术、放疗、化疗、分子靶向治疗、细胞免疫治疗等综合个体化治疗。

其中手术以广泛切除为主，若没有达到安全的外科边界，术后局部复发率较高，遇有重要神经、血管受累时，需牺牲神经和血管，必要时行截肢手术。

当患者出现局部复发或远处转移时，常规化疗的效果则不尽如人意。

在分子靶向治疗领域，随着新的治疗靶点不断被发现，分子靶向药物越来越多，在晚期滑膜肉瘤患者中逐渐显示出良好的疗效。培唑帕尼、瑞戈非尼、安罗替尼、阿帕替尼等一批药物的发现及临床应用，在不同的多中心临床试验中均呈现出客观疗效，非常有助于提高患者的生存率，这在 2019 版 NCCN 软组织肉瘤临床实践指南中亦有体现。

五、在日常生活中，如何早期发现？

出现这些问题时，需要及时就医诊治：

1. 不明原因的肿块，位置较深，体积较大。

2. 肿物生长速度较快，且有进行性加重的趋势。

3. 触摸肿物局部皮肤温度高，可见表面静脉怒张。

4. 逐渐出现的局部疼痛、夜间痛、静息痛，但大部分滑膜肉瘤早期可不引起疼痛。

5. 肿物短期内发生明显变化，如溃破、颜色改变、加速生长等。

6. 肿物进行性增大，可能累及关节而引起相应的肢体功能障碍，若有重要神经、血管受压时，可出现肢体麻木、发凉等。

第十一章

皮肤上
看得见的癌

唇部长期糜烂，当心是癌不是"炎"

航天中心医院　刘　洁

一到秋冬季节，口腔科就多了一些来看"嘴唇"的患者。他们嘴唇干燥、结痂，还常常伴有渗血、疼痛和糜烂，苦不堪言。然而通过药物治疗和日常维护，这类患者往往可以完全康复。但是对于某些唇部长期糜烂，特别是长期从事户外工作的朋友，一定要警惕"唇癌"的发生。

一、什么是唇癌？

唇癌就是发生在唇部的恶性肿瘤，目前在口腔癌的发病率中位居第三位。唇癌绝大多数发生在下唇，而又以下唇中 1/3 与外 1/3 交界处的唇红缘黏膜为好发区。

二、唇癌是怎么发生的？

研究表明，唇癌的发生可能与四种危险因素有关。

（一）吸烟

重度烟草爱好者的口腔癌患病概率是非吸烟者的 5～6 倍。一支香烟燃烧会产生大约 500 mg 的气体和微粒，其中的焦油含有最强的致癌物质。吸烟时有害物质进入唇部的黏膜内，可引起分子结构变化而致病。

（二）饮酒

酒精本身并未被证明有致癌作用，但酒精可作为致癌物质的溶剂，使致癌物更容易进入口腔，加上酒精的脱水作用，使唇黏膜对致癌物质更敏感。酒精损伤肝脏，而肝脏是我们最重要的解毒器官，一旦患了肝病，则肝脏会降低对致癌物质的解毒作用。

（三）环境因素

从事户外工作者，长期暴露在日光直接照射下，其唇癌和皮肤癌的发病率都较高；接触电离辐射可引起遗传物质 DNA 的改变，激活肿瘤基因而导致癌变。

（四）慢性刺激与损伤

锋利的牙尖、残根或者不合适的假牙，长期刺激唇黏膜可诱发唇部溃疡，甚至癌变。

三、唇癌有怎样的表现？

唇癌可表现为菜花样、溃疡样变化，边缘外翻，高低不平，且症状超过 2 周仍不见好。晚期唇癌可侵犯全唇并向周围发展，并且伴有淋巴结的转移。

四、预防唇癌，从生活做起

1. 避免长时间光照，建议户外工作者佩戴口罩。

2. 避免抽烟与饮酒。

3. 及时处理口腔内的残根、残冠。

4. 及时调磨不合适的假牙。

5. 均衡饮食，不喝、不吃过烫、过辣的食物，以免刺激黏膜。

6. 锻炼身体，增强体质，提高免疫力。

7. 定期口腔检查，排查癌前病变。

这样的"痣"可能是皮肤癌

中国航天科工集团七三一医院　　薛　丹

皮肤是人体最大的器官，它包裹着我们人体的体表，也是我们人体最大的保护屏障。随着年龄的不断增长，我们的皮肤上会逐渐出现一些老年斑或痣的东西，不少人对此并不重视，随意处置，错过了治疗时机，造成无法挽回的后果。

一、什么样的老年斑或痣是皮肤癌？

（一）从外观上看

1. 形状异常：如果发现自己身体上原来的斑或痣突然出现形状异常时，要引起注意。一般情况下，正常的斑或痣形状是规则、圆润的，而形状突然变得不规则，或突然异常增大，可能是恶化成皮肤癌的先兆。

2. 颜色异常：正常的老年斑或痣是黑色或褐色的，是由于机体内黑色素正常沉积而产生。而当我们发现原有的斑或痣的颜色比原来变深或变浅时，则要警惕可能是恶化成皮肤癌的先兆。

3. 皮肤破溃经久不愈：有的老年斑或痣，早期会有瘙痒的感觉，由于搔抓会出现皮肤破损，当溃破的伤口经久不愈时，可能是皮肤癌变导致伤口自愈能力差的表现，要提高警惕。

4. 出现卫星现象：卫星现象是指在原有的斑或痣的四周，出现了像卫星一

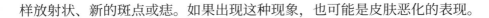

样放射状、新的斑点或痣。如果出现这种现象，也可能是皮肤恶化的表现。

（二）从部位上看

1. 暴露部位的老年斑或痣：由于容易长期受到紫外线的照射，可能增加癌变的机会。

2. 摩擦部位的痣：有资料显示，有的色素痣的癌变与长期摩擦有关。因此，长在易摩擦部位，如手掌心、足底、背部、生殖器等部位的痣，恶变率高，要注意观察。

3. 长在指甲上的痣：有的痣长在手指或脚指甲下方，特别是第一指（趾）甲的痣要注意。

4. 长在黏膜处的痣：如长在口腔黏膜、外阴黏膜、包皮处的痣也要注意。

二、如何预防皮肤癌？

1. 保护皮肤：避免因瘙痒而搔抓皮肤，皮肤出现小的破损时，要及时处理，对已感染的皮肤要清洁消毒，注意保护。

2. 保持皮肤的清洁卫生：细菌感染是引起皮肤病的主要因素之一，如果不注意皮肤清洁，皮肤表面的细菌会堆积，从而造成皮肤感染、发炎、溃烂，而炎症久了可以诱发皮肤癌。因此，我们要注意个人卫生，勤洗澡，勤换衣。

3. 减少或避免接触化学刺激物质（如苯、砷等），远离辐射。

4. 注意防晒：有研究发现，强烈的阳光中含有大量的紫外线，如果照射时间过长，诱发皮肤癌的概率大大增加。因此，我们日常要做好防晒，避免阳光长时间照射皮肤。

5. 增强体质：合理膳食，保持身心愉悦。因为只有健康的生活方式，才能保持我们机体免疫功能正常，减少癌症的发生。

皮肤癌的发生率虽然在亚洲并不高，但近年来在我国也呈逐渐上升趋势。与其他癌症相比，皮肤癌的病死率相对较低，早期发现后可通过手术切除、放疗、化疗等方法达到治愈。因此，早发现、早诊断、早治疗尤为重要。但由于皮肤癌早期症状无特殊性，很容易被忽视。只要我们平时做好预防，一定能减少皮肤癌的发病，同时，从思想上要高度警惕我们身上这些特殊的"痣"，尽早就医，及时治疗，从而提高皮肤癌的治愈率，降低其死亡率。

很多皮肤癌可以治愈

湖南航天医院　高贵云

在这个谈癌色变的时代，身上不明原因长个"坨"，不少人会担心自己是不是得了皮肤癌，会产生极度恐惧，这主要还是因为人们对皮肤癌缺乏认知。其实，多数皮肤癌并没有那么可怕，可以治愈。那么，到底什么是皮肤癌？皮肤癌是由什么引起的？常见皮肤癌有哪些，长什么样子？我们如何辨别是不是得了皮肤癌？得了皮肤癌要怎么办？皮肤癌传不传染？皮肤癌怎么治疗呢？如何预防呢？下面我就为大家科普一下皮肤癌的相关知识。

一、什么是皮肤癌？

皮肤癌，即发生在皮肤上的恶性肿瘤，常见的有基底细胞癌、阴茎鲍温病、鳞状细胞癌、Paget 病、黑色素瘤等。

二、人体哪些部位易患皮肤癌？

皮肤上任何部位均可发生皮肤癌，但每种皮肤癌的好发部位都不同。

三、哪些因素能诱发皮肤癌？

1. 长期生活或工作在炎炎烈日之下，遭受紫外线照射。
2. X 线照射及热辐射。

3.遗传因素，如着色干皮病或白化病患者。

4.慢性皮肤病，如经久不愈的皮肤溃疡。

5.化学因素，如长期接触沥青、煤焦油、砷、石蜡等。

6.癌前期皮肤病，如患有日光性角化病、皮角、黏膜白斑等。

四、常见癌前期皮肤病有哪些?

癌前期皮肤病尽管还不是癌，但是癌变的风险大，也需要我们尽早治疗。

（一）日光性角化病

这是一种上皮性癌前期病变，与日晒有关。好发于暴露部位，表现为淡褐色或灰白色的角化性丘疹，表面有干燥粘连性鳞屑，不容易剥离，周围有红晕，偶见角化明显、增生呈疣状。

（二）皮角

好发于日照部位，多在脂溢性角化病、寻常疣、角化棘皮瘤、汗孔角化病或早期皮肤鳞状细胞癌等皮损上重叠发生角化过度。由于病损处角质物异常增多而形成突起状角化性皮损，看起来像动物的角，可呈羊角状或鹿角状，表面多粗糙、不光滑，呈淡黄、褐色或黑褐色，质硬。但丝状疣、基底细胞癌、转移性肾癌、颗粒细胞癌、皮脂腺癌和 Kaposi 肉瘤等疾病也可引起这种病变。

（三）黏膜白斑病

这是发生于口腔或外阴等黏膜部位的白色角化性疾病，表现为点状、片状或条状灰白或乳白的角化性斑片。

五、常见皮肤癌的表现

（一）基底细胞癌

1.结节溃疡型：好发于颜面，皮损初起为灰白色或蜡样小结节，质硬，缓慢增大并出现溃疡，绕以珍珠状向内卷曲的隆起边缘，称为侵蚀性溃疡。

2. 表浅型：常发生于躯干部，皮损为一个或数个轻度浸润性红色鳞屑性斑片，可向周围缓慢扩大，境界清楚，常绕以细线状、珍珠状边缘，表面可见小片表浅性溃疡和结痂。

3. 硬皮病样型或硬化型：常单发于头面部，皮损为扁平或轻度凹陷的黄白色蜡样或硬化性斑块，无隆起性边缘、溃疡及结痂。

4. 色素型：与结节溃疡型类似，皮损呈褐色或深黑色，中央呈点状或网状，易误诊为恶性黑色素瘤。

5. 纤维上皮瘤型：为一个或数个高起性结节，触之呈中等硬度，表面光滑，类似纤维瘤。

（二）鳞状细胞癌

鳞状细胞癌简称鳞癌，起初常为小而硬的结节，边界不清，生长较快，早期中央易发生溃疡，溃疡表面呈颗粒状，易坏死、出血，溃疡边缘较宽，高起呈疣状或菜花状，质地坚硬，伴恶臭；部分肿瘤可呈凹陷性，进行性扩大并形成溃疡，可侵犯筋膜、肌肉及骨骼，可发生淋巴结转移。

（三）鲍温病

皮损常表现为孤立、边界清楚的暗红色斑片或斑块，表面常有鳞屑、结痂和渗出，除去鳞屑和结痂可露出暗红颗粒状或肉芽状湿润面，很少出血或不出血，如形成溃疡则提示侵袭性生长。常不痛不痒，约5%可变成鳞癌，多发于老年人。

（四）Paget 病

有乳房 Paget 病和乳房外 Paget 病，女性较常见。

1. 乳房 Paget 病：好发于单侧乳房及乳晕，多见于女性，皮疹初为红斑或斑块，表面有鳞屑，常伴湿疹样改变，表浅糜烂、渗出或结痂，浸润明显，缓慢向周围扩大，可形成溃疡和乳头回缩，常误诊为乳房湿疹。

2. 乳房外 Paget 病：常发生于阴囊、腋窝、肛周，与乳房 Paget 病表现类似。

（五）黑色素瘤

黑色素瘤是一种来源于黑素细胞的恶性肿瘤，在皮肤肿瘤中的恶性程度最高，容易发生转移。因此，黑色素瘤的早期诊断及治疗显得尤为关键。黑色素瘤可分为肢端雀斑痣样黑色素瘤、恶性雀斑痣样黑色素瘤、结节性黑色素瘤、表浅扩散性黑色素瘤四种类型。早期表现为正常皮肤上出现黑斑，或原有的黑痣近期长大，颜色加深或色彩斑驳，进一步发展可出现卫星灶，形状变得不规则，出现溃疡，反复不愈。这些又被称为"ABCDE"，即"A"（Asymmetry），不对称；"B"（Border irregularity），边缘不规则；"C"（Color Variation），颜色改变；"D"（Diameter），直径＞6 mm；"E"（Elevation），隆起。

另外，皮肤癌还有汗腺癌、皮脂腺癌、痣样基底细胞癌综合征、隆突性皮肤纤维肉瘤、皮肤淋巴细胞瘤、卡波西肉瘤、蕈样肉芽肿、Paget 病样网状细胞增生症、淋巴瘤样丘疹病、皮肤 B 细胞淋巴瘤、恶性组织细胞增生病、皮肤白血病等。

六、哪些情况需要我们警惕皮肤癌的发生？

1. 身上长了个不明原因的肿物，该肿物反复出现红肿、疼痛、渗液，或短期内迅速增大，或周围出现卫星灶，或出现持续性痒感，或中央出现硬结、溃疡及出血等。

2. 长期不愈合的皮肤溃疡。

3. 皮肤上反复无缘无故地结痂，尤其是痂长久不消失。

4. 日光性角化病患者的皮疹出现破溃、流血或突起。

5. 皮肤上的瘢痕反复出现溃疡、结痂。

七、皮肤癌传不传染？

在这里，我要明确告诉大家，皮肤癌是自身细胞出现异常的增生，和我们所知的传染病不一样，是没有传染性的，与皮肤癌患者共同生活的人们不需要担心。

八、皮肤癌如何诊断和治疗？

如果医生怀疑体表的肿瘤不是良性的，便会切一小坨组织，行活检及免疫组织化学检查，以帮助确诊。一旦确诊，治疗方法如下：

1. 手术切除：适用于各种皮肤癌，为治疗皮肤癌的首选方法，对于淋巴结转移者，还需行淋巴结清扫术。

2. 光动力治疗：对于不宜进行手术切除的部位或不能耐受手术的患者，可行光动力治疗。

3. 其他：如化疗、放疗、电凝、电灼等。

九、身上长了个肿物，如何简单自查其良恶性呢？

1. 良性皮肤肿瘤：边界清楚，表面光滑，不破溃，大致对称。

2. 恶性皮肤肿瘤：边界不清楚，表面常破溃、出血，长得不规则。

十、如何预防皮肤癌的发生呢？

1. 很多皮肤癌和紫外线照射有关，而阳光中就有紫外线。因此，日常生活中做好防晒工作对预防皮肤癌至关重要。在户外活动时，最好穿长裤、长袖的衣服，戴上帽子，涂上防晒霜。

2. 密切观察身上痣的变化，足底、腹股沟及手掌等摩擦部位的色素痣最好尽早去医院手术切除，不要随意用激光或药水点痣，不要反复搔抓、捏挤它，以免增加色素痣恶变的机会。

3. 从事放射的工作者，应做好防护措施，尽量避免接触电离辐射。

4. 日常生活及工作中，尽量避免长期接触煤焦油、砷、石蜡等致癌物。

总之，我们平时生活中应当多留意自己身体的变化，若发现自己的身上莫名地长个肿物，或身上原来就有的肿物突然有变化，不必恐慌，及时去正规医院进行检查，及时进行诊断和治疗。

指甲上有痣也有癌

中国航天科工集团七三一医院　张　阳

那些年，《非诚勿扰2》电影中一人物脚底下的一颗黑痣，让我们知道了恶性黑色素瘤，那场"人生告别会"也带给了我们一个"痣"的提醒，这让医院门诊来给"痣"确诊的人络绎不绝。近些年，随着美甲、足疗行业的兴起，常常被人们忽视的指甲引来了不小的风波，来看指甲上黑线的患者越来越多，因为网上一搜，满眼看到的都是恶性黑色素瘤，先被吓个半死！殊不知指甲上也有"痣"，经过医生的仔细检查，绝大多数患者都是甲母痣，不需要特别处理。但若在短时间内发现其变化，就要及时到医院处理了。

此处需要我们关注的是，甲母痣和甲下恶性黑色素瘤的鉴别。

甲母痣指甲基质中的交界痣，其色素溢出至甲板（俗称"指甲盖"），并随着甲板的生长而向前推移至甲缘（"指甲盖"的最远端，平日用指甲刀修剪的地方），在甲板上呈现稍隆起的纵行棕黑色条纹（宽约 3.0 mm），可累及整个甲板，边界清楚规矩，颜色均匀，在任何年龄均可发生，一旦出现，持续不退。

甲下恶性黑色素瘤约有 2/3 的患者以甲出现棕黑色色素沉着为首要表现，但色素不能随指甲的生长而扩展，或色素宽度超过 3 mm，或色素不规则沉着，出现甲板破坏，瘤性增生、破溃，肿瘤结节扩展至甲皱襞（包围指甲的皮肤隆起），并有色素沉着（Hutchinson 征）。任何年龄段均可发病，50 ～ 70 岁多见，90% 病变累及拇指和拇趾。

患者一旦出现这些情况，简便的"ABCDEF"原则（表 11-1）可为甲下黑色素瘤的早期诊断提供帮助。符合的条数越多，最终确诊为甲下黑色素瘤的可能性就越高。

表 11-1　"ABCDEF"原则

原则	表现
A:age（年龄）	发病年龄见于 20 ～ 90 岁，高峰期是 50 ～ 70 岁
B:band（色带）	色素带颜色为棕色至黑色（brown-black）；带宽≥ 3 mm
C:change（变化）	甲色素改变明显、生长过快；常规治疗方法无效
D:digit（肢端）	受累部位分别是大拇指＞大脚趾＞示指；单个甲受累＞多个甲受累
E:extension（扩展）	甲色素累及甲周，或近端甲皱襞（Hutchinson 征），或甲板游离缘
F:family（家族史）	有黑色素瘤家族史；既往有黑色素瘤个人史；发育不良痣综合征

　　避免外伤及过度刺激，有利于预防甲下黑色素瘤，故早期诊断和及时治疗非常重要。大家可以到皮肤科找专业医生进行病史、临床表现及电子皮肤镜检查分析，鉴别诊断。如有恶变信号，无论面积大小、形态如何，均需预防性切除，避免耽误治疗。祝您身体健康！

第十二章

筛查与诊断检查

体检：守护健康的"吹哨人"

航天中心医院　王　婧

健康体检是客观评价自身健康情况的最佳途径。规律科学的健康体检能够帮助我们将一些疾病扼杀在萌芽阶段，做到早发现，早诊断，早干预，早治疗，可谓是守护健康的"吹哨人"。

一、健康体检中早期发现癌症的方法

（一）常规癌症筛查

常规的癌症筛查检测可以通过血液检查、胸部 X 线和超声检查完成。当恶性肿瘤形成时，往往会引起血液中某些物质的增加，这些物质有的来源于癌细胞的代谢产物，有的是分化紊乱的细胞基因产物，有的是人体细胞对癌细胞的反应产物。我们将这些特异性的物质称为肿瘤标志物。通过血液化验检查，如果肿瘤标志物的水平明显升高，医生将高度怀疑身体里出现了肿瘤，那么就需要进一步的检查来明确肿瘤的位置与性质了。

呼吸系统疾病发病率很高，同时肺癌也是发病率较高的癌症之一，通过常规的胸部 X 线检查往往能够明确大部分呼吸系统疾病；腹腔、盆腔超声检查，因其无创，并且基本能够探测到腹腔和盆腔内全部柔软脏器的情况，常被应用于探查和除外肿瘤。因此，胸部 X 线检查和腹腔、盆腔 B 超也是体检中最常应用的检查项目。

（二）专项癌症筛查

对于发病率比较高的癌症，通常需要更有针对性的检查方法。

怀疑肺部肿瘤，需要通过肺部 CT 进一步明确；胃肠方面的癌症，可以通过胃镜和肠镜检查，进行早期筛查；宫颈癌，可以通过采集宫颈口脱落的细胞来筛查是否出现癌变；如果发现乳房肿块，综合考虑家族遗传病史和年龄因素后，需要明确肿块是否为乳腺癌时，则需要通过乳腺超声判断其形态边界，也有可能需要做进一步的钼靶检查。总之，医生会根据您的情况综合判断，并为您制定有针对性的癌症筛查计划。

二、常见癌症筛查的频率和时机

（一）肺癌筛查

常规体检包含胸部 X 线检查，当出现异常时可进一步行肺部 CT 检查。40岁以上者建议常规行肺部 CT 检查。

（二）乳腺癌筛查

建议常规每年定期行乳腺超声检查，并根据检查结果遵医嘱进行复查，以追踪肿块形态、大小、质地变化等。

（三）甲状腺癌筛查

建议常规每年定期行甲状腺超声检查，并由医生结合甲状腺功能检查结果与甲状腺超声检查结果综合分析、制定复查计划。建议遵医嘱进行复查。

（四）胃肠道癌症筛查

建议年龄大于 40 岁，未进行过胃、肠镜检查的人群常规进行胃、肠镜检查，并根据检查结果遵医嘱进行复查。同时建议胃、肠镜检查结果未提示明显异常者，每 3 年进行胃、肠镜复查。

（五）宫颈癌筛查

21 岁以上有性生活史的女性建议接受筛查。21～29 岁建议每 3 年筛查一次。

　　体检让您了解自身健康情况，是发现早期疾病的最佳途径，应当得到充分的重视。癌症筛查工作也是健康体检中非常重要的一个环节，您只需要按照医生的嘱托，向医生提供真实可靠的个人情况和病史信息，相信我们专业的健康体检医疗团队将为您制定合理的健康体检计划，为您的健康保驾护航，做您健康隐患的"吹哨人"。

超过 1/3 的癌症可以预防

航天中心医院 贺永梅

近年来，癌症的发生率越来越高，大部分人对于恶性肿瘤过分恐惧，认为恶性肿瘤即不治之症，无疑被判了死刑。其实不然，世界卫生组织数据表明，至少 1/3 的癌症可以预防。如何才能使自己远离癌症？下面的八大高危因素必须引起重视！

一、吸烟

在 WHO 公布的致癌因素中，吸烟排在第一位。吸烟不仅会增加自己的患癌概率，也会增加家人的患癌概率。研究发现，每天吸烟 20 支、烟龄超过 20 年，患肺癌死亡的危险性是未吸烟者的 20 倍；吸烟年龄越早、数量越多，发生肺癌的风险越大。与吸烟者共同生活的女性患肺癌的概率是常人的 6 倍；女性吸烟患肺癌的危险性更大，是男性吸烟者的 1.9 倍。

预防：戒烟并远离吸烟者，避免二手烟。

二、饮酒

乙醇在体内的代谢产物——乙醛是明确的致癌物，容易引发口腔癌、咽癌、喉癌、食管癌、直肠癌、肝癌等。长期大量饮酒，乙醛在体内过量蓄积，会增加癌症的发生风险。

预防：尽可能不喝酒；避免长期大量饮酒；对喝酒脸红的，疑似乙醛脱氢酶缺陷或活性不足的人群更应注意避免接触酒精。

三、肥胖、超重

研究证明，肥胖可致某些肿瘤发生。女性肥胖者患子宫内膜癌、宫颈癌、卵巢癌及乳腺癌的概率较高；而男性肥胖者患结肠癌、前列腺癌的概率较高。

预防：

1. 保证 BMI 在 18.5 ～ 23.9。

2. 预防中心性肥胖，控制腰围：男性 ≤ 85 cm；女性 ≤ 80 cm。

3. 合理膳食，适当运动，即"管住嘴，迈开腿"。

四、饮食

一般认为，膳食粗糙、长期缺乏微量元素和维生素 C 者，发生食管癌和胃癌的危险性增加；过多摄入精制食品，脂肪、蛋白质摄入过多和膳食纤维摄入过少，发生结肠癌的危险性增加；食物中硝酸盐、亚硝酸盐多，食品经过煎炸、烘烤等烹调加工过程产生苯并芘、杂环胺等与肝癌、食管癌、胃癌的发生也有一定关系。

预防：

1. 选择可预防癌症的食物：水果、蔬菜、全谷物、奶制品。

2. 避免或减少可能增加癌症风险的食物如任何霉变食品、红肉和加工肉制品、快餐、高加工食品和含糖饮料。

3. 改变饮食模式，推荐低碳水饮食，其可降低癌症风险。

五、运动

运动过少被证明与结肠癌、乳腺癌、子宫内膜癌等有关，还会导致肥胖，间接导致相关癌症风险的增加。

预防：

1. 避免久坐不动。

2. 每周至少进行 150 分钟的中等强度有氧锻炼，包括步行、骑自行车、做家务、游泳、跳舞、打羽毛球或乒乓球等。

六、感染

乙型和丙型病毒性肝炎容易引起肝癌；HPV 感染导致了 90% 以上的宫颈癌；幽门螺杆菌感染增加胃癌的风险；EB 病毒和鼻咽癌也"不清不楚"。

预防：

1. 接种疫苗，如乙肝疫苗、宫颈癌疫苗。

2. 进行根除幽门螺杆菌治疗。

3. 定期体检筛查，积极治疗。

七、环境污染

室外空气污染（汽车尾气、工业废水、废气等），以及室内油烟、装修污染、接触铅、硌、砷等重金属都会增加患癌的风险。洗发水、沐浴露、防晒霜、化妆品等日用品中可能暗藏二恶烷、氧苯酮、苯氧乙醇和甲苯等可致癌的化学物质。

预防：

1. 在有霾的天气出门，佩戴 PM2.5 防护口罩；做饭使用抽油烟机，常开窗通风。

2. 买护肤品时要从正规渠道购买产品，买前查看成分表，规避含有二恶烷、氧苯酮、苯氧乙醇等成分的产品。

3. 远离装修污染，重金属污染等。

八、社会心理因素和精神因素

特殊的感情生活史、个人的性格特征，以及长期紧张、忧郁、绝望和难以解脱的悲哀等，与癌症的发生有一定的关系。

预防：保持乐观情绪，善于自我安慰，自我解脱，工作能劳逸结合，保持良好的同事关系和家庭关系，避免急躁、暴怒或郁郁寡欢，对预防癌症是非常有利的。

关于癌症早筛技术，必须要知道

航天中心医院　刘天天

癌症的早诊、早治具有重要意义。在充分有效且不良反应极低的药物被开发之前，肿瘤的早期发现仍然是降低死亡率的最有效方法。对于癌症来说，不论治疗技术如何先进，永远是预防比治疗的获益来得更多。2020 年美国癌症统计数据指出，癌症早期筛查和及时治疗使美国多种癌症死亡率直线下降，从患者体验和经济负担的角度来说，癌症早发现的治疗成本也较低。癌症诊疗"重心前移"是大势所趋，"早筛"显得越来越重要。目前，人们已开发或正在试验多种可用于癌症早筛的技术，如钼靶摄片（用于乳腺癌）、低剂量螺旋 CT（LDCT）、超声检查、MRI、消化道内窥镜、循环肿瘤细胞（CTC）、分子标志物 [循环肿瘤 DNA（ctDNA）和粪便 DNA（stDNA）] 等。

传统的癌症早筛手段各有缺点。超声检查是简便、廉价的筛查手段，灵敏度高的超声检查可以检测出直径 1 mm 的肿瘤，但它并不能应对所有癌种，且直径＜ 3 cm 的肿瘤（如肝癌）相对隐蔽，一般医生漏检可能性较大；增强 CT 虽不错，但不良反应较大（碘造影剂可能引发过敏，糖尿病、肾功能不佳者也不适用），且这些昂贵的设备也不是随处可得。目前一些体检机构可以通过血液、尿液等样品，检查癌胚抗原等肿瘤标志物以判断是否患癌。不过，这些传统肿瘤标志物检测极易出现假阳性或假阴性，除了前列腺特异性抗原（PSA）之外，权威的医学指南并不推荐用肿瘤标志物来筛查癌症。

如果有一种新方法，抽一管血，查个 DNA 就能筛查癌症，那你要不要试试？事实上，这就是以 ctDNA 为代表的癌症早筛技术最大的卖点：在肿瘤还未形成时，发现致癌基因的突变。ctDNA 可理解为肿瘤细胞破裂后向血液循环系统释放的 DNA 碎片；cfDNA，即"循环游离 DNA"，是外周血液中的 DNA 碎片。

研究发现，通过收集和检测这些碎片，有可能发现癌细胞 DNA 的蛛丝马迹，包括碱基突变和 DNA 甲基化并及早治疗。cfDNA 包含了正常细胞的 DNA；ctDNA 则专指肿瘤细胞的 DNA。因此，有些公司也倾向于以 cfDNA 筛查早期癌症。

这种以 ctDNA 为研究对象，名为"癌症基因早筛"的泛癌种早筛技术，近年来成为生物技术公司的热门研究对象。但是相关报道指出，该技术有三个难点：首先，血液中 ctDNA 的检出难，肿瘤早期时 ctDNA 在血液中的丰度低于万分之一；其次，确立 ctDNA 与肿瘤之间的关系难，ctDNA 与肿瘤之间不是对等关系；最后，实现 ctDNA 从检测到器官的溯源难，难以判断 ctDNA 来自哪个器官。

提供相关液体活检服务的企业，在其技术没有成熟的时候，为了迅速抢占市场，总是过分宣传其技术优势，欺骗消费者，致使患者得到不准确的检测结果，也导致了行业乱象丛生。目前，虽然以血液样本进行肿瘤相关 DNA 检测方向上是可行的，但离临床应用还有一段距离。"滴血验癌"目前在国内技术尚不成熟，也并没有大规模应用。因此，切勿盲目相信。

有图有真相，防癌体检有的放矢

航天中心医院　谷　洁

防癌体检与常规体检的不同之处在于"精准"，项目不求多和全，只求有靶点、有目标。依据来自于大数据提供的癌症信息——中国最新癌症数据，可谓有图有真相。它让我们心明眼亮，知道了要严防哪些敌人，也知道了最佳的路线图，用最正确的侦查工具，去发现"敌人"的蛛丝马迹，让癌症无处藏身！

下面就让我们一起了解真相，解读应对之策吧。

真相 1：每天约 1 万人被确诊患癌；40 岁之后发病率快速提升，80 岁达到高峰

防癌对策：40 岁，人到中年上有老下有小，不敢得病也不能得病，但是靠祈祷，真心没有任何作用。正确方法是摒弃不良的生活方式，主动进行身体检查。而且防癌筛查要"有的放矢"，有针对性地做检查，要查对项目，这样才在我们与"癌"沾上边儿时，马上把它识别出来。

真相 2：肺癌发病率、死亡率双第一；不同城市发病率前十的癌症，肺癌都排第一

防癌对策：由于肺癌的高发病率，所有人都应对它提高警惕，尤其是以下高危人群：45 岁以上有长期吸烟史；长期工作在密闭的空调环境中或粉尘颗粒较多的环境中；有肺癌家族史；有慢性支气管炎、肺结核等慢性肺病史者。

而说到检查方法, 首选 LDCT！这是目前国际公认的发现早期肺癌的最佳手段。LDCT 提供的信息量远远大于我们熟知的胸片, 能发现很微小、很早期的病灶。同时, 所谓低剂量, 就是降低了人体接受的射线量, 我们担忧的辐射伤害就不是问题了。

真相 3：死亡率靠前的另一大类癌症——消化系统癌症

防癌对策：在癌症致死的榜单上, 除了肺癌, 其余高居前五位的均是消化系统癌症, 是我们也要高度防范的一类。其中胃癌和肠癌的高危人群主要包括：感染过幽门螺杆菌者；男性, 尤其是超过正常体重 20 ~ 25 kg 的男性；常吃加盐腌制的蔬菜或经烟熏的肉、鱼等食物；吸烟、酗酒；接受过胃部手术, 患胃息肉；有家族肿瘤疾病、家族胃癌史等。

检查方法：胃镜、肠镜是胃癌、肠癌最直接、最准确、最有效的诊断方法, 却也是最被抗拒的检查,“太难受、不舒服”是最多的拒绝理由。现在普遍开展的“无痛”胃、肠镜, 完全避免了不适感, 在睡醒一觉后, 检查已经做完了, 所以高危人群再也不要抗拒了。初次检查后, 如果发现胃内没有溃疡、肿瘤, 大肠内没有息肉, 5 年之内可以不再检查；如果有溃疡、息肉, 建议 1 年之后复查一次。

真相 4：女性患乳腺癌和甲状腺癌的风险最高

防癌对策：乳腺癌是女性第一大癌！高危人群包括：有乳腺癌家族史；反复做人工流产手术、长期服用避孕药、常用激素类药品或化妆品；婚后不育或初产年龄 > 35 岁；初潮年龄早于 13 岁或绝经年龄 > 50 岁；未哺乳或哺乳过长；精神抑郁、压力过大的女性等。

检查方式：40 岁以下的女性, 建议每年做一次乳腺超声检查, 40 岁以上的女性可以定期接受钼靶检查；一些有家族病史的女性, 还可以选择 MRI 检查。

防癌筛查新利器——类 PET

航天中心医院　谷　洁

您可能听说过，有一种筛查肿瘤的"厉害"检查，叫 PET-CT。它能发现身体里很小、很早期的肿瘤，但同时您肯定也听说过做这项检查很贵，一次就得花 1 万～ 2 万，还全自费。此外，检查中身体接受的 X 线量也比较大，所以许多需要排查肿瘤的人最终还是对它望而却步。

那有没有一项检查，它能像 PET-CT 一样"神奇"，而价格更亲民又避免接触大剂量的 X 线呢？还真有！它与"PET"仅有一字之差，叫"类 PET"，有兴趣的朋友就跟着我一起更深入地了解一下它吧。

一、它是一种什么检查，为什么叫"类 PET"？

这项检查的全称是"磁共振全身弥散加权成像"，其实就是一种核磁检查，听到核磁，您感觉亲切多了吧。只不过它不同于普通核磁，而是通过特殊设计序列，加强了对于水的弥散敏感度，从而能够进行全身的肿瘤筛查，鉴别肿瘤的良恶性，进行肿瘤分期，观察治疗效果和有无复发。而这些功能恰恰是 PET-CT 的神奇所在，所以这项检查被简称为"类 PET"。不仅如此，它与 PET-CT 相比还有其他的优点。

二、与 PET-CT 相比，"类 PET"有哪些优点？

1. 检查费用低：目前，全身检查费在 5000 元左右，有医保的话还可按比例报销。

2. 检查更安全：无创伤，无须注射药物，更没有射线危害。

3. 敏感性高：对肿瘤细胞的敏感性甚至强于 PET-CT。

4. 检查过程简单，时间短。

三、哪些人适合用"类 PET"做肿瘤筛查？

1. 疑患有肿瘤的人：指那些有症状、体征或经初步检查怀疑有肿瘤的人，需要进一步检查以帮助确定诊断，鉴别良性还是恶性。

2. 肿瘤高危人群：

（1）有癌症家族史的人：家族史是指三代以内的亲属中有患癌症的人。

（2）存在不良生活习惯者：如长期大量吸烟、酗酒；经常吃烧烤、腌制、高脂食品，以及水果和蔬菜摄入量少；久坐不动、缺乏运动；过度劳累、精神压力大、情绪忧郁或易怒的人。

（3）工作或生活环境中经常接触有毒、有害物质者：如城市空气污染重、经常吸入二手烟；经常接触苯、铅等物质的人。

（4）既往有慢性乙型肝炎、肝硬化；高危型 HPV 感染；患慢性萎缩性胃炎、幽门螺杆菌感染的人。

3. 健康体检人群：多数癌症在早期往往没有明确的症状，因此，在我们这些貌似健康的人当中其实就潜藏着癌症的早期患者。

4. 肿瘤患者：为了观察疗效，随访有无复发转移。

CT 这一被广泛应用的检查方法，随着科技手段的延伸，功能不断拓展，在新的领域又焕发出无穷活力，带给我们更安全、更快捷的感受和更精准、更全面的诊断，帮助需要的患者直达目的，让拥有健康的愿望近在眼前。

记住"CAUTION"法则，让生命之树常青

航天中心医院 宋 佳

WHO 网站上有这样一句话："Prevention offers the most cost-effective long-term strategy for the control of cancer"，翻译过来的意思就是：预防提供了最高性价比的长期防癌策略。癌症的预防早已是老生常谈了，好吧，让我们换个角度谈谈。

《众病之王：癌症传》（*The Emperor of All Maladies – A Biography of Cancer*），书名有点夸张，但并非某个写手的搏眼球之作。该书出自一位曾经在美国麻省总医院做过肿瘤医生，名叫悉达多·穆克吉（Siddhartha Mukherjee）的医学博士。这本书令我印象最深刻的就是其中的一个主题：预防就是最好的治疗（Prevention is the best cure），注意原文中有个定冠词"the"，用当下流行语更达意的翻译应该是：预防就是最好的治疗，没有之一。

那么，如何预防呢？我们需要请出一位真正的癌症探索中的巨擘。

电影《我不是药神》中，治疗特殊类型的慢性粒细胞性白血病的药叫"格列宁"，虽然这是个"戏称"，不过现实中还真有此药，大名（学名）叫伊马替尼（Imatinib），小名（商品名）叫格列卫（Gleevec），发明此药的真正"药神"叫布莱恩·德鲁克（Brian Druker），现任美国俄勒冈健康与科学大学骑士癌症研究所所长（还有其他不少头衔，毕竟人家现在是大咖）。20 世纪 90 年代，他只是一个名不见经传的研究人员，因伊马替尼一战成名，2009 年得到了有"美国诺贝尔奖"之称的拉斯克（Lasker-DeBakey）奖。细心的人一定注意到，

我国的屠呦呦教授在 2011 年也得了这个奖，后来于 2015 年又得了诺贝尔奖。但德鲁克尚未获得诺贝尔奖，因为费城染色体这一最关键的理论基础并不是他发现的。由以上比较我们也可以掂量出屠呦呦教授的贡献多么具有划时代性（真心为屠老师点赞）。那么，德鲁克教授关于癌症预防说了什么呢？很简单，就 3 个字：早探测（early detection）。不过大师就是大师，既说又练，他已筹集 10 亿美元在发展癌症早期探测技术。

具有 107 年历史的美国癌症学会给癌症的预防制定了一个"CAUTION"法则。大家知道 CAUTION 是英语单词"小心、注意"的意思，而在法则里，它的每个字母又代表了一条注意事项，简单且便于记忆。

C: change （变化），注意大小便习惯的变化。

A: a sore （一个溃疡），一个经久不愈的溃疡。

U: unusual （异常），异常出血或异常分泌物。

T: tickening （肿物），乳房、睾丸或其他地方变厚或者出现肿物。

I: indigestion （消化不良），消化不良或吞咽困难。

O: obvious （明显的），明显的疣或痣的变化。

N: nagging （顽固的），顽固的咳嗽或声音嘶哑。

哈佛大学医学院非常赞赏这 7 条警示，于 2019 年 10 月将此 7 条建议贴在其网站上，并且评论道："与其坐等新的科学突破，不如自觉行动起来自我保护。"做好早期个人风险因素的管控非常重要。哈佛科学家认为，75% 的致命性癌症是可以预防的。

我真诚地建议大家：从自身做起，从现在做起，远离那个"众病之王"，让生命之树常青。

肿瘤标志物检测

航天中心医院 翟喜超

"癌症"泛指所有的恶性肿瘤。癌症的现状：2015 年我国新发癌症约392.9 万人，死亡约 233.8 万人。平均每天超过 1 万人被确诊为癌症，每分钟有 7.5 个人被确诊为癌症。多数癌症患者出现不舒服的表现，比如肺癌出现咯血，胃癌出现咯血，多数为中晚期，目前的医学水平已无法治愈，而早期癌症往往能治愈。所以，癌症的早期发现、早期治疗尤为重要。

一、怎样早期发现癌症呢？

健康体检是发现早期癌症的重要手段，值得我们特别关注的是肿瘤标志物。肿瘤标志物是由肿瘤细胞本身合成、释放，或是机体对肿瘤细胞反应而产生或升高的一类物质，可以反映肿瘤的存在和生长。常常化验的肿瘤标志物包括甲胎蛋白（AFP）、癌胚抗原（CEA）、前列腺特异性抗原（PSA）、鳞状上皮细胞癌抗原（SCC）、癌抗原 724（CA724）、糖类抗原 199（CA199）、癌抗原125（CA125）等。

1. AFP 升高：主要见于原发性肝癌，也可见于睾丸癌、卵巢癌、畸胎瘤、胃癌或胰腺癌。

2. CEA 升高：主要见于胰腺癌、结直肠癌、乳腺癌、胃癌、肺癌等。

3. PSA 升高：提示前列腺癌。

4. SCC 升高：见于肺癌、食管癌、宫颈癌等。

5. CA724 升高：见于胃肠道癌和卵巢癌。

6. CA199 升高：见于胰腺、肝胆和胃肠道恶性肿瘤，CA199 是胰腺癌的首选肿瘤标志物。

7. CA125 升高：见于卵巢癌、宫颈癌、乳腺癌、胰腺癌、肝癌、胃癌、结直肠癌、肺癌等。

此外，良性疾病也可出现肿瘤标志物升高，比如病毒性肝炎、肝硬化时，AFP 也有不同程度的升高。银屑病等也可见 SCC 升高。

同一种肿瘤可有多种标志物升高，一种标志物升高也可出现在多种肿瘤的化验中。选择特异性肿瘤标志物或最佳组合，有助于提高肿瘤诊断的阳性率，比如，CA724 与 CA125 联合检测，可提高卵巢癌的检出率；CA724 和 CEA 联合检测，可提高诊断胃癌的敏感性。动态检测肿瘤标志物有利于良性和恶性肿瘤的鉴别，也有利于复发、转移和预后的判断。

一旦发现肿瘤标志物的异常，建议到医院就诊，找专业的医生进行处理。规律的体检可以发现大部分早期癌症。早期癌症大多可以治愈，一般能够返回工作岗位，恢复正常的工作和生活。

我们的小蝴蝶——甲状腺的检查

中国航天科工集团七三一医院 宋 萍

一、甲状腺的功能

甲状腺是人体最大的内分泌腺体，它能调节人体新陈代谢、促进生长发育、维持人体组织器官的正常运转。正常的甲状腺既薄又软，它像一只美丽的蝴蝶静静地停歇在我们颈部前方。

二、甲状腺"刷存在感"

甲状腺虽然功能强大，但平时"默默无闻"，我们不容易感觉到它的存在。但是当它出现肿胀、局部包块的时候我们就能感知到它，尤其部分人会有甲状腺功能亢进（甲亢）、甲状腺功能减退（甲减）等甲状腺功能异常所带来的伴随症状，还有些人晚期肿块较大且出现疼痛，甚至压迫气管、食管，出现吞咽梗阻及声音嘶哑等症状，此时去就医，治疗起来就比较困难。

三、定期筛查，早诊早治

近年来随着医疗水平的不断提高及人们对健康的重视，在每年的体检中会发现较多有甲状腺结节的患者，大家对甲状腺的健康关注度也日益增高，很多人也很担心自己的结节是不是癌。如果有以下高危因素，如童年期头颈部放射线或有放射性尘埃接触史；全身放射治疗史；声音嘶哑、呼吸困难、吞咽困难等症状；甲状腺或其他内分泌腺体肿瘤的既往史或家族史，都要高度警惕甲状腺癌，注意筛查，最好每年至少检查一次甲状腺 B 超及甲状腺功能，无特殊情况的人群可以 2～3 年选择性地检查甲状腺。如果在无不适症状的情况下颈部摸到肿块，应尽早就医进行甲状腺超声检查及甲状腺功能的检查，如出现功能异常或甲状腺超声检查异常，请到内分泌或甲状腺外科专科诊治。

部分人群就诊时因为早期甲状腺结节较小，不便于判断甲状腺结节的良恶性质，医生会建议随诊观察，定期复查甲状腺超声检查：如结节生长缓慢，一般良性可能性稍大，但仍需要定期复查甲状腺超声，通过甲状腺超声检查来进一步确定良恶性质；如结节生长迅速，那么恶性的可能性较大，需要尽快就医诊治；还有些人可能甲状腺未发现异常，但是在颈部其他地方发现肿块，如果没有疼痛而且分界不明显，需要怀疑是否为转移的癌性淋巴结，需要排查可能引起此处淋巴结转移的部位，尤其是甲状腺是否有恶性病灶；有些人甲状腺结构无异常，但是有甲状腺功能亢进或是甲状腺功能减退的症状，这时也是需要到内分泌专科诊治的。

四、战略上藐视，战术上重视

甲状腺癌一般可以分为 4 种亚型：乳头状癌、滤泡癌、髓样癌和未分化癌。而将近 90% 的甲状腺癌都是乳头状癌，这种亚型的病变生长非常缓慢，通过及时的治疗预后非常好，几乎不会导致患者死亡，其 10 年生存率达到 90% 以上。因此，确诊甲状腺癌后一定要积极配合医生进行治疗，积极处理。

治疗甲状腺癌，一般以外科手术治疗为主。需要注意，甲状腺癌可怕不可怕，危险不危险，并没有一个绝对的答案，在医生的指导下及时选择适合自己的治疗方案，才是对自己生命和健康最负责的态度。在术后，医生会根据患者的各种权重因素将复发风险分为低危、中危、高危。几乎所有患者都会进行甲状腺替代治疗，而且为了防止癌的复发，每个危险分层患者行甲状腺替代治疗的目标不一样，一般都会使甲状腺功能处于微甲亢状态。因此，患者术后看到自己的甲状腺功能是一个微甲亢状态很担心，而甲状腺功能正常反而不担心，这都是不对的。

甲状腺癌致病因素也并不明确，可能与环境、食品、激素、遗传、放射线照射等有关。有些人认为，补碘可以预防甲状腺癌，但是碘摄入量过多，也会导致甲状腺癌。建议大家生活中避免头颈部 X 线照射，避免使用雌激素，减少肥腻、辛辣等食品的食用。

对于甲状腺癌的防治，我们需要做的和了解的还有很多。

浅表肿瘤的良恶性判断——超声引导穿刺活检

湖北航天医院　刘　含

不知道大家有没有过这样的经历，某一天洗澡时在脖子上或胸上一摸，啊呀！怎么突然长了个小疙瘩。当来到医院后，医生给的建议一般是行相关检查或手术切除。那么问题来了，如果不想做手术怎么办？手术的切口该多大呢？尤其对于爱美的女性来说，身上留个长长的刀口总是影响美观的。不过，大家还想知道自己身上的小疙瘩是不是肿瘤，又该怎么判断呢？

脖子上的和乳腺上的疙瘩可以先行超声检查，确定包块的位置，然后在超声引导下行细针穿刺活检，取一点点组织出来做个病理检查，明确它的性质，问题就解决了。那么细针穿刺究竟是怎么回事？请跟我来看一看。

超声引导下的甲状腺结节及乳腺结节细针穿刺活检，是指在高频超声引导下，应用无菌穿刺针穿刺结节可疑部位，抽取结节部分成分送细胞学病理检测的一种鉴别包块良恶性的方法。超声引导下的穿刺活检具有安全可靠、创伤小、并发症少、取材方便、无针道转移等优点，是目前国内外甲状腺结节及乳腺结节诊疗指南所推荐的用于鉴别结节性质的首选诊断方法。

超声引导穿刺的目的在于鉴别需要外科手术和不需要外科手术治疗的肿块，减少了不必要的诊断性手术，可以判断肿块是否为癌性结节，此方法既减轻了患者病痛，节约了医疗资源，又可以判断肿块的性质，对于癌性肿块早发现、早判断、早治疗有着重大意义。

甲状腺癌是最常见的内分泌癌，其发病率逐年上升，通常需要积极手术治疗。此外，乳腺癌是女性常见的恶性肿瘤之一，其发病率也呈逐年上升趋势。通常对于甲状腺及乳腺上的直径较小的肿块，患者无明显的自觉症状，往往容易错过最佳的治疗时机，进而延误病情。国内外均有资料表明，早期发现的乳腺癌及甲状腺癌有较高的治愈率。因此，对于小肿块良恶性的鉴别显得尤为关键。

近年来，随超声诊断设备的不断发展，超声检查作为首诊检查发现的浅表器官肿块病例越来越多。对于单纯的小肿块，如盲目行手术切除会带给患者身体和心理上的创伤和经济上的负担。因此，对小肿块的术前确诊显得尤为关键，也是临床医生关注的焦点。

综上所述，采用超声引导下穿刺活检诊断浅表器官疾病，可以提升一次性穿刺成功率和疾病检出率，且安全性高，操作简单方便，具有较高的临床应用和推广价值。在后期的临床应用中，需要掌握超声引导下穿刺的适应证、做好穿刺前准备、合理选择穿刺针和活检四个方面的工作，从而提升超声引导下穿刺活检的应用价值。通过运用超声引导下穿刺活检，有利于临床对于肿瘤性质的判断，以及临床医生用药和手术做出最合理、最精准的判断，为广大患者带来治疗的福音！

低剂量胸部 CT 筛查，发现肺癌的利器

中国航天科工集团七三一医院　王秀英

近几年大家是不是感觉自己身边患肺癌的人有所增多且趋于年轻化，但治愈率却在不断提高？发生这种现象最重要的原因是健康体中 LDCT 筛查工作的普及，这使越来越多早期肺癌患者的诊断和治疗端口前移，这不但大幅提高了患者的生活质量和治愈率，而且显著降低了治疗费用，减轻了家庭负担。

强调肺癌早诊、早治端口前移，重点是最好在零期（原位腺癌）阶段做出诊断，10 年生存率能够达到 100%。腺癌早期（Ia 期）微浸润腺癌 10 年生存率能达到 97% ～ 100%。如果发展到中晚期浸润性腺癌，无论采取何种方法，包括靶向治疗，效果都不尽人意。研究发现，早期可治疗的原位腺癌发展到晚期至少要 3 ～ 10 年的时间，这就给了我们充足的时间去发现、处理。

绝大多数早期肺癌患者都没有临床症状或症状轻微，通过自身感觉很难发现，一旦有症状已发展成中晚期。过去我院体检都用直接数字 X 射线摄影（DR）来检查，由于胸片具有重叠的局限性，小的早期肺癌极易漏诊，发现的肺癌大部分都已经是中晚期。临床上虽然提高了手术切除率，但并未降低肺癌的病死率。而 LDCT 是断层分解图像，层厚最薄可以小于 1 mm，可以显著降低漏诊率。

2013 年，我院承担的北京市肺癌筛查任务中，筛查第一天就发现了 1 例磨玻璃密度结节，考虑早期肺癌，经胸腔镜微创手术根治，不仅术后未进行放疗及化疗，而且极大地降低了对患者正常工作和生活的影响，相当于临床治愈。

次年，我院采取 LDCT 检查代替 DR 检查，筛查出早期肺癌 10 余例，95% 经胸腔镜微创手术达到临床治愈。通过随访，目前术后 7 年患者生活质量良好。大家对肺癌的认识逐渐提高，每年都有经 LDCT 检出的早期肺癌，这让大家不再谈癌色变。

大量的事实证明，早期肺癌的筛查，LDCT 检查是早发现、早干预、早治疗的有效手段。有人会问 PET-CT 能检查全身，会不会更容易发现早期肺癌？答案是不会。因为 CT 表现为磨玻璃密度结节及较小的实性密度结节的肺癌患者，脱氧葡萄糖（FDG）代谢常常不活跃，容易呈假阴性，并且检查费用高、射线剂量高，与普通 CT 效果相似，所以不建议用来筛查肿瘤。PET-CT 更多的用途是进行肿瘤分期。

每年一次的 LDCT 健康体检是有效预防肺癌的手段之一，适合所有人。但也有一部分人恐惧 X 线辐射造成的人体伤害而拒绝检查，这很可能导致早期肺癌拖延到晚期，丧失了最佳的治疗机会。正常人每年在自然环境下接受的射线量不超过 5 mSv。我们常规做一次胸部 CT 检查的射线量需要 7 mSv，做一次胸部 LDCT 射线量更少，仅仅需要 0.5 ～ 1 mSv，而国家要求电离辐射从业者每年不超过 20 mSv，所以一般体形个体每年做 5 ～ 10 次 LDCT 是安全的。过分担心射线造成的伤害不体检，会让受检者延误诊断及治疗的最佳时机，影响治疗效果。

随着人工智能的发展，LDCT 扫描＋人工智能诊断特色体检，不仅大大提高了医生阅片的效率与准确性，降低漏诊率，而且人工智能还可以对历年 CT 筛查随访的结节进行对比观察，发现肉眼难以观察到的结节变化细节，从而更准确地做出诊断。有利于医生为患者提供更全面、个性化、科学的诊疗方案，早发现，早治疗，把肺癌扼杀在萌芽中，减轻患者的心理负担，提高预后及生活质量，为大家的健康保驾护航。

肺癌，早筛查早受益，我们一直在路上。

难判断的肺结节，常常要多项检查

航天中心医院　贾红敏

近年来，随着高分辨 CT 的广泛应用，肺部的各类结节越来越多地被检出。无论是体检还是常规检查，很多患者拿到报告单的那一刻起就开始了各种焦虑和紧张，常会问："医生，我这个是癌吗？""我这个结节严重吗？""我需要吃点什么药或者食物能把结节消除掉？"等。那么，在这里就给大家讲讲什么样的结节是癌，什么样的结节不是癌，CT 检查发现了结节我们到底该怎么办。希望通过此篇科普文章能帮助大家消除不必要的焦虑和紧张。

首先，需要进行结节的良恶性分辨。良性的不必担心，恶性的要尽早切除，良恶性难以分辨的，随访是关键！

恶性的坏结节，"干坏事"就一定会留下蛛丝马迹，比如说边缘狰狞的毛刺、支气管的截断等影像学表现，而且血液的实验室检查通常也会有异常发现。

良性的结节，往往都伴随有代表稳定性的影像学表现，如粗大的钙化、边缘光滑等特点。

最难以对付且让医生也同样纠结的是良恶性难以分辨，不具有典型良性或者恶性特征的这些"中间分子"。

那么，对于良恶性难以分辨的结节我们下一步该怎么办呢？《肺结节诊治中国专家共识（2018 年版）》（下面称为《共识》）有具体的指导。

一、《共识》中明确指出患肺部恶性肿瘤的概率

1. 年轻、不吸烟、无恶性肿瘤史，且 CT 发现结节小（直径＜ 8 mm）、边缘规则，随访期间无变化或减小者，那么，该结节是恶性的概率低于 5%。

2. 年长、重度吸烟、有恶性肿瘤史，且 CT 检查发现大结节（直径＞ 30 mm）、边缘不规则，随访过程中进行性增大，那么，该结节是恶性的概率＞ 65%。

3. CT 检查发现直径为 8 ～ 30 mm 的结节，属于中等风险的结节。

因此，对于低风险结节，以 CT 随访为主要手段；对于中等风险结节，以 CT 随访、穿刺活检、PET-CT 检查相结合的方式明确结节性质；对于高风险结节，以 CT 随访、穿刺活检和手术切除的方式明确结节性质。

二、对于随访的时限，根据具体情况一般分为 3 个月、6 个月

1. 对于中低风险的结节，随访期间无变化之后转为年度复查；若随访期间结节增大或实性成分增多（磨玻璃结节），通常提示为恶性，需要活检或手术切除。

2. 对于高风险结节，3 个月影像随访，若结节持续存在，建议使用 PET-CT、活检和 / 或手术切除进一步评估。

因此，结节到底是不是癌？这个问题就有了标准化的答案和依据，对于医生和检验者而言，只需要根据流程"对号入座"即可，该切的癌必须尽早切除，不该切的只需要定期复查，即不需要过度治疗，更不用过度紧张。

影像检查会致癌吗？

湖北航天医院　　熊卫国

随着医疗技术的发展，人们去医院看病的检查项目也逐渐增多，其中X线、CT、超声和MRI等影像检查让不少患者多少有些畏惧和顾虑。那么，这些检查真的可怕吗？

一、不同影像检查的区别

普通X线（俗称X光）、CT都是依赖X线成像的检查，具备一定的电离辐射。而超声检查和MRI是不用X线的，不存在电离辐射。

X线检查是利用其"穿透性"，其成像原理是X线穿过人体，遇到密度大的部位，强度就会减弱，后方底片就不会曝光，洗片或成像后该部位就会呈白色，比如骨骼、结石及金属异物等。反之，后方胶片呈黑色。

CT相当于把人"切片"了再看，通过电脑计算每层通过人体的X线后形成断层图像。

超声检查是利用超声波的反射原理，密度越大的组织反射得到的信号越强，利用信号强弱对比形成图像。

MRI的基本成像原理是用一个强大的磁场，让身体里的氢原子"先整齐排队，再解散"，通过接受他们解散时发出的电磁波信号，再通过电脑处理，得出图像。因此，超声检查和MRI检查是没有辐射的。

二、辐射

既然 X 线、CT 是有 X 线辐射的，那辐射到底有多强呢？其实，我们生活的环境中辐射无处不在，我们平时受到的天然本底辐射通常为 2.0～3.0 mSv/年。mSv 是衡量辐射剂量的一种单位，虽然不同的资料显示有所差异，但总体上相差不大，以这个单位为基础，每拍一次胸部 X 线平片的辐射剂量是 0.1 mSv，和抽一包烟相当。做一次胸部 CT 大约是 7 mSv。做一次腹盆腔增强扫描大约是 20 mSv。

三、辐射的危害

我们所讲的辐射危害，通常指电离辐射危害。电离辐射危害分为随机化效应和确定性效应。

随机化效应：是指只要接触了辐射（不管剂量多少），就有可能发生危害，包括基因突变和致癌。

确定性效应：指受到的辐射剂量必须高于一个阈值，才会出现的损害，包括放射性皮肤损伤、辐射性白内障、急性放射病和生殖系统损害（不孕）等。

而普通的放射检查，医疗辐射剂量通常远低于阈值，所以不会出现确定性效应，但是随机效应是可能出现的，而且无法预测和避免。国际放射防护委员会制定的标准是辐射总危害度为 0.0165 Sv，（1 Sv=1000 mSv），以 7 mSv 的一次胸部 CT 为例，终生辐射致癌的概率约为万分之一。故一般的放射检查，没有那么可怕。

四、针对辐射危害，我们能做什么？

虽然医疗辐射很小，我们甚至根本感觉不到，但还是要尽可能地少接触辐射。国家规定，接受医疗辐射有三大原则：实践的正当化，放射防护的最优化，个人剂量限制。简而言之，如果患者病情需要，接受多少医疗辐射都不算多，但是如果没有必要，就尽量不接触。

　　总之，普通影像检查的辐射并没有那么可怕，相对于它所能提供给我们的诊疗信息来说完全是利大于弊的。

一颗胶囊的旅行——消化道早癌筛查

航天中心医院　刘芳铭

大家好，我是一颗胶囊，一颗能照相的胶囊。没错，我就是传说中的胶囊胃肠镜。下面我来和大家讲一讲我的上一段旅行，同时也聊聊消化道的早癌筛查。

我的主人叫老马，是一位中年男性，工作忙应酬多，饮食不规律。在健康体检中，他选择了我来看一看他的胃肠道情况。第一次见面，老马的内心是拒绝的，不过在医生耐心地讲解后老马将我缓缓吞下，我的旅程开始了。

我的任务就是查看老马消化道里的情况，找到可疑的病变。首先来到的是食管，老马每天吃的美食和喝下去的快乐"肥宅水"都要经过食管，让我来仔细看一看。

"喂！老马，以后少喝热茶呀！你这食管虽然看起来没什么大毛病，不过正经有慢性炎症的改变了。"要知道 WHO 已经将温度 > 65 ℃的"烫的饮品"归类于"很可能的人类致癌物"，所以以后"趁热喝"可以等一等再喝呀！

提示：关于食管癌，可以通过脱落细胞学的方式进行筛查，尤其是处在高发地区和有家族遗传史的人群。

"咕咚"，我落到了老马的胃里，在我给胃黏膜小可爱们拍照的时候，有一块黏膜看起来很不合群，面对我的镜头躲躲闪闪，瞬间我的眼睛瞪得像铜铃，在我不懈地跟踪下拍摄到了它们的图片：粗糙不平，边界不清晰。

"老马，你需要做个胃黏膜的病理检查了！"

提示：关于胃癌，除了内镜检查，也可以通过血清胃功能检测，只需 2 mL 静脉血就能筛查出胃癌高危人群。当然！如果已经有了症状，一定不能轻易放过！

带着忐忑，我漫游到了老马的小肠，小肠是食物消化吸收的主要场所，食物经过小肠内胰液、胆汁和小肠液的化学性消化及小肠运动的机械性消化后，就完成了消化和吸收的过程。对我来说，小肠是个全长 4～6 m 的过山车，入口是幽门，出口是阑尾。过了阑尾这个坎，我就跌落到了大肠。庆幸的是，老马的小肠情况不错，我安心地来到大肠。

大肠与小肠不同，口径较粗，肠壁较薄。我要认真地检查有没有息肉和让人担心的肿瘤。结直肠癌发病的主要原因与高脂肪和低膳食纤维饮食有关。有结肠息肉者，结直肠癌发生率是无结肠息肉者的 5 倍。同时男性肥胖者也是易感人群，真是为老马捏了一把汗。经过我的认真探查，老马的大肠也算健康。

提示：关于结直肠癌，便潜血、直肠指检、肿瘤标志物都是很好的早筛方式，必要时再结合肠镜的检查。

通过高超的信息技术，我旅途中拍摄的照片都传到了主治医生的电脑上，至此我就要和老马说再见了。

经过专业医生的判断，建议老马做了胃黏膜的病理活检，诊断为不典型增生。什么是不典型增生呢？就是细胞的形态和健康的细胞不一样，医学上称为异型性，但还不足以诊断为癌。但它也是癌前病变的一种，如果老马没有及时检查发现，很有可能就发展成胃癌了。因此，肿瘤的筛查一定要引起大家的重视！

李兆申院士提出，消化道肿瘤的筛查刻不容缓，其实肿瘤不是查出来的，无论你查不查，它都会在那里，不能因为我们有症状了才到医疗机构进行胃、肠镜检查。

消化道肿瘤属于高发肿瘤，根据 WHO 2018 年发布的数据，发病率前八的肿瘤中，消化系统肿瘤占了四位；死亡率前八的肿瘤中，消化系统肿瘤占了五位。虽然消化道肿瘤多发，但其中 30% ～ 50% 的肿瘤是可以预防的，早期筛查至关重要。

　　"上医治未病，中医治欲病，下医治已病。"古人也强调了治未病的重要性。所以大家一定要做到早发现，早诊断，早治疗，将肿瘤扼杀在摇篮里。

结肠检查有新招——CT 结肠成像

中国航天科工集团七三一医院　袁　烨

提起结肠的检查方法，临床医生和大多数患者都知道——做钡灌肠和结肠镜啊！没错，这两种检查被大家熟悉已经很多年了。下面我来给大家介绍一种新的检查方法——CT 结肠成像。

一、为什么要做结肠检查？

有文献指出，在我国全部恶性肿瘤中，结直肠癌的发病率和死亡率均位居前列。而且中国是全球结直肠癌每年新发病例最多的国家，严重影响和威胁我国居民的身体健康。为了降低结直肠癌的发病率，改善结直肠癌患者的预后并降低死亡率，早期发现肿瘤，特别是早期处置潜在恶变的息肉就至关重要了。因此，结肠检查在结直肠癌筛查中至关重要。

CT 结肠成像也称虚拟结肠镜，是一种能够评估全部结肠的微创技术。随着医学影像软件和硬件技术的迅速发展，CT 结肠成像将成为检测结肠腺瘤和息肉的一种具有高度敏感性、特异性、非侵入性的检测手段，应用将变得越来越普遍。

二、CT 结肠成像听着不错，可是如何做呢？

第一步，患者要进行肠道准备

1.肠道准备包括饮食限制，以减少粪便量。检查之前 24 小时开始清淡流质饮食或低渣饮食。低渣饮食包括汤、白米饭、面条、各种蛋类、清蒸鱼等。

2.因为残留在结肠内的粪便可能会掩盖病变，或因酷似息肉而误诊。因此，口服轻泻剂进行肠道清洁是检查前肠道准备的另一个重要部分。

3.肠道准备对于临床医生而言是非常熟悉的操作，对于做过肠镜的患者也不陌生。但是不同于肠镜检查前的肠道准备，CT 结肠成像检查前的肠道准备还包括"标记粪便"，即在检查前 24 小时内口服少量碘对比剂或钡剂（或二者联合应用）。目前，临床常用聚乙二醇制剂导泻，碘对比剂可与最后一次聚乙二醇制剂同服。

第二步，结肠扩张

受检者侧卧在 CT 检查床上，由护士进行直肠插管，然后手动将气球囊充入气体，使结肠扩张。空气和 CO_2 均可用来扩张结肠，充入结肠的气体多少取决于结肠的长度和受检者的耐受度，平均需要 2～3 L 的气体。

第三步，CT 扫描

一个完整的 CT 结肠成像要包括两个体位的扫描：仰卧位和俯卧位。若受检者俯卧位有困难，侧卧位也可以用来代替俯卧位。

第四步，图像解读

CT 扫描完成后，图像数据经网络传至工作站进行图像后处理，得到 2D 轴位、多平面重建图像和 3D 结肠图像。剩下的事儿就交给放射科医生来做出诊断了。

说了这么多，可能有人会问："这个检查比钡灌肠、结肠镜有没有什么优势啊？"

三、CT 结肠成像的优势

CT 结肠成像是一种安全的检查方法，受检者依从性较高，并发症较少，适应证比较广泛。

常规结肠镜检查不充分或失败是 CT 结肠成像最常见的适应证之一。对于常规结肠镜检查，如果镜头不能到达盲肠则可以认为检查不充分。原因有几点：

1. 结肠解剖变异或结肠过长。有研究显示，大肠（包括盲肠、结肠及直肠）平均长度为 189.5 cm，范围为 120 ～ 299 cm。通常过长的结肠还会伴随结肠的解剖变异，如结肠旋转不良、肠曲迂曲反转，会增加肠镜检查的难度。

2. 肠腔内肿瘤或非肿瘤性狭窄造成结肠镜不能通过，也是结肠镜检查不充分的原因。

3. 因受检者不舒适而中断检查（这个因素现在可以用无痛肠镜解决了）。

结直肠癌患者术前检查也是 CT 结肠成像常见的适应证之一。CT 结肠成像的 3D 半透明双重对比全景视图，类似于结肠气钡双对比灌肠成像，可以直观了解结肠的解剖变异，提供肠腔内肿瘤或非肿瘤性狭窄结肠段的长度和位置的明确概观。

全景视图还可以为内镜医师或外科医师提供有用的"路线图"，使得内镜检查或手术期间更容易发现病变。不能耐受结肠镜检查的老年或虚弱患者、拒绝接受光学结肠镜检查者可以选择 CT 结肠成像。

最后要说明的是，CT 结肠成像也是有禁忌证和风险的。

四、CT 结肠成像的禁忌证

1. 急性腹痛和腹泻。

2. 剖腹手术或结肠切除术后 3 个月内。

3. 息肉切除术后或肠壁深部活检 10 天内。

4. 累及结肠的腹部疝。

五、CT 结肠成像的风险

1. 肠穿孔：其实，这个风险主要发生在前面所述的各种禁忌证中。了解禁忌证，谨慎选择，是医者与患者需要共同面对的。

2. 心血管反应：有报道称，少数患者会出现胸痛，可能由于膈肌抬高导致。极少数患者会出现迷走神经反应，可导致心动过缓、高血压和昏厥。

希望通过我的介绍，临床医生和患者能够进一步了解 CT 结肠成像，继而成为这一新技术的受益者，以期降低结直肠癌的发病率和死亡率。

发现早期胃癌的利器——胃镜检查

中国航天科工集团七三一医院　杜丽娜

我国是一个胃癌大国，据国家癌症中心报告，2015 年我国胃癌的发病率和死亡率均高居恶性肿瘤的第二位。晚期胃癌患者根治性切除率低，生活质量差，其 5 年肿瘤相关生存率不足 30%，而早期胃癌患者预后较好，5 年生存率可达 90% 以上。然而，胃癌早期多无明显症状，如何才能发现早期胃癌？下面让我们来认识一下发现早期胃癌的利器——胃镜检查。

一、什么是胃镜检查？

胃镜检查，是通过将电子胃镜经口伸入受检者的食管、胃、十二指肠，来观察整个上消化道的黏膜，医师可在屏幕上清晰地观察上消化道内各部位的情况，发现病变。还可通过对可疑病变部位进行病理活检及细胞学检查，以进一步明确诊断。目前胃镜检查分为常规胃镜检查和无痛胃镜检查。常规的胃镜是在患者完全清醒的状态下口服麻药来进行的，避免了全身麻醉的风险，但由于部分患者紧张，配合度差，做检查时当胃镜通过咽喉部时会有比较明显的恶心等不适的感觉。无痛胃镜检查有效地避免了患者的焦虑及不适，全程在静脉麻醉下进行，无不适感觉，但需麻醉师评估患者的麻醉风险，来决定是否可以行无痛胃镜检查。

二、胃镜检查能做什么？

胃镜不仅运用于检查诊断，发现上消化道病变，其在上消化道疾病介入治疗方面的作用也日益显著，如用高频电刀可直接切除消化道息肉，免除了以往的开刀之苦，使得患者真正意义上实现了微创，甚至无创治疗，整个过程一般只需数分钟。内镜下止血技术、胃镜下静脉曲张套扎、栓塞术、胃镜下上消化道异物取出术等多种胃镜下治疗技术在临床上的成熟应用也为广大患者提供了优质的诊疗服务。

近年来，内镜下黏膜切除术（EMR）、内镜下黏膜剥离术（ESD）等内镜下诊疗技术，让更多的早期消化道癌、黏膜下肿瘤能够在内镜下一次性完全切除，免除了开腹手术的痛苦和器官的切除。

三、哪些人群适合做胃镜检查？

1. 有上消化道症状，包括上腹部不适、胀、痛、烧心（胃灼热）及反酸、吞咽不适、哽噎、嗳气、呃逆及不明原因的食欲不振、体重下降、贫血等。

2. 上消化道钡餐造影检查不能确定病变，或症状与钡餐检查结果不相符者。

3. 原因不明的急、慢性上消化道出血，或需做内镜止血治疗者。

4. 患有溃疡病、萎缩性胃炎、癌前病变及术后胃、上消化道疾病高危人群等需随访的病变。

5. 胃息肉治疗或上消化道异物取出者。

6. 消化道早癌、间质瘤等黏膜下肿物需内镜下治疗者。

四、哪些人群不适合做胃镜检查？

（一）胃镜相对禁忌人群

1. 心肺功能不全者。

2. 消化道出血，血压波动较大或不稳定者。

3. 严重高血压、心律失常、电解质紊乱等经过治疗趋于稳定者。

4. 高度脊柱畸形伴有消化道巨大憩室者。

5. 尚能配合内镜检查的精神病患者。

（二）胃镜绝对禁忌人群

1. 患严重心、肺、脑、肾疾病，无法耐受内镜检查者。

2. 怀疑有休克或消化道穿孔等危重患者。

3. 患有精神疾病，不能配合内镜检查者。

4. 有消化道急性炎症，尤其是腐蚀性炎症患者。

5. 患明显的胸腹主动脉瘤者。

6. 恶病质极度衰竭者。

五、行胃镜检查的患者有哪些注意事项？

1. 为预防交叉感染，胃镜检查前需做肝功能及乙肝、丙肝等检测，如检查结果异常，则需用专用胃镜进行检查。

2. 检查前 1～2 周停用抗凝药物，如肝素、华法林、阿司匹林等，以防引起消化道出血。

3. 检查前至少 6 小时禁食水，以避免胃内容物遮挡病变，阻碍检查正常进行。如在胃内食物未排空情况下做胃镜，被检查者常会有较强烈的恶心、呕吐。

4. 如果做过钡餐检查，钡剂可能附于胃肠黏膜上，特别是溃疡病变的部位。因此，钡餐检查后的 3 天之内不建议做胃镜检查，以免影响检查效果。

5. 为了让检查顺利进行，患者咽喉部麻醉时，颈部应尽量后仰，以便充分麻醉。

6. 检查前松开领子、放松腰带，取下假牙和眼镜等一切会影响检查的东西。

7. 检查时，应按医生要求做均匀呼吸、吞咽动作、屏气动作及咬紧牙垫等，保持放松状态，避免精神过度紧张。如有不适且难以忍受时，可用手势向施术者示意，以便采取必要的措施。

8. 检查后 2 小时，待麻药作用消失后，才能进流食，以免饮食误入气管。

检查后，一些患者可有咽部不适，一般不需要特殊处理，2～3天后可自行消失。如有剧烈腹痛、呕血或黑便等，应立即就诊。

9. 检查后1～2日，尤其对于进行活检患者，应进食柔软、易消化的饮食，忌食生、冷、硬和酒、茶、咖啡等刺激性食物，还要戒烟。

10. 患者检查后多可照常工作，但病重体弱者需适当休息，驾驶员当日不能单独驾驶；检查后3日内，避免剧烈运动。

早期胃癌无症状，胃镜检查不可怕，及时来把胃镜做，挽救生命功劳大！

关于消化内镜检查的八个常见问题

航天中心医院　杨友鹏

提起消化道恶性肿瘤，大家很容易想起胃癌、食管癌、结直肠癌等恶性病变。不知从何时开始，我们养成了很多不良习惯，不吃早餐、饮食不规律，暴饮暴食、吃饱就睡，玩手机几小时不抬头，每天大部分时间坐在椅子上工作，不活动或很少运动，习惯进食酸辣刺激的食物，习惯吃腌制食物，大量吸烟、饮酒等等。

10 余年来，胃肠道恶性肿瘤的发病率逐年升高，食管癌、胃癌及结直肠癌等单一或联合恶性肿瘤的发病率始终位列前几位。但凡是患者或者亲戚朋友们咨询胃肠道方面的问题，我们都强调 40 岁以上人群建议体检时胃镜及肠镜都做一下，再加上腹部超声检查及胸部 CT 排除一下肝癌及肺癌，这就可以把最常见的五大恶性肿瘤都筛查一遍了。

预防早癌，关键在早，消化道早癌往往没有明显的症状，因此，早期筛查，早期发现，才能早期治疗，甚至彻底治愈，提高癌症的生存率，效果非常好。比如，结肠息肉发展到结肠癌，大约需要 10 年左右的时间，人们完全有时间阻断息肉进展及癌变。为什么一定要等到恶性肿瘤很大了，有明显症状了再去检查和治疗呢？

现在就大家关心和疑问最多的几个问题，为大家解答。

一、消化内镜检查是否很痛苦？

早期的消化内镜检查确实相对较为痛苦，目前在消化内镜医师熟练的操作下，大多数人都可以较好地耐受消化内镜检查。对于有需要且没有禁忌者，于麻醉或适当的镇静、镇痛下进行检查，可使受检者在没有知觉的状态下完成检查，更无痛苦之说。

普通胃镜在检查过程中导致的不适主要是呕吐反应，如能精神放松，静下心来自然地深慢呼吸，配合医生的指令，这种反应也会相对减少，甚至不出现。

对于普通肠镜检查，主要是肠镜插入过程及充气时的胀痛、肠管受牵拉的痛。

二、消化内镜检查会交叉感染吗？

做检查前会严格按照规范要求对消化内镜进行清洗与消毒。有条件的消化内镜中心，则使用全自动清洗消毒机对消化内镜进行清洗与消毒。对于清洗消毒质量，除了科室内部质控，还接受医院控感办和上级部门的质控，确保每个使用的消化内镜都是达标的。

三、检查过程发现问题怎么办？

当发现病变时，医生会根据病变并结合患者的基本情况，如需要会选择消化内镜下活检，以病理检查结果协助明确诊断，并指导进一步处理。如发现诸如息肉等需要进行消化内镜下手术处理者，则会酌情考虑立即处理或择期住院并做好术前相关准备后再行消化内镜下处理。术前，医生会征询患者和／或家属意见，并签署知情同意书，切除的标本也会送病理学检查。

四、消化内镜检查为什么要空腹？

胃镜检查时，如果胃内有食物，会掩盖部分病变，影响医师对部分胃壁的观察。另外，当出现呕吐反应时，食物呕出，可能会误吸入气管与肺，引发窒息和吸入性肺炎。

肠镜检查过程中，个别患者也可能会有呕吐反应，呕吐物同样会引起相关危险，因此也要求空腹。

对于需要实施麻醉者，需要更严格的术前禁食与禁饮。因为如有胃内容物呕出，麻醉状态下的受检者更容易误吸而窒息，或导致吸入性肺炎的发生。

五、为何强调麻醉检查需要有家人陪同？

一方面，尽管现在的麻醉安全性很好，但因受检者个体差异很大，难免有些人会有麻醉意外情况的出现；另一方面，需要实施消化内镜下治疗时，均需要有家属沟通协助处理。此外，为安全起见，受检者术后需有家人陪同，并于当天不要驾车及避免高空作业。

六、服清肠剂以后大量腹泻，受检者受得了吗？

肠炎时的腹泻，会病理性地泻出体内大量的液体，如无法通过口服或静脉补充足够的液体，患者会出现水电解质平衡紊乱，甚至休克。

而我们医院当前较为常用的聚乙二醇电解质液清肠剂，是机体将这些不能被肠道吸收的清肠剂随肠蠕动排出以达到清洁肠道的目的。因泻出的是喝进去的清肠剂，且是电解质液，所以不会出现水电解质平衡紊乱。

七、消化内镜检查会损伤消化道吗？

检查过程中，消化内镜经过之处，消化道会有轻度摩擦或出现牵拉损伤的风险（发生的概率低），严重者且极其罕见出现的是穿孔。但总体来说，消化内镜检查还是很安全的一项侵入性检查，当有相关症状需要接受消化内镜检查时，应当坦然接受。

八、哪些人群更需要尽快完善消化内镜的检查？

强烈建议以下人群尽快行消化内镜的检查：

1.40 岁以上的普通人群，无论男女均应做一次消化内镜检查，如有阳性发现（溃疡、息肉等），在治疗后均应定期复查。

2. 有食管癌、胃癌及结直肠癌家族史的人群，可将初次体检筛查提前到 35 岁。

3. 有不良生活习惯；吸烟、饮酒、饮食不规律或暴饮暴食、习惯进食油腻和烧烤食品、工作压力大、经常熬夜等。

4. 出现消化道不适的人群，比如胃部不适，可表现为上腹痛、下腹痛、反酸、嗳气、饱胀感等；肠道不适，可表现为下腹痛、大便习惯和性状改变，如便秘、腹泻、便血、黏液血便等。

5. 正常体检时发现癌胚抗原、CA199 等肿瘤标志物升高，需要尽快行胃镜和肠镜检查。

我们的愿景：发现一例早癌，拯救一位患者，幸福一个家庭。

救命的检查——结肠镜

中国航天科工集团七三一医院　杜丽娜

近日，我们科收到了一面锦旗。这是一名 32 岁小伙子送来的，一起来的还有他的父母。他的母亲激动地握着我们的手说："太感谢了！多亏你们给做了结肠镜，救了他一命，也救了我们全家啊！"

结肠镜检查还能救命？！这就要说到结直肠癌是如何发生的了。大多数的结直肠癌都起源于结直肠息肉。50% ～ 75% 的腺瘤性息肉可能会演变为结直肠进展期腺瘤，继续发展就会变为浸润癌，而这一过程可能历时 10 ～ 20 年。很多息肉生长早期我们是感觉不到的，有了症状可能已经进展到结直肠癌晚期了。这个小伙子就没有任何症状，参加单位体检做个结肠镜，结果肠镜下发现了 1 个大息肉，直径已经长到 1.5 cm，病理类型是管状腺瘤伴高级别内瘤变，属于癌前病变的类型。我们对他进行了全面评估，最终将这个即将恶变的大息肉在结肠镜下彻底切除下来，小伙子康复出院了。

近年来，结直肠癌的发病率不断攀升，发病年龄越来越趋于年轻化，改变这种趋势，重视早期的筛查就显得尤为重要。

及时进行结肠镜检查，医生可以及时发现并摘除这些潜伏在身体内的息肉，完全切断息肉的癌变之路。可以说，结肠镜有利于早期结直肠病变的筛查和治疗，有效降低了结直肠癌的发病率和致死率。在欧美和日本、韩国等国家的肿瘤筛查指南中，明确推荐 45 岁以上的居民接受结肠镜检查。我国也已经将结肠镜应用于城市居民的癌症筛查。

肠镜检查可降低 72% 的结直肠癌死亡风险！

日本结肠癌发病率很低，而且治愈率高，重要原因就是全民普及肠镜检查；美国发病率高，死亡率低，治愈率高，主要原因也得益于肠镜的普及推广。大量研究证实：肠镜既能发现又能切除病变，早期发现结直肠癌的效果已经得到充分认可，而与未做过肠镜的患者相比，做过肠镜患者的死亡风险整体下降了 61%，尤其是肠镜检查更易发现左半结肠癌，通过早诊断和早治疗可使左半结肠癌死亡风险足足下降 72%！

一、什么是结肠镜检查？

简单讲，结肠镜是一根 1.5 m 长、细细的、柔软灵活的、带光的管子，末端有个小镜头。医生把它放进受检者的肠道来检查有没有息肉或者其他异常变化。如果有，肠镜前端一个小小的装置会把病变组织切下来。

大多数人可以较好地耐受结肠镜检查，可能会感到一些腹胀或压迫感，并不会感到明显的疼痛。但对疼痛比较敏感的患者，可以考虑选择无痛结肠镜检查。医生在检查前给受检者静脉注射镇静剂，受检者在没有意识的状态下接受检查，无任何不适感。在检查时，受检者一般采取左侧卧位，并按要求变换体位，医师将结肠镜慢慢推进，整个过程通常持续 5~10 分钟。

二、结肠镜检查前需要做哪些准备？

首先，受检者需要做血常规、肝功能、肾功能、凝血试验、感染性筛查（如人类免疫缺陷病毒、梅毒、乙肝表面抗原、丙肝抗体）等血液学检查，确定具有良好的身体状况，没有明显的检查禁忌。此外，对于有传染性疾病的患者需要特定的内镜清洗消毒措施。

在检查前 1~2 天，受检者应开始吃流食或半流食，如牛奶、果汁或稀饭等，不要吃像青菜这类富含膳食纤维的食物。一般于检查前一天的晚上或检查当天早上按照医嘱，服用清肠药物，排空肠道。检查当天应禁食水。

三、结肠镜检查后有哪些注意事项？

检查后患者可能会感觉腹胀，排气后症状会迅速缓解。一般情况下，结肠镜检查结束后可以进食。但在某些情况下，如进行了内镜下息肉电切手术，医生会要求患者口服营养液和止血药物。

活检结果显示为良性腺瘤的患者，并不是说就可以高枕无忧了，因为最新研究显示，腺瘤切除后每年有 5%~10% 的复发率。因此，发现腺瘤的患者需要在治疗 1~2 年后定期复查结肠镜。

在此特别提醒大家，早期筛查，及时进行结肠镜检查，千万不要因为害羞、怕麻烦、惧怕等理由拒绝它，一时的疏忽可能错失"救命"的良机！

关注 PSA 检测，早期筛出前列腺癌

中国航天科工集团七三一医院 仇德媛

前列腺癌（prostate cancer，PCa）是威胁男性健康的主要恶性肿瘤之一，发病率在我国呈逐年上升趋势，这与人们饮食结构的改变、人口老龄化等有很大关系。随着人们健康意识的提高，越来越多的人开始注重体检，越来越多的前列腺癌患者被早期筛查出来。那么，如何早期筛出前列腺癌，应该做哪些检查呢？答案是 PSA 检测。

一、什么是 PSA？

PSA 是前列腺特异性抗原（prostate specific antigen）的英文简称，是前列腺的腺上皮细胞分泌的一种糖蛋白，正常情况下在血液中表达很少，主要在前列腺液里表达，当肿瘤把屏障破坏时它会进入血液，通过采集静脉血获得。它是前列腺癌筛查中的晴雨表，对早期没有症状的前列腺癌诊断很有意义。重点来了，给大家标出来：早检查，早发现，早治疗。早期发现，为治疗和手术赢得时间，早期病灶局限，恢复更快，预后更好，比晚期患者能获得更长的生存时间。

二、怎么进行 PSA 检测，会不会很痛苦？

PSA 检测是一种无创、无痛苦，而且又快又准的检查手段，只需抽取静脉血 3 mL 进行检测，也就是说在每年的体检时多抽几滴血。

三、哪些人需要进行检测？

对于 50 岁以上，有下尿路症状（尿频、尿急、尿痛、尿等待、尿无力、尿不尽、排尿困难等一系列临床表现）的男性，应每年常规进行 PSA 检测；对于有前列腺癌家族史的男性人群，应该提前筛查，建议从 45 岁开始每年定期检查。

四、检测前应注意什么？

对前列腺有刺激的操作及检查均有可能影响血清 PSA 数值，为了检查数值的准确性，应在以下时间检查：

1. 性生活 48 小时后。

2. 导尿操作后 48 小时。

3. 前列腺的直肠指检后 1 周。

4. 前列腺穿刺后 1 个月。

为了准确性，PSA 检测应先于膀胱镜检查。此外，PSA 检测时应无急性前列腺炎、尿潴留等疾病。口服非那雄胺会降低 PSA 值，因此，有口服此类药物的患者，应在停服非那雄胺 1 ～ 2 个月后复查 PSA 值。

五、检测出异常怎么办？

1. 当 PSA 升高时，很多人的第一反应是：我是不是得了肿瘤？值得强调的一点，PSA 升高不意味着一定是前列腺癌，因为它只是特异于前列腺组织，而不特异于前列腺癌，其他一些因素也会引起 PSA 升高，比如前列腺炎、前列腺增生、下尿路感染，以及对前列腺有刺激的操作及检查。另外，前列腺的体积和人的年龄也会引起 PSA 变化，比如，前列腺体积较大的人和老年人，PSA 都会高于年轻人。PSA 在正常男性血清中的浓度为 0 ～ 4 ng/mL。

2. PSA 升高应该怎么办呢？不要过分担心，但也不能掉以轻心，先好好回忆一下自己是否在近期做过对前列腺有刺激的操作及检查，及时告知医生，并在医生的指导下复查 PSA；如排除以上因素，你的 PSA 还是高，可能有以下情况：

（1）PSA 位于 4～10 ng/mL，被称为 "PSA 灰区"，也就是可疑范围，要在医生的指导下行游离前列腺特异抗体（F-PSA）检测，如果与总 PSA 的比值＜ 0.16，或者是 PSA 密度（PSAD）＞ 0.15 ng/（mL·m^3），需要进行前列腺穿刺活检。

（2）当 PSA ＞ 10 ng/mL 时，患前列腺癌的风险明显增高，那就要马上引起重视了，建议行前列腺穿刺活检进一步明确诊断。

为了早期发现前列腺癌，50 岁以上的男性记得做个 PSA 检测！

记得啊：早检查！早检查！早检查！重要的事情说 3 遍！

捅捅"小菊花"，发现前列腺癌就靠它

航天中心医院　王凯爽

大家也许听说过胃肠科医生通过捅"菊花"，发现痔疮甚至直肠癌的。但你们肯定不知道我们"修下水道"（人们习惯称泌尿系统是下水道）的还可以通过捅"菊花"，发现男性的专属癌——前列腺癌吧？

捅"菊花"，专业名称是"直肠指检"，再通俗点解释就是把手指伸进患者肛门内去检查。由于前列腺与直肠的密切关系，直肠指检可以触及前列腺，了解前列腺的大小、质地、是否有硬结。

前列腺癌指检典型的特点为：质地硬，有硬结。指检怀疑前列腺癌后，下一步就要进行前列腺穿刺活检（金标准）。

一、什么时候需要行前列腺穿刺活检？

前列腺穿刺的指征有：

1. 直肠指检发现前列腺有结节，任何 PSA 值。

2. 超声检查或 MRI 发现前列腺有占位，任何 PSA 值。

3. 总 PSA > 10 ng/mL（总 PSA 正常值为 < 4 ng/mL）。

4. 总 PSA 为 4 ~ 10 ng/mL，游离 / 总 PSA 明显降低者。

二、前列腺穿刺活检前需要怎么准备？

1. 患者穿刺一周前需停用抗凝药（如阿司匹林、硫酸氢氯吡格雷、华法林等），以免术后出血。

2. 穿刺前一天可行肠道准备，排干净粪便。

3. 穿刺前静脉注射或口服抗生素，预防感染。

三、穿刺活检结果是癌，怎么办？

大家不用着急，一般来说，前列腺癌发展较慢，肿瘤局限于前列腺内，建议积极行根治性切除手术（把整个前列腺切掉）。并且根据全世界多中心的研究，对于有局部转移甚至远处骨转移的患者，只要患者全身情况尚可，也建议行根治性切除手术，术前、术后辅以内分泌治疗。

四、因为前列腺增生做了前列腺电切手术，是不是以后就不会得前列腺癌了？

并不是。这是因为前列腺增生和前列腺癌发生的解剖部位不同（把前列腺想象成一个橘子）。

前列腺增生——发生在移行带（相当于橘子肉）。

前列腺癌——发生在外周带（相当于橘子皮）。

行前列腺电切手术时，切掉的是增生的移行带（橘子肉），外周带（橘子皮）仍存在，因此，仍有发生前列腺癌的风险。

五、前列腺癌患者的日常生活注意事项

1. 保持良好的心态：疾病三分靠治，七分靠养。保持乐观的情绪、豁达的心态有利于使机体各个系统（如免疫系统）达到抵抗疾病的最佳状态，同时有利于增加患者战胜疾病的信心和决心。

2. 饮食保健：多项研究显示，高脂饮食（牛肉和高脂奶制品等）会刺激前列腺癌生长，而水果、蔬菜等低脂饮食有助于降低患前列腺癌的风险。

3. 适度运动：体育锻炼有助于控制体重、增强免疫力、放松身心、保持骨骼健壮等，运动强度以不超过个人最大体能强度的 60% ～ 70% 为宜，慢跑、

快走、打太极拳、跳舞、游泳等都是比较适中的运动。避免剧烈运动、外伤，以免导致病理性骨折。

4. 规范化治疗：只有使治疗有章可循才能提高治愈率、延长寿命和改善患者的生活质量。保健品等非正规治疗物品的功能往往被销售者夸大，当发现上当的时候，多已经错过了病情的最佳治疗时期，延误了治疗。因此，疾病出现任何变化时，请到正规医院接受正规、规范化的治疗。

第十三章

精神状态与癌症

我叫性格心理因素，是癌症致病因素的老三

中国航天科工集团七三一医院　　王　英

我是癌症致病因素中的老三——性格心理因素。

大家都很熟悉我们家中的老大和老二。老大是癌症的易感基因，老二是环境因素。

别人都以为我是"跑龙套"的，其实我站"C位"。老三我不分青红皂白，长期潜伏和攻击一个人的免疫系统，几乎能影响所有癌症的发病。

在进行自我介绍前，先给大家讲几个小故事吧。

54岁的乔先生积极进取，长期熬夜超负荷工作，强烈地展现自我美好的一面，是个不折不扣的完美主义者。他情绪不稳定，在工作中富有号召力又能鼓舞人心，但有时候他挑剔刻薄像个混蛋。他对别人要求过高，弄得人际关系紧张，除了工作之外没人愿意和他交朋友，家人也觉得和他在一起很累。他患上了最难治的胰腺癌，3个月就永远离开了他如日中天的事业。

45岁的陶女士一向很在意家人、朋友、同事的感受，因此她热情助人，和谁都没红过脸，谁都夸她人缘好。即使心里再不情愿，不舒坦，她都会掩饰心中的不满。同事们听说她得了乳腺癌，难以置信。

34岁的夏小姐性格内向，缺乏自信，表面上逆来顺受毫无怨言，内心即使怨气冲天也从不宣泄情绪，总是郁郁寡欢生闷气。在一次体检中，她被发现患上了甲状腺癌。这么年轻就患癌太不可思议了！

再自我介绍一下，我叫性格心理因素，癌症致病因素中的老三。

大伙都很疑惑，他（她）们是怎么了？家族中没有人患癌症，营养均衡合理，没有接触过致癌物质，怎么就患上了令人惊悚的癌症？

其实是我搞的鬼，我导致了他（她）们长期处于精神压抑、焦虑、沮丧、悲哀的心理状态，降低了机体的免疫功能，增加了癌细胞入侵的机会。

做个心理测评可能就会发现我的特点：内向、敏感，自我矛盾性凸显，掩饰性强，焦虑、抑郁、恐惧、强迫等项得分较高。要知道，长期持续的内心矛盾冲突在癌细胞的产生中起了重要作用，同时也降低了体内的抑癌系统。

我通常找那些精神压抑不会宣泄情绪的人下手。而老大是癌症的易感基因，它更喜欢侵入一个家族，比如让他们三代人有好几位患上胃癌，而罹患胃癌的各位，性格、饮食、生活方式又极其相似。比我更能找到罪证的是，老大易感基因往往可以在实验室里检测出来。老二是癌症发病的环境因素，经济高速发展带来的环境、大气、水污染是导致癌症的可追踪、可控制的因素。

只要大家好好睡觉、多沟通，及时宣泄不良情绪，接纳自我，一定能够在平日里消灭掉导致癌症高发的我——性格心理因素。也祝愿给人们带来痛苦的癌症三兄弟早日灭亡。

好心态和幽默感是发挥自身疗效，治疗癌症的良药！

肿瘤喜欢"小心眼同学"

航天中心医院　郭　娜

　　古语云："难得糊涂。"可总有一些人不宽容、遇事特敏感，喜欢斤斤计较，处处猜疑嫉妒，我们常常称他们"小心眼同学"。几乎每个偶像剧、爱情剧总会有那么一个不招人喜欢的小心眼同学。殊不知，就是这个人见人烦、花见花谢的小心眼，却是肿瘤君一见倾心的对象。

　　肿瘤君喜欢"小心眼同学"也是有原因的。

　　首先，"小心眼同学"眉头紧锁，头发丝都散发着一种负能量，这种焦虑、抑郁情绪使身体处于严重的应激状态，通过神经—体液调节系统降低免疫细胞的 MHC 识别能力，无法有效杀灭癌细胞，为癌症的发生创造条件。负面情绪对妇科肿瘤患者的细胞免疫功能有明显的损害作用。国内专家研究发现：宫颈癌化疗患者焦虑、抑郁情绪会影响单胺类神经递质的分泌、CD4$^+$T 细胞亚群的分化及其所介导的抗肿瘤免疫应答。

　　其次，"小心眼同学"这种负面情绪可促进肿瘤的发生。一些学者也认为，焦虑和抑郁通过递质、激素可使细胞内调控正常增殖、分化的原癌基因转化为癌基因，促使肿瘤休眠状态被打破，加速肿瘤的生长、复发及转移。

　　再次，由于肿瘤君不喜欢"小开心同学"，所以自然而然地更加亲近"小心眼同学"。二者相比，"小开心同学"想笑就笑，想哭就哭，是个放飞自我、勇敢的宝儿，即使遇到不如意的事情也能及时调整情绪，通过幽默来改善免疫功能、促进健康。有人说"快乐"可能是对肿瘤防治的一次革命。总之，不和自己过不去，不和生活太较真，这种"难得糊涂"的精神在大量的实践中均证明不仅能有效预防癌症的发生，而且对于癌症的治疗及降低复发率都有明显的作用。

在生活中，我们要时刻提醒自己，遇事不要成为"小心眼同学"，那又该如何做呢？我们一起从"头"说起。

一、头脑休整——正念减压

正念减压疗法是在 1979 年由马萨诸塞大学医学中心的 Kabat-Zinn 教授以"正念"为核心概念建立的一种心理治疗方法。南佛罗里达大学 Lengacher 教授等对 322 名乳腺癌患者实施 6 周正念减压疗法。结果显示，正念减压疗法可缓解患者的疼痛、疲乏等躯体症状，以及焦虑、抑郁等心理问题。简单地说，正念减压疗法可以是一种团体训练，通过规律的正念冥想训练，即选择一个可注意的对象，闭上眼睛，放松自我，调整呼吸，将注意力集中在所选对象上，以减轻压力，加强情绪管理。

二、胸腹练习——呼吸运动

呼吸运动的目的是纠正错误的呼吸方式，增加膈肌活动，提高肺泡通气量，减少呼吸过程中的能量消耗，缓解呼吸急促。在肺癌的研究中，吉林大学学者对 15 项随机对照试验进行荟萃分析发现，呼吸运动可以改善肺癌术后患者的呼吸困难。常见的呼吸运动有以下几种类型。

1.吸气肌肉训练（IMT），这是对呼吸性肌肉进行专门训练，提高其力量，改善其功能。

2.腹式呼吸，可以分别增加膈肌的活动范围。

3.缩唇式呼吸，可以防止小气道过早关闭，加速从肺中排出残留气体。

三、寻求专业的治疗

多数人对于精神科医生都有一种本能的抵触感，"小心眼同学"自然也不例外，但请你一定要牢记：当主治医师推荐你到精神科就诊时，请不要轻易说不，因为专业的精神科医生对你来说是必不可少的，尤其在改善睡眠、调节情绪等方面，药物治疗的效果不容小觑。而且，目前有研究大胆猜测：抗精神病药还具有针对多种恶性肿瘤的有效抗癌特性，那何不去试一试呢？

四、加入运动队伍

"小心眼同学"不妨加入运动队伍，每天坚持快走、慢跑、散步等运动1～2小时，可以起到放松心情、抗抑郁等作用。NCCN 肿瘤临床实践生存指南也推荐癌症患者参加体育锻炼，尽早恢复日常活动。

总之，"小心眼同学"的心理困扰与癌症发病率正相关。其中，焦虑和抑郁在肺癌患者中非常普遍，缺乏手术治疗、中青年（＜65 岁，尤其 45～65 岁）是其独立危险因素。除了上述干预方法外，随着科技的发展，基于互联网的心理干预措施可以减轻癌症患者的疲劳和抑郁感。

肿瘤相关性失眠，不能忽视的敌人

航天中心医院　姚昕璐

　　睡眠占据着我们生命的三分之一。充足的睡眠、均衡的饮食和适当的运动，是国际社会公认的三项健康标准。睡眠是一个复杂、规律的生理过程，直接影响机体功能恢复及体力储备。相当高的恶性肿瘤人群伴发失眠，因肿瘤因素继发的失眠被称为肿瘤相关性失眠，是指肿瘤患者发病后出现睡眠时间的缺乏、睡眠质量的下降。随着医疗技术的进步，肿瘤患者生存期延长，其生命质量受到越来越多的关注，失眠严重影响患者的健康和生活。因此，对肿瘤相关性失眠的干预已经成为肿瘤性疾病综合治疗中的重要组成部分。

一、为什么要关注肿瘤相关性失眠？

　　睡眠障碍作为肿瘤症状群中的一种，临床上较为常见，其发生率仅次于疲乏，位居肿瘤相关症状发病率的第二位。据报道，肿瘤患者睡眠障碍的发生率为 19% ～ 63%。有研究显示，肺癌患者睡眠障碍的发生率位居恶性肿瘤第一位，其次为乳腺癌、胃癌、肝癌、肠癌、宫颈癌、鼻咽癌。因此，肿瘤相关性失眠是不能忽视的敌人。

二、肿瘤相关性失眠的影响因素

（一）疼痛

疼痛是睡眠障碍的主要影响因素，疼痛本身作为应激源可影响内分泌系统，导致肾上腺素、皮质醇和醛固酮等激素分泌增加，以及胰岛素分泌减少，使机体处于应激状态。痛，这一不良感受使得交感神经兴奋，出现心率加快、血压升高、精神紧张、汗腺分泌增加和夜间多梦等间接干扰患者睡眠的症状。

（二）负性情感

情感状态与失眠的关系是一个具有较长研究历史的课题，负性情感可导致或加速癌症的发展。有研究表明，癌症患者失眠受负性情感影响者占 30% 左右。这缘于许多患者对肿瘤的片面认识，认为"癌症等于死亡"，从而产生绝望、恐惧的心理等。

（三）性别、文化程度

研究显示，女性患者失眠发生率高于男性，这可能与男性和女性之间的个性差异有关。高中以上文化程度者的失眠发生率高于初中以下文化程度者，这可能与文化程度高者的思想较为复杂有关。

（四）放疗、化疗的不良反应

失眠源于放疗、化疗引起的恶心、呕吐、焦虑和无助感、绝望感等，也源于所致躯体形象的改变，如恶病质、脱发等。有研究显示，由于放疗、化疗的不良反应导致失眠者占 23.5%。

（五）其他因素

如医疗氛围、经济压力、家庭关系等因素均对肿瘤患者的睡眠状况起到一定的影响作用。

三、如何对抗肿瘤相关性失眠？

（一）西药治疗

正确使用镇静催眠药物及止痛药物。止痛药物可缓解患者疼痛，但易成瘾，应遵照医嘱规范使用。镇静催眠药物可选用：

1. 苯二氮䓬类：治疗短期睡眠障碍一般主张尽量采用短半衰期药物（如三

唑仑、咪达唑仑），使用时间不应＞ 12 周，在停药时应逐渐减量。对于顽固的睡眠障碍患者，选用长半衰期药物（如艾司唑仑、阿普唑仑、氯硝西泮等）更为恰当，但要特别注意，患者服药次日有无显著的困倦、疲劳、遗忘、精神运动功能减退等症状，以便调整剂量。

2. 非苯二氮䓬类：代表药物有唑吡坦、佐匹克隆、扎来普隆，不影响健康人的正常睡眠生理结构，甚至可以改善睡眠障碍患者的睡眠生理。由于非苯二氮䓬类的安全性和有效性，它们已成为治疗睡眠障碍的首选药物。

3. 抗抑郁剂：其使用正逐渐增多，目前曲唑酮使用最多，能显著改善各项睡眠参数，短期应用疗效稳定，但缺乏长期的研究资料。

（二）中医药

中医药在提高肿瘤患者的生活质量和延长生存时间等方面具有独特的优势。中医采用辨病与辨证、扶正与祛邪相结合的方法，调节气血阴阳、脏腑经络的生理功能，改善体质，提高抗病能力，增强对治疗不良反应的耐受性，继而缓解失眠、疼痛等症状，改善整体的生活质量。

治疗包括针刺疗法，以及在辨证施治原则指导下给予中药组方、穴位按压、灸法等中医药干预方法，目前这些疗法都取得了较好的疗效。

（三）非药物治疗

很多情况下，非药物治疗应是治疗睡眠障碍的首选。一过性或急性睡眠障碍，单独采用非药物治疗可以获得很好的疗效。即使对长期睡眠障碍，非药物治疗也是有效方法之一。其中认知行为治疗越来越受到重视，并被广泛运用，如睡眠卫生教育、放松训练、刺激控制疗法、认知行为疗法、电磁物理治疗。

NCCN 肿瘤学临床生存指南指出，应将睡眠障碍纳入评估工作中，故医护人员应关注癌症患者的睡眠问题，早重视，早发现，早干预，并根据相关因素制定个体化的干预方案和管理策略，以提高患者的生活质量。

别让失眠与肿瘤恶性循环

湖北航天医院 刘昌晟

一、失眠对肿瘤的影响

失眠是现代社会最常见的问题之一，我国约 45.4% 的人在过去一个月中经历过不同程度的失眠。有的人经常睡到半夜咳醒，白天却不咳嗽，到医院检查后发现有胃食管反流病；有的老人睡到半夜觉得胸闷憋气，需坐起来喘口气才能接着睡，这可能是心功能不好；还有的人一上床就觉得双腿说不出的难受，必须起来走一走才觉得舒服，这很可能是因为不宁腿综合征。

或许很多人都觉得睡眠不就是睡个觉嘛！其实失眠与很多疾病都息息相关，肿瘤就是其中之一。研究表明，长期失眠导致体内多种激素出现紊乱，这是肿瘤及癌前病变的基础，女性较常见的就是乳腺癌，男性则会增加肺癌及胃癌风险。另外，睡眠时间与肿瘤发病率呈勾型（√）相关：睡眠时间太少或太多均可能导致肿瘤发病率增高；6~8 小时的睡眠时间比较好，肿瘤发病率是最低的，也就是勾底部的水平。失眠还影响机体的修复，导致治疗效果下降及预后不良。

二、肿瘤对睡眠的影响

失眠对于肿瘤的影响是隐性的，那么肿瘤对于睡眠的影响就显而易见了。如心理因素，当人从健康状态落入疾病状态后，往往会有复杂的心理反应，担心疾病治不好，担心家庭，担心经济负担，等等，一系列问题带来的负面情绪直接影响了患者的睡眠质量；肿瘤症状，如肺癌的咳嗽、胃癌的腹痛、脑瘤的头痛、鼻咽癌的鼻塞，均可导致患者失眠；另外，如住院期间睡眠环境的改变、药物的不良反应、营养不良等，也都可导致失眠。

失眠在隐匿地促进肿瘤发病，破坏机体的修复机制。肿瘤反过来又会影响睡眠，如此恶性循环，最终损害的是患者的身心健康。因此，打断恶性循环的最佳办法就是从良好睡眠开始。这也是目前很多专家提倡的舒缓抗癌。

三、识别失眠

我们可以从 7 个症状和 1 个评分入手。

（一）7 个症状

1. 觉得睡眠不足。

2. 晚上入睡困难。

3. 半夜无故醒来。

4. 太早无故醒来。

5. 睡醒后精神没有恢复。

6. 白天感到困倦。

7. 易怒。

（二）1 个评分

睡眠效率评分，根据实际情况填写如下信息：

A. 从上床就寝到早上起床一共（　　）分钟

B. 上床后到真正入睡花了（　　）分钟

C. 中途醒来（　　）分钟

睡眠效率（%）=（A−B−C）/A，最佳效率为 80% ～ 90%。当出现以上症状且合并睡眠效率下降时，就要小心你的睡眠可能出状况了！

四、应对失眠

轻度失眠的患者，应减少睡前饮水，可吃些助眠食物，如温牛奶、核桃、红枣等；适量运动，对于改善入睡困难有非常大的帮助，但应避免过于激烈的运动，方式上建议以瑜伽、慢跑为主；睡前摒除杂念，做深呼吸运动也有助于睡眠。

中重度睡眠障碍的患者，建议到睡眠门诊就诊，由医师明确失眠的具体原因。如果是疼痛所致，适当对症止痛治疗；如果是焦虑、抑郁所致，予以抗焦虑、抑郁治疗；如果是原发性失眠，给予合理的镇静助眠药物改善睡眠。

总之，失眠作为一个常见症状，从多方面影响着我们的身心健康。征服失眠，打破恶性循环，愿您美梦常伴，身心健康！

健康防癌，从郁而论

中国航天科工集团七三一医院　杨翠峰

东汉医家张仲景在《金匮要略方论·脏腑经络先后病》中指出："若五脏元真通畅，人即安和。"反之，气血壅塞不通，则发而为病。从而人们把"郁"视为疾病发生的关键因素。

中医学中，"郁"描述的是一种气、血、津、液壅塞不通、滞而为病的状态，而癌症恰是一种积结为块的状态，并伴有各种郁滞不通之象。现代郁证体系往往强调肝主疏泄情志的功能，涵盖的疾病也大多为精神情志疾病。近年来，癌症的发病率逐渐上升，已成为危害国民健康的一大杀手。中医学认为，肿瘤类疾病的发生是由于各种致病因素引发脏腑功能失调，气血运行失常，导致气滞血瘀、痰湿结滞、热毒内壅。在诸多致病因素中，情志因素不可忽视。中医情志学说认为，人有喜、怒、忧、思、悲、恐、惊七种情志，怒和忧最容易造成气机阻滞、血瘀内结，从而成为诱发肿瘤发生的最重要的两种情志。因而，疏肝健脾、理气解郁是治疗因"郁"而致的肿瘤的主要原则。郁证是由于情志抑郁，气机郁滞所引起的疾病。初病以肝气郁结或痰气交阻为先，治则以疏肝理气或理气化痰为宜；久病可伤及心肾之阴，故应补益心肾，如阴虚而火旺者应当滋阴降火。因郁证起于情志所伤，所以精神治疗相当重要。做好患者思想工作，解除顾虑使之精神舒畅，对配合药物治疗有着较为重要的作用。

现代医学认为，免疫系统功能失常是肿瘤类疾病发生的内在原因之一，心理、情志因素对肿瘤发生、发展的影响主要源自其对机体免疫系统的抑制。通过诸多学者的临床观察发现，肿瘤患者有较明显的焦虑和抑郁情绪表现，而且免疫功能都出现明显下降，下降幅度与其焦虑、抑郁的程度呈正相关。故应重视情志因素对肿瘤治疗的意义，给予积极的心理干预，对改善肿瘤患者的免疫状况，提高疗效有促进作用。

在肿瘤的预防宣传上，除了多强调饮食不当、吸烟、接触有害物质、环境污染等对肿瘤发病的影响，也应强调情绪上的紧张、焦虑、消沉、抑郁等对肿瘤发病的推动作用。

在肿瘤的临床治疗上，除了以手术治疗、放疗及化疗为主，同样也应重视治疗过程中患者的心理状况。

在肿瘤的日常护理中，除了及时复查、按时服药、加强锻炼、保证营养等，也应给予患者精神及人文关爱。因而，在肿瘤的病因、治疗及护理上，应当顾及人体情志之需，避免情志刺激和忧思过度，有效预防情志之郁。

科学实践证明，坚强乐观，恬淡虚无，则大脑自然会分泌内啡呔等物质（或称脑内吗啡），经常保持最佳的心态，是增强自身免疫力的最好办法。

让我们行动起来吧，跟"郁"说不，远离癌症，健康生活。

是谁让你不高兴？

中国航天科工集团七三一医院　张惠鹍

从临床诊疗和生活观察发现，很多癌症患者或多或少在性格、情绪、心态等方面存在问题。那么癌症与心情有关吗？心情会影响癌症的发生、发展吗？如何保持良好心情，科学预防癌症呢？

一、是谁引起了不良情绪？

不良情绪是指一个人对客观刺激进行反映之后所产生的过度体验。焦虑、紧张、愤怒、沮丧、悲伤、痛苦、难过、忧郁等情绪均属于不良情绪。现代生活节奏加快、情感关系复杂多变、职业危机感加重，导致人们心理负荷加重，容易情绪压抑、精神紧张。而长期的超负荷运转，会产生不良的情绪。

（一）生活压力加重

随着"421家庭"结构的小型化，消费水平的提高，生活成本的加大，很多人既要负担家庭的经济压力，还要承担赡养老人、抚养子女，直接导致收入水平与实际消费需求之间的矛盾加大，致使人们，尤其是中青年的生活压力不断加大。

（二）情感压力加重

受西方思潮影响，我国传统的婚恋思想发生了巨大变化。现代的婚恋中更强调自我、自由、尊重，这也让恋爱和婚姻中的不确定因素加大。据民政部

2020 年第一季度数据统计，北京离婚率 57.26%，位居全国省份前五。恋爱、婚姻、家庭的不和谐往往造成情感压力过重。

（三）职业压力加重

随着经济结构的变化，市场行业的进一步细分，对于高知化、职业化、技能化的职业人才的要求更高，职工的岗位竞争加大，生存的危机感更加强烈，加上"熟人社会"缩小，人际关系更加谨小慎微，直接导致人们职业压力加重。

（四）健康压力加重

随着人口老龄化加剧，人口预期寿命延长，社会生活压力加大，很多年轻人患有高血压、高血脂等"老年病"，很多中老年人长期处于亚健康状态。2019 年国家老年疾病临床医学研究中心国家心脑血管病联盟发布的《中国中青年心脑血管健康白皮书》显示，心脑血管疾病年轻化趋势明显，20～29 岁人的患病 / 高风险人群占比已经达到 15.3%。北京市急性心肌梗死发病监测信息平台显示，25 岁以上人群发病率逐步上升，特别是 35～44 岁人群的发病率上升幅度最大。

二、不良情绪如何诱导癌细胞产生？

我们每个人体内都有原癌基因和抑癌基因。在外界因素的诱导下，机体内原癌基因和抑癌基因相互牵制的平衡被打破，诱导产生癌细胞。

大量的研究证实，癌症的发生与发展不仅受到物理、化学、生物及遗产等因素影响，与性格、情绪等心理因素也有密切关系。医学研究表明，压抑、焦虑、不安等不良情绪能够降低免疫系统功能，引起应激激素变化，长期如此会影响免疫系统，导致免疫紊乱，诱导癌细胞产生。

（一）降低免疫系统的功能

在不良情绪的控制下，脑部神经系统分泌出多种化学物质，如神经介质、神经激素、神经肽，可以与淋巴上的受体直接发生作用，从而影响和改变免疫细胞功能，进而影响癌细胞的形成。

（二）引起应激激素的变化

不良情绪引起多种应激激素的变化，如儿茶酚胺、糖皮质激素等应激激素，能够促进癌细胞生长、迁移和侵袭，激活致癌病毒并改变免疫功能，为癌症发生和进展创造环境。

三、心理压力是诱发癌症的重要外界因素

（一）科学实验之一

美国和澳大利亚的科学家对上千名健康者和癌症患者进行了跟踪调查和心理比对，结果证明，精神压力大的人罹患结直肠癌的危险是精神压力小者的 10 多倍。科学家把 10 只小狗分成 2 组，一组放在安逸的环境里，另一组被不停地制造焦虑感。半年以后心理压力大、焦虑感强的一组，5 只里 4 只得了癌症，解剖发现 T 细胞活性下降。

（二）科学实验之二

德国的学者巴尔特鲁施博士调查了 8000 多位不同的癌症患者后也发现，大多数患者的癌症都发生在失望、孤独和沮丧这种严重的精神压力时期。美国研究者曾对出生后 8～18 个月的 2 组小白鼠进行了 14 个月的对比研究，一组小白鼠放在摇床上旋转，结果 80%～100% 的小白鼠得了癌症；而另一组放在非常安静且挡开一切噪音的环境中，结果只有 7% 的小白鼠得了癌症，因此推断，精神紧张极易诱发癌症。

快乐因子：科学家认为，真正发自内心的欢笑，能够产生有益的激素，如果人是快乐的，大脑就会分泌一种叫多巴胺的有益激素，对于癌因子的发生具有抑制能力。

癌症性格：现代医学研究将焦虑、易怒、多愁善感、紧张、害怕竞争、逃避现实、"钻牛角尖"等性格特征称为"癌症性格"。

有效应对癌症的心理和行为技巧

南京航天医院　王　煌

一、逃避没有用

逃避好像鸵鸟心态或者是掩耳盗铃，对解决问题没有什么大的帮助，只是能暂时缓解一下内心的痛苦。

二、关注现在，积极解决问题

癌症给患者们带来了极大的不确定感和不安全感，使人变得惶恐不安，似乎对未来失去了控制能力。面对现实，有很多实际的问题等待我们去解决，例如，我们如何获得更规范的治疗，选择何种治疗方案，怎样安排治疗期间的生活和工作等。当我们开始关注当下，积极解决现有的问题时，恐惧和担忧也就被分散了。

三、寻求支持与帮助

"人"字是由相互支撑的两个笔画组成。每个人都需要他人的支持和帮助，同时也会去帮助别人。主动寻求帮助和支持不代表懦弱，而是追求强大康复资源的勇气。

四、顺其自然，为所当为

任何伤口都需要时间去愈合，患者朋友们需要一个心理疗伤的过程。当我们学着忘记癌症的事情，变得行动自然时，内心会获得平静。我们要顺其自然，学会带瘤生活。

五、转移注意力

患癌后，我们会不自觉地把注意力都放到所有和癌症有关的事情上，会过度关注自己的身体状况，对微小的风吹草动都感到恐惧。殊不知，不断忧虑的恶性循环正在打垮你的斗志，消磨你的意志。患者朋友们要学会转移注意力，从忧虑、担心、恐惧中解脱出来。

（一）不要一个人独自承受不幸

一个人苦思冥想自己如何不幸，癌症是多么可怕，只会让自己陷入更糟的情绪。而人在独处时更容易胡思乱想，所以参加社交活动或和朋友常联系，可以适时宣泄自己的不良情绪。

（二）坚持锻炼

根据自己的体力制定适合自己的锻炼计划，在清新的空气中，有氧运动会让烦闷的我们心胸开阔，获得好心情。

（三）关注生活质量

做了治疗决定后，就不要再患得患失，要开始关注生活质量本身。花时间关注能让您快乐的事情，用充实的活动排满时间表，无暇顾及自己是一名患者。

（四）快乐地联想

当你为疾病痛苦、烦恼的时候，试着想象快乐的情景、美丽的画面，可以自由地发挥、尽情地联想，只要能让自己从现实的焦虑、紧张中转移出来就行。例如，可以想象自己战胜疾病后的快乐生活，也可以想象体内的免疫细胞在辛勤地工作，杀灭癌细胞等。

六、学会与疾病相处

如果只把自己当成癌症的受害者，多彩的生活会变成只有黑白两色。谁偷走了你的健康？谁动了你的身体？不是癌症，而是你自己。

癌症只是疾病的一种，任何疾病如果没有得到及时、合理的医治都能置人于死地，包括感冒发热。所以，你根本不需要害怕，要用平常心来看待自己的疾病。我们的目标并不一定要完全消除癌症，只是要学会如何有效地管理它，减轻它带来的压力和痛苦，并且学会改变自己对它的反应。

七、癌症带来的"好处"

现代医学已经不再把癌症视为一种"绝症"，而是更多地将其看作一种慢性疾病，像所有的慢性疾病一样，我们要做的是更好地管理自己的健康，调整自己的生活和饮食方式，为自己的健康投资。

（一）"塞翁失马，焉知非福"

有的人在患病前，根本没有时间关注自己的健康，把时间都交给了工作，不知疲倦地四处奔波，严重透支自己的身体，也忽视了体检。有的人生活不规律，患病后反而开始锻炼身体，戒烟、戒酒，作息规律，定期复查。于是，很多人从一个只会工作的人变成了一个懂得欣赏生活的人，变得更爱护自己。

（二）癌症也许为我们提供了重新生活的契机

我们可以为僵死的生活打开一个出口。人不能想着完美的人生，也许缺陷才是生活最美的地方。珍惜现在的生活，让我们多一点勇气去面对现实。

（三）庆祝死神的通知

人都是"向死而生"，死亡是生命的终点，人类无法避免死亡。晚期癌症可能为我们下了死亡通知书，但在判"死缓"后，有限的生命给了我们充分准备的时间，还来得及计划和安排未尽之事，我们可以从容笑对死亡，可以有意义地过好当下的每一天。与死神没有报到就夺命相比较，也许患癌更幸运。

从深渊中出来，只能靠你自己

中国航天科工集团七三一医院　袁文迪

近些年，随着癌症的发病率越来越高，我们知道的防癌、抗癌知识也越来越多。可即便如此，有些人依然还是会患上各种癌。一旦患癌，人们便惶恐不安，束手无策，开始遍访名医，穷搜博采。防癌、抗癌知识举目皆是，有没有提纲挈领，以一持万的方法呢？现在，我给大家带来一把"万能钥匙"，它可以打开每一扇"癌门"，让大家可以了解从防癌到抗癌的解决办法，让"癌"远离，让"癌"与我们和平共处。

一、癌是什么？

癌其实就是人体里的细胞，有人把它看作一粒种子，这粒种子我们把它埋在了身体的"土壤里"，只有等到合适的时机，它才会生根发芽，枝繁叶茂。如果没有这个时机，它就会安静地等待，也许一生不会发芽。

"癌之所以称之为癌，它就是容易复发和转移。"就像在一条布满荆棘的路上，你不断地砍倒它们，可是春天到来时，它们还是会重新生长出来。

有一位老中医曾经给我打过一个比喻，他指着一盆花说："就像这盆花，这个叶子黄了你摘掉，那个叶子黄了你摘掉，可是你有没有想过，是这盆花的土壤出现了问题，我们只要改变一下土质就可以不再长出黄叶。"我觉得这个比喻给了我很大的启发。再想起那句"癌之所以称之为癌，它就是容易复发和转移"是不是就没有那么绝对了？

二、我们到底怎么做才能防癌？

得了癌又该怎么抗癌呢？在日本，癌症 5 年存活率远远高于我国，最重要的原因还要归功于早期肿瘤筛查，早发现，早诊断，早治疗是保证健康的重要环节。

当然我们必须得回归到自身，从自身找原因。如《黄帝内经》里说的："余知百病生于气也，怒则气上，喜则气缓，悲则气消，恐则气下，惊则气乱，思则气结。"又如《养性延命录》所说："喜怒无常，过之为害。"这些先贤经典都在告诉我们同一个道理，疾病与气的变化有关，心境平和身体才会健康。例如，中国近代著名红顶商人、胡庆余堂创办人胡雪岩先生，他曾富可敌国，却在 60 岁破产，62 岁便郁郁而终，可见情志调节有多么重要。又如被季羡林称之为"经营之圣"的日本企业家稻盛和夫，他曾经患胃癌，但他很快调整好心态接受现实，改变日常行为习惯，20 多年过去了，他早就学会了和体内癌细胞的和平共处。一个人心态的重要性可见一斑。只是这样是不够的，我们知道的抗癌知识很多，可我们对自己总是过于宽容，不够自律，怎么舒服怎么做。烧烤好吃，你明知道致癌，可是你还吃；你明知道吸烟致癌，可是你还吸；你明知道熬夜降低免疫力，可是你还是玩手机到深夜……这些事，毫无疑问都是对健康沉重的打击。

钟南山院士在抗击非典后的 2005 年心脏放了支架，他开始反思，我想他肯定知道，如果还保持现在的生活方式肯定还会加重病情，所以他开始改变自己的日常行为习惯，始终如一地去做，才能在 84 岁高龄依然战斗在临床工作。这就是"知行合一"。知道正确的事就要去做，你不去做，那就等同于不知道，因此，即便大家知道再多再丰富的抗癌知识和养生理论，你不去做，又有什么用呢？

你只有"痛加刮磨一番，尽去其裂蚀，然后才纤尘即见。"因为 "任何时候，能够真正把你从深渊中拉出来的，只有你自己"。所以定期肿瘤筛查、情志控制、养成良好的生活习惯，才是"万能钥匙"，它一直在大家手里，你想要握紧它，就必须改变日常行为习惯，按照正确的方式持之以恒地去做，它定会帮你走出"癌门"，远离癌症。

第十四章
治疗的不良反应

浅谈癌症放疗

湖北航天医院　陈义勇

患有恶性肿瘤后，大部分治疗会涉及放疗。放疗听着耳熟，但患者和家属依然会有一些疑惑和不解。现在我们来初步了解一下。

放射治疗简称放疗，它利用放射线杀死癌细胞，使肿瘤缩小或消失，是治疗癌症的主要手段之一。放疗和肿瘤外科治疗、肿瘤内科治疗组成了恶性肿瘤治疗的三大手段。65%～75%的肿瘤患者需要接受放疗，其目的是尽最大的努力杀死肿瘤细胞，同时保护正常组织。达到既保证患者生存，又保证患者的生活质量。

据科学统计，约70%的癌症患者在疾病发展的不同阶段需要放疗控制。对于不同的病情或疾病的不同进展程度是否采用放疗，则应按照肿瘤规范化治疗的原则、肿瘤的发展期别及患者的身体状况而定。

临床上适合放疗的常见肿瘤有鼻咽癌、喉癌、扁桃体癌、舌癌、恶性淋巴瘤、宫颈癌、皮肤癌、脑瘤、食管癌、乳腺癌、肺癌、直肠癌、骨肿瘤、肝癌、软组织肉瘤等。

根据肿瘤性质和治疗目的，放疗分为根治性放疗、术前放疗、术后放疗、姑息性放疗。

根治性放疗：可用放疗手段控制，甚至治愈某些肿瘤，如鼻咽癌、喉癌、扁桃体癌、舌癌、恶性淋巴瘤、宫颈癌、皮肤癌等，这些癌症单独放疗可治愈。根治性放疗时，放疗剂量一定要够，否则会留下复发的隐患。

术前放疗：因肿瘤较大或与周围脏器粘连无法手术，可行术前放疗，放疗后癌细胞逐渐死亡，待肿瘤缩小后再手术。

术后放疗：有一些肿瘤手术无法完全切除，可采用术后放疗消灭残存癌细胞。

姑息性放疗：一些晚期肿瘤无法根治或手术，一旦发展会导致患者极大的痛苦，这时可采用姑息性放疗缓解症状，减轻痛苦。

放疗利用高能放射线杀灭肿瘤，肯定是有不良反应的，放射线在杀灭肿瘤细胞的同时，对照射的正常组织也会有损伤，这种放射损伤在放疗结束后会逐渐恢复。但随着放疗的继续进行，癌细胞坏死程度在逐渐加大，正常组织细胞的损伤程度也会增加，这时会出现相应的正常组织损伤表现。医生会根据情况处理这些不良反应，大家不能因为这种暂时的放疗反应放弃肿瘤治疗的机会。

一些患者担心放疗后，自己身体可能有放射性。这个担心是有一定道理的，但要看所用的放疗方法。常用的外照射，人体肯定无放射性，因为放射源在体外一定距离的机器内，所以放疗后可以亲密地和亲戚、朋友在一起。而内照射是将放射源置于体内，放射源附近的脏器有放射性，故要注意保护周围人员。个别全身性放疗是将放射性元素注入血管内，这些放射性元素随血流到达肿瘤及全身其他部位，随着人体代谢，还会排入唾液、尿液等分泌物中，所以在一定的时间内要保护好周围人员，处理好排泄物。

患了肿瘤的朋友一定要根据专业医师的指导及要求，规范治疗，以达到延长寿命，提高生活质量的目的。

化疗后恶心、呕吐，家属别再干着急！

湖南航天医院　吴玲芝

"医生，我母亲做完化疗以后，呕吐得特别厉害，饭也吃不下，看着一天天消瘦，该怎么办呀？真是急人！"

有的肿瘤患者扛得过手术这一关，却扛不过后来的放疗、化疗阶段。原因就是恶心、呕吐严重困扰患者，家属也手足无措。

恶心、呕吐是应用肿瘤药物治疗的常见不良反应之一。严重的恶心、呕吐可致脱水、电解质紊乱、体重下降，影响患者的生活质量，降低患者抗肿瘤治疗的依从性，从而影响疗效。

一、什么是呕吐？

呕吐是人体的一种保护机制。简单来说，好比我们吃错东西了，我们通过呕吐的方式把它吐出去，从而保护我们的机体。

二、为什么肿瘤治疗会发生恶心、呕吐？

化疗药物进入人体以后，我们身体本身并不欢迎它，只是在不得已的情况下需要用它来杀灭癌细胞。化疗药物主要通过外周（胃、肠）和中枢（大脑）两种途径，刺激我们的呕吐中枢，从而产生恶心、呕吐。

三、肿瘤药物治疗相关的恶心、呕吐也有分级

将化疗药物按照发生急性呕吐风险（未使用止吐药进行预防处理）的比率来分，可分为高度(如顺铂)、中度(如替莫唑胺)、低度(如吉西他滨)和轻微(如长春新碱) 4 个致吐风险等级，它们分别对应的急性呕吐发生率为 > 90%（几乎所有患者)、30% ～ 90%、10% ～ 30% 和 < 10%。在实际应用时，受剂量、给药方式、放疗的靶区(如全身、上腹部)和患者的个体差异(如年龄、性别、既往治疗情况等）的影响，肿瘤药物治疗相关的恶心、呕吐发生率也会发生变化。

四、止吐药物的分类

目前，临床上常用的止吐药物，根据作用机制分为 5-HT$_3$ 受体拮抗剂（如昂丹司琼)、NK-1 受体拮抗剂（如阿瑞匹坦)、糖皮质激素（如地塞米松)、非典型抗精神病药物（如奥氮平)、苯二氮䓬类药物（如阿普唑仑)、吩噻嗪类药物（如氯丙嗪)、其他类型的止吐药物（如甲氧氯普胺）等。

了解了这么多，肿瘤药物治疗相关的恶心、呕吐，到底该如何防治呢？

五、预防为主

使用哪种止吐药物需要因人而异，因病而异，因治疗方案而异。

应用高致吐风险抗肿瘤药物者，可在化疗前采用三药联合（5-HT$_3$ 受体拮抗剂 + 地塞米松 +NK-1 受体拮抗剂）方案，而沙利度胺 + 帕洛诺司琼 + 地塞米松除了可以预防初次化疗患者的延迟性恶心、呕吐，在减轻厌食方面也有优势。

应用中致吐风险抗肿瘤药物者，可选用 5-HT$_3$ 受体拮抗剂 + 地塞米松，对于有焦虑或抑郁倾向的患者，可在此方案基础上加用奥氮平。

随风险系数减小，可考虑使用单一止吐药物，甚至不必在化疗前常规给予止吐药物。

六、良好的生活方式及生活环境

吃：少食多餐，选择易消化、合胃口的食物，避免使用辛辣、冰冷或过热的食物。饮水也以少量多次为宜。

住：保持家中采光和通风良好，家属可营造温馨环境，分散患者的注意力，放松心情。

行：可采用瑜伽、有氧运动（如散步）等进行干预，运动原则是循序渐进、量力而行。

七、发生不良反应，别慌！

止吐药物常发生腹胀、腹痛、便秘、头痛、锥体外系症状（急性肌张力障碍、静坐不能）等不良反应。如果便秘，可通过饮食调整、适度活动及适当服用预防便秘的药物（如乳果糖等）进行改善；如果头痛，可给予热敷、按摩太阳穴等改善，必要时给予解热镇痛药。

止吐药物的不良反应多数轻微且可控，偶有症状严重者，患者及家属不要惊慌，除加强对症处理外，可及时咨询医生并进行方案调整。

抗肿瘤的旅途中会有荆棘和坎坷，需要临床医生、护士、患者及家属的共同努力。对于化疗药物引起的恶心、呕吐，要以预防为主，加强心理疏导，及时、恰当地处理抗肿瘤治疗过程中出现的不良反应，方能达到"无呕"的治疗目标。

规范用药，远离癌痛

中国航天科工集团七三一医院　王　燕

一直以来，人们之所以"惧怕"癌症，不仅仅因为它的死亡率比较高，更是因为癌症，尤其是晚期癌症的疼痛带给人们的痛苦。

一提到疼痛，自然而然就会想到止痛药，那么癌痛患者如何使用止痛药？使用什么止痛药？怎样消除认识误区呢？

一、一定要按时服药

有些癌症患者认为疼痛是癌症治疗的必然结果，忍一忍就可以过去了，只在疼痛剧烈难以忍受时才服用药物。患者在忍受疼痛折磨的时候，不仅是对身体的伤害，更是精神上的折磨，睡眠、饮食都会受到影响，从而也会引起免疫力的降低，对于癌症的治疗只能是雪上加霜。

癌痛也和慢性病一样，只有按时服用药物，才能在身体里形成稳定的血药浓度，持续发挥作用，更好地控制疼痛的发生。如果总是打乱规律，血药浓度忽高忽低，产生癌痛恶性循环，病情则难以控制，甚至会导致止痛药的药量增加。因此，只有按时、有规律地服用药物，才能保证持续有效的镇痛。

二、按照疼痛阶段分级用药

癌痛的止痛药物需要按照患者的疼痛轻重选择。轻度疼痛，即第一阶梯可以服用非甾体抗炎药，如布洛芬、对乙酰氨基酚；中度疼痛，即第二阶梯常用的是弱阿片类止痛药，如可卡因、羟考酮；重度疼痛，即第三阶梯常用的是强效阿片类镇痛药，如吗啡、芬太尼等。"三阶梯止痛疗法"倡导从非甾体抗炎药开始，增加了药物的选择范围，同时阿片类药物又可以与非甾体药物联合使用，有利于降低药物的不良反应和"成瘾性"。

三、个体化给药

个体化给药就像是"量体裁衣"，每个人对疼痛的感受及耐受程度是不一样的，所以就没有标准的剂量可言。医生需要根据患者的自身情况，通过调整剂量和时间间隔达到有效镇痛的效果。患者要把自己疼痛的具体情况描述给医生，不能害怕药量大而隐瞒疼痛的感受。在患者规范服用药物的过程中，如果癌痛每天出现 3 次以上，或者药物起到镇痛作用的时间比常规用药应该起作用的时间短，就是我们所说的爆发痛。爆发痛发生后，我们应优先考虑增加药物的剂量，而不是增加给药频次。

四、无须担心长期使用阿片类药物会成瘾

癌症患者需要长期服用阿片类药物。研究表明，合理、正规使用阿片类药物，发生成瘾性的概率很低，大概只有万分之四。癌症患者使用阿片类药物最大的作用是止痛，避免了像一些"伪君子"服用阿片类药物引起的飘飘欲仙的感觉。服用阿片类药物可以降低癌痛患者的疼痛感，提高舒适感。而正常人在没有痛觉刺激下使用阿片类药物，则会引起他们对此类药物的成瘾性。

五、阿片类药物剂量的调整

停用阿片类药物的前提是疾病得到控制及痛感消失。有些患者突然停用阿片类止痛药会产生戒断症状，如激动、焦虑、烦躁、睡眠障碍、疼痛加剧等。因此，患者不能自行停药，如果在自己强行停用药物后出现戒断症状，不仅对患者身体造成伤害，还会对精神造成严重打击，所以患者应在医生的指导下，根据患者的舒适度和功能目标的评估，平稳、缓慢地进行药物减量。

癌痛切莫"忍"，规范治疗享"无痛"

湖南航天医院　杨　君

疼痛是最常见的肿瘤相关症状之一，约25%的初诊癌症患者、60%～80%的晚期癌症患者都合并疼痛。如果疼痛得不到有效控制，将严重影响癌症患者的日常活动、自理能力、交往能力，让整体生活质量下降。

然而在生活中，有许多患者认为疼痛是疾病的一种症状，认为疼是正常的。还有患者认为，吗啡类药物是毒药，会上瘾不能用，加之中国人自古就讲究"隐忍"，最后许多肿瘤患者就在"对付治疗"或"不治疗"中饱受着剧痛的折磨。其实，癌痛不是暂时的，不是你忍忍就可以忍过去的，它是一种病！得治！也是可以治的！

在临床上，控制癌痛的治疗方法主要分为三大类，即病因治疗、镇痛药物治疗、非药物治疗。医生根据患者的具体情况，合理、有计划地综合应用有效的止痛治疗手段，能最大限度地缓解癌症患者的疼痛症状，提高其生活质量。

一、病因治疗

针对引起癌痛的病因进行有针对性的抗癌治疗，即病因治疗。癌痛的主要病因是癌症本身和并发症等，临床可通过手术、放疗、化疗及靶向治疗等，较理想地缓解或解除癌痛。

二、镇痛药物治疗

药物治疗是癌痛治疗的主要方法，常用的药物主要包括非阿片类药物（如对乙酰氨基酚、布洛芬等）和阿片类药物（如吗啡等）等。一般推荐口服给药，尽早、按时、充分给药，而不是等到疼痛发作时才用药。

日常生活中，很多人对吗啡等阿片类药物存在认识误区，认为它是毒品，不能用。其实，吗啡是药品还是毒品的区别在于使用对象是否有真正止痛的需求，以及是否正规使用。对于癌痛患者，医生会根据患者的病情和疼痛程度进行评估，选择药品并开具相应的剂量，用药是相当规范且有效的。疼痛是阿片成瘾天然的"拮抗剂"，在使用阿片类药物治疗时是极少出现成瘾的，总的发生率不到 4/1 万。另外 , 疼痛经过综合治疗如果得到满意控制，是可以逐渐减量，直到停用阿片类药物的。

三、非药物治疗

除了药物治疗，还有心理治疗、物理治疗及神经阻滞疗法。疼痛不仅是身体的一种简单的生理应答，也是患者主观的心理感受，不良的心理反应会加重患者的疼痛病情，通过心理情感支持、行为治疗、催眠治疗等多种心理治疗的方法可以缓解患者的焦虑、抑郁、害怕、绝望等心理问题，能有效增强药物治疗的效果。

物理治疗则是通过按摩、热敷、冷敷、针灸、牵引、超声等方法，辅助缓解局部疼痛。

对于镇痛药物效果不好，癌痛部位相对局限的顽固性重度癌痛患者，可以考虑选择脊神经或外周神经阻滞麻醉、神经破坏疗法、神经松解术、神经阻断术等。

癌痛虽然是一种非常复杂的疼痛，但一点也不可怕，它可控可治，可以通过多种方式进行综合治疗。癌痛不能忍，痛就要说出来，愿所有癌痛患者通过规范治疗都能远离疼痛，收获"无痛"。

癌症患者如何改善疲劳症状？

南京航天医院　柏　雪

许多癌症患者经过积极治疗后，依然感到身心俱疲，不想活动。临床发现，约70%的癌症患者经常出现疲乏症状，生活质量受到影响。在躯体、情感或认知方面拥有痛苦、持续、主观的疲乏感或疲惫感，但与近期活动量无关，而是与癌症本身或癌症治疗有直接关系，并且严重妨碍患者的日常生活，这样的疲乏称为癌症相关性疲乏。根据NCCN指南，我们提出以下建议。

一、维持最佳活动水平

排除骨转移、血小板减少、贫血、发热或活动性感染、跌倒风险等安全问题后，谨慎选择运动疗法。在处理并发症的同时，可以考虑开始和维持一项患者喜欢并能够坚持的轻度运动，包括耐力（步行、慢跑或游泳）和抗阻力（力量）双方面的训练。瑜伽作为1类证据被指南推荐，但应量力而行，以追求适当的活动量和放松心情为主，不必像健康人群一样追求动作的精准，以免造成意外损伤。

二、物理疗法

首先，推荐按摩；其次，可以考虑针灸治疗。但是务必在正规医院进行治疗，并详细告知医生癌症病史，不可在养生馆一类的机构进行，以免因非专业人员操作不当造成不可挽回的后果。

三、心理干预

许多癌症患者具有极大的心理压力，推荐寻找专业的心理咨询机构进行认知行为疗法／行为疗法治疗，这是一种主要通过认识和改变不良的思想和行为来减少负面情绪和行为，并促进心理调适的治疗方法。

四、营养支持

营养摄入不足也是造成疲乏感的重要原因之一。首先需要全面评估患者的营养状态，若存在恶心、呕吐、食欲不振、黏膜炎、吞咽痛、肠梗阻、腹泻或便秘等影响患者营养摄入的情况，应积极治疗，保持电解质及体液平衡。在医疗干预的基础上，患者家属也应积极地为患者准备适合其口味的餐食，保证适当能量的摄入，可考虑少食多餐，变换口味，促进食欲。

五、明亮白光疗法

疲乏患者可在清晨照射 10 000 lx 光照度的白光，每次 30 ～ 90 分钟，接触明亮白光能够显著改善患者的抑郁症状，减轻疲劳感。无法购得灯箱的患者，可以采取简化的办法——晒太阳。使用光敏药物期间不可过度晒太阳，因为会发生光过敏反应或光变态反应，损伤皮肤。

六、药物干预

疼痛、贫血等癌症相关并发症和睡眠障碍同样可以引起疲乏感，应积极治疗。有研究表明，中枢兴奋剂哌甲酯可以改善部分患者的疲劳症状，但精神兴奋剂在癌症患者中的最佳剂量尚未确定，需遵医嘱使用。

皮下植入输液港，为了方便频繁输液

南京航天医院　甘　玲

目前，治疗恶性肿瘤的三大主要方法包括药物治疗、外科治疗和放疗。临床应用的抗肿瘤药种类较多，且发展迅速，主要分为细胞毒类和非细胞毒类两大类。

细胞毒类抗肿瘤药：即传统的化疗药物，主要通过影响肿瘤细胞的核酸、蛋白质结构与功能，直接抑制肿瘤细胞增殖和／或诱导肿瘤细胞凋亡，如抗代谢药等。

非细胞毒类抗肿瘤药：这是一类发展迅速、具有新作用机制的药物。该类药物通常作用于"肿瘤形成或发展的信号通路靶点"，如调节体内激素平衡药物、分子靶向药物和肿瘤免疫治疗药物等。由于抗肿瘤药物具有较强的毒性和刺激性，只能用于静脉注射给药，而药物因其刺激性的化学成分和较多微粒又容易引起静脉炎。因此，需要选择一条维持时间长、安全且能输入各种高渗透压、高浓度、高刺激性药物的静脉通路，作为完成治疗方案的基础。

完全植入式输液港是一种可植入皮下、长期留在体内的闭合静脉输液系统，主要由静脉导管系统和供穿刺的注射座组成。可用于输注各种药物、液体及营养制剂，以及输血、血标本采集等。

输液港根据部位的不同分为胸壁输液港和手臂输液港。胸壁输液港多以颈内静脉或锁骨下静脉为入路植入导管，港座完全埋入胸壁皮下。胸壁皮肤破损感染或胸部需要放疗、化疗的患者不一定适合植入胸壁输液港，此时手臂输液港可以作为另一种选择。手臂输液港多以手臂贵要静脉、肱静脉、头静脉等作为入路植入导管，港座完全埋入手臂皮下。

一、与既往的经外周静脉穿刺中心静脉置管（PICC）相比，输液港的优势

1. 体内的闭合静脉输液系统，有效降低导管相关性血液感染。

2. 每四周维护一次，有效降低经济成本。

3. 体表没有外露导管，避免导管脱出和误拔的风险。

4. 港座切口愈合后洗浴不受限制。

5. 留置时间长。

二、与胸壁输液港相比，手臂输液港还存在一些独特优势

1. 可以避免穿刺置管引发的血胸、气胸和夹闭综合征。

2. 切口选择在手臂内侧，更加隐蔽。

3. 输液插针时，患者仅需上卷衣袖，可以更好地保护患者隐私。

4. 港座小使囊袋的切口小、隧道短，减轻疼痛。

5. 手臂输液港避免了胸部港座产生的异物摩擦感，方便患者使用汽车安全带及女性患者穿戴胸罩。

6. 手臂输液港植入时皮下隧道短，输液、输血障碍明显低于胸壁输液港。

因此，对于乳腺癌放疗、胸部摄片、颈部及同侧胸大肌皮瓣肿瘤复发、伴有放射性皮炎或呼吸功能损害的人，手臂输液港是较好的选择。

另外，由于输液器多以 PVC 为原料制作，在抗肿瘤药物的静脉用药过程中容易产生药物吸附、塑化剂邻苯二甲酸二（2- 乙基）己酯（DEHP）析出、材料与药物不相容等安全隐患。比如，注射用卡莫司汀、莪术油葡萄糖注射液、注射用盐酸表柔比星、氟尿嘧啶注射液等在输注过程中，药物易被 PVC 材质吸附，影响药物输入的准确计量。而多西他赛注射液、紫杉醇注射液、高三尖杉

酯碱注射液、替尼泊苷注射液、依托泊苷注射液、注射用阿糖胞苷、盐酸多柔比星脂质体注射液、鸦胆子油乳注射液等在输注时，如果使用的是 PVC 材质输液器，则会发生塑化剂 DEHP 析出，严重影响健康。

　　作为一名肿瘤患者，多了解输液的那些事，能减少痛苦，有利于康复！

揭开癌性伤口的面纱

湖北航天医院　王丹华

我们的一生中会经历，或者见到各种大大小小的伤口，也许您以为伤口在经过一般处理后都能愈合，但您知道有一种不愈合或者不断扩大的伤口吗？这种伤口被称之为癌性伤口。它是癌细胞侵入皮肤组织，导致皮肤功能及完整性丧失，正常组织生长变性，肿瘤生长变形所致。

癌性伤口形成因素主要包括：

1.原发性皮肤癌，如基底细胞癌、鳞状细胞癌。

2.原发肿瘤向上侵入，穿透皮肤，如乳腺肉瘤。

3.肿瘤直接侵犯皮肤、血管或淋巴，或远处癌细胞随淋巴液转移后浸润皮肤，造成淋巴瘤，如颈部淋巴瘤。

4.癌细胞转移或手术中肿瘤细胞播散至皮肤真皮层。

5.慢性伤口癌变产生，高达2%的慢性创面会恶变，最常见的是鳞状上皮癌。慢性刺激是癌变产生的重要因素，癌变可能发生在瘢痕、烧伤创面、窦道、受慢性骨髓炎侵袭的骨骼处，甚至接种的部位。

癌性伤口生长快速，具有侵蚀性，会侵蚀周围正常组织，且与正常组织界限难以区分，故处理时必须注意保护周围组织，防止扩散和种植；伤口血管受到肿瘤细胞侵蚀，出血难以控制，侵犯大动脉时可出现致命性出血；在体表形成隆起的包块和皮肤溃疡，伤口常出现多种细菌混合感染，产生特殊的臭味、易出血、渗液多，且多伴有营养不良，形成长期不愈合伤口。

　　但是，并不是所有不愈合伤口都是癌性伤口，需要与压力性溃疡、动脉性溃疡、静脉性溃疡和糖尿病性溃疡相区别。当发现可疑溃疡伤口时，边缘活检是重要的诊断依据。

　　确诊后，少数癌性伤口可以经过化疗、放疗等治疗后再进行外科治疗，但常常因感染、出血等原因使手术难以实施，所以对大多数患者来说并不能达到伤口完全愈合。这需要医生、健康管理师、伤口治疗师合作，共同为患者制定方案，以帮助患者保持良好的心态，控制疼痛、气味、渗液和出血，提高带"伤"生活质量。

终末期肿瘤的缓和医疗

航天中心医院　南宇飞

终末期肿瘤患者在治疗中面临着诸多问题。比如，患者无法耐受手术及放疗和化疗，大多疼痛及不适症状得不到充分控制。很多家属不愿意患者知晓病情，医务人员不了解患者本人意愿；患者本人无法建立生前预嘱，患者和家人缺乏临终状态信息，对于是否采用维持生存治疗常难以决定；保险支付问题造成长期住院、过度医疗，从而带来高额无效的医疗花费和家庭负担。这些让终末期患者的生活质量不高，甚至较差。针对目前终末期患者所面临的问题，缓和医疗可以改善患者和家人的生活质量。缓和医疗是一种旨在提高患者和家属生活质量及面对危机能力的系统方法。

缓和医疗是一种依靠团队的治疗，包括医生、护士、物理治疗师、心理治疗师等。其中，医生是团队的领导者，医生除了为患者开处方药物外，还主持、参与家庭会议，对患者的心理随时给予关怀和照顾；护士为患者做好舒适护理，协助家属为患者洗头、洗澡，对患者提出的困难给予及时回应；物理治疗师采用物理治疗手段为患者减轻痛苦，以提高患者的生活质量；心理治疗师解决患者的心理及精神问题，让患者躯体及心里感到舒适。

缓和医疗的原则是以患者为中心，不以治疗疾病为焦点，因为那些导致患者不适的疾病已经被认定没有更好的方法可以解决。在不加速也不延缓死亡的前提下，达到最小伤害和最大尊重，让患者的最后时日尽量舒适、有尊严。

阿司匹林能防治肿瘤吗？

中国航天科工集团七三一医院 王 静

很多肿瘤仍是当今医学界的难治之症，一旦罹患，将给患者本人及其家庭带来巨大的打击。那么，如果有什么药物可以预防肿瘤发生或延缓肿瘤进展该多好啊！

阿司匹林自 19 世纪应用至今已有百余年历史。目前，其作为一种广泛应用于心脑血管疾病预防及治疗的药物，已被大众广泛认可。那么，阿司匹林可以防治肿瘤吗？美国预防服务工作组发布的阿司匹林一级预防指南中指出，阿司匹林可作为心血管疾病和结直肠癌的一级预防药物。研究认为，每日服用小剂量（50 ~ 150 mg）的阿司匹林，此后 10 年罹患或死于胃癌、食管癌和结直肠癌的可能性将降低 40%，死于其他癌症的可能性将降低 12%。总之，死于各种癌症的风险降低了 16%。多项研究显示，阿司匹林不仅可以预防多种肿瘤，降低癌症发生率、转移率，还可以抑制多种癌细胞生长，促使癌细胞凋亡，从而降低死亡率。下面，就让我们看看阿司匹林与临床常见肿瘤的关系。

一、阿司匹林与多发性骨髓瘤

阿司匹林通过上调 Bax 基因、抑制 Bcl-2 基因活性，可以控制多发性骨髓瘤的发生和发展。Bcl-2 基因为目前研究最广泛的抑制肿瘤细胞凋亡的基因之一。Bax 基因是 Bcl-2 基因家族的成员之一。体内 Bcl-2 与 Bax 按一定比例共同存在并控制细胞凋亡，两者通过特定比例在调控肿瘤凋亡中起着相互制约的作用。当 *Bcl-2* 高表达时，细胞免于凋亡，当 *Bax* 高表达时，细胞趋于凋亡。

二、阿司匹林与乳腺癌

众所周知，抑制核因子 KB（NF-KB）为特异性抑制蛋白，正常时在细胞内常以无活性的三聚体存在，当机体受到氧自由基、紫外线、病毒、细菌等因素作用后，形成游离的 NF-KB 单体，它与特异性的 KB 序列结合后诱导相关基因转录，激活炎症反应，促进肿瘤细胞的增殖。研究表明，阿司匹林可以抑制 NF-KB 通路激活途径，影响乳腺癌的发生、发展及耐药性，从而降低乳腺癌的发病率。

三、阿司匹林与宫颈癌

阿司匹林能够抑制原癌基因 *ErbB2* 的表达，进而抑制其下游细胞生存相关的信号通路。抑制此信号通路在阿司匹林诱导的宫颈癌细胞系 HeLa 细胞凋亡中起重要作用。

阿司匹林对宫颈癌 Caski 细胞增殖有明显的抑制作用，可明显改变细胞周期的时相分布，将细胞阻滞于 DNA 合成期，从而诱导细胞凋亡。

四、阿司匹林与结直肠癌

阿司匹林通过诱导、传递肿瘤坏死因子凋亡，诱导配体（TRAIL）的凋亡信号途径，从而消除循环系统的结直肠癌细胞，降低结直肠癌的发生及转移风险。2017 年版的 NCCN 指南也开始推荐阿司匹林用于结直肠癌根治术后的"辅助治疗"，以达到肿瘤二级预防的目的。这足以说明阿司匹林对结直肠癌的预防作用已经得到了很大程度的认可。

五、阿司匹林与肝癌

阿司匹林能够通过抑制 Mcl-1 的表达来增强细胞凋亡，还可以调节蛋白 *Bcl-2* 高亲和力靶向抑制剂 ABT-263 介导的抗肿瘤作用，从而对人肝癌细胞起

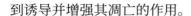

到诱导并增强其凋亡的作用。

六、阿司匹林与胰腺癌

阿司匹林通过抑制胰腺细胞周期蛋白依赖性激酶 2（CKD2）/细胞周期蛋白依赖性激酶 4（CKD4）的活性，诱导细胞生长周期的停滞，改变胰腺癌细胞 SW1990 的周期分布，使肿瘤细胞停滞在 G_0/G_1 期，抑制其生长。

七、阿司匹林与睾丸恶性肿瘤

阿司匹林具有抑制人睾丸恶性肿瘤 NTera-2 细胞增殖的能力，还能够诱导畸胎瘤细胞发生凋亡。

阿司匹林作为一种具有悠久历史、安全性高、广泛应用于临床各领域的经典药物，其潜力还需科学家们继续研究，深度挖掘，让其更好地为人类解除病痛，造福人间。

需要特别指出的是，阿司匹林防治肿瘤作用的临床价值，目前还只是万里长征迈出的第一步，因此，还是应理性看待这一结果。是否服用该药物及服用剂量，必须先根据个体的病史来权衡利弊，应在专业医生的指导下用药。

第十五章

中医抗癌有锦囊

《黄帝内经》中的抗癌观点

航天中心医院　邓　晨

根据 WHO 官网发布的最新信息显示，癌症将成为 21 世纪世界各国死亡的主要原因。癌症的发病率和死亡率均高于世界标准人口标化发病率（ASIRW）和世界标准人口标化死亡率（ASMRW）。至 2018 年，全球有 1810 万新增癌症病例，960 万人死于癌症！自 2010 年以来，中国的癌症发病率和死亡率一直处于上升态势，癌症已成为国家的重大公共卫生问题。基于此，如何预防癌症的发生也就成了医学界的热点问题。

《黄帝内经》云："圣人不治已病治未病；不治已乱治未乱，此之谓也。"享誉世界的《黄帝内经》在中国被奉为"医家之宗"，早在两千多年前，《黄帝内经》就提出了"治未病"的超前理念，且形成了"法于阴阳，和于术数"的独特防病养生理论体系。

《黄帝内经》告诉大家如何预防癌症呢？来参加一个"视频会议"吧。

会议时间：××××年×月×日，月朗风清之夜。

会议地点：蓬莱岛上，离愁河畔，逍遥亭中。

参会人员：黄帝与五位入室弟子（直木、阿火、胖土、帅金、若水）和你。

议题：论预防癌症之道

阿火性子急，率先问道：老师，人为何会得癌症？

黄帝：正气不足，邪气亢盛。

阿火：您能说细点吗？

黄帝：任何疾病的发病，都是因为"正虚邪盛"。我常跟你们讲"正气存内，邪不可干。邪之所凑，其气必虚。"就是这个道理。自古正邪势不两立，正气盛，身体康健；邪气盛，就得住院。

直木：保护正气和远离邪气哪个重要？

黄帝：当然都重要！只不过保护正气简便易行，人人可做，而邪气大部分是外界环境造成的，现代人不可能随机调整自己的工作生活环境，所以重心应向前者倾斜。

帅金：老师，如何保护正气呢？

黄帝：戒烟、限酒、别熬夜，这些都可以保护正气，要养成"日出而作日落而息"的作息习惯。跟你说过的"起居有常，不妄作劳"就是这个意思。有国外同道研究，规律的作息、充足的睡眠与免疫力有直接关系，而他们说的"免疫力"在一定程度上等同于"正气"的概念。夜生活太丰富实在不可取，人帅也得多休息，生命可贵，别乱折腾。

胖土：老师，除了这些呢？

黄帝笑道：曾跟你说过要"食饮有节"，就是告诉你饮食要有节制，八分饱就好，少吃甜食、烧烤！膳食结构要均衡而不偏嗜。有意识地保护脾胃，脾胃乃"后天之本"，伤不起。伤了脾胃体内就会生"痰湿"，肥肉也是"痰湿"的一种，体内痰湿多了就会阻碍气血运行，形成"积聚"，导致癌症。一定要保护好脾胃，脾胃健运，痰湿自除。我有个学生叫李东垣，他在《脾胃论》中提出："内伤脾胃，百病由生。"我很赞成。

胖土：谨记谨记，但少吃会饿啊！

黄帝："五谷为养，五果为助，五畜为益，五菜为充。"可以多吃点水果、蔬菜、粗粮。像苹果、梨、薏米、冬瓜、莲子肉，这些都是不错的选择。

若水：老师，女性有什么要特别注意的吗？

黄帝：女孩心思细，容易情志致病。"恬淡虚无，真气从之，精神内守，病安从来。"凡事别较真，少生气。我有个学生叫朱丹溪，他在《丹溪心法》中就提出乳腺癌与情志不畅直接相关。还有一个学生叫龚廷贤，他在《寿世保元》中提到"物来顺应，事过心宁"的处世态度，我很认可。

开短会，会议结束，不多说了。黄帝所述的防癌之道是妥妥的中国智慧，希望能帮到您，健康中国，从我做起。

正气不足是癌症发生的根源

中国航天科工集团七三一医院　李清松

《黄帝内经》中阐述："圣人不治已病治未病。"未病先防，是中医最早提出的早预防、早治疗观点。一是未病先防，二是既病防变。也就是没病要预防，病了要防恶化。中医描述癌症的名称很多，比如说，痈疽、癥瘕、积聚、瘿瘤、岩等。

中医认为，癌症是由外感六淫、七情内伤、饮食劳倦等因素引起的阴阳失衡，脏腑失调，造成人体气滞血瘀、痰饮内停，形成积聚、瘿瘤、岩等。癌症在发生之前会发出很多信息，即临床所说的症状。出现症状的时候及时确诊、治疗就能阻断疾病发展，更能阻断癌变。

日常生活中只要了解和掌握以下三点，就能够有针对性地找出症状，配合西医做进一步的检查，做到及早诊断和预防。

一是背俞穴（位于背部足太阳膀胱经上，后正中线旁开 1.5 寸）的变化异常是身体内部器官发出的最早信号。如果你的背俞穴上有痛点或有明显压痛、颜色变化、寒热异常，找到对应的脏腑器官，建议有针对性地做系统检查。

二是子午流注是人体的"生物钟"。"子午流注"是中医先贤探索出的天人合一的规律，即人体十二经络随着十二时辰的变化而兴衰。如果在某一时辰经常感觉到某个脏腑不适，或出现某个症状，极有可能是该时辰对应的脏腑受邪或虚衰所引起的。例如，经常每天子时（23：00～1：00）右肋下隐痛或恶心、耳鸣、惊醒，则提示胆经有问题，需进一步进行胆囊炎、胆结石、胆囊癌等疾病的排查，而子时也是治疗胆病的最佳时间段。用该方法以此类推，出现症状推出时辰，找出对应脏腑，然后进一步检查，往往能争取到宝贵的治疗时间。

三是"原穴"的部位反应变化，可以推断脏腑功能的盛衰。《灵枢·九针十二原》中记载："五脏有疾也，应出于十二原。"说明脏腑有病，常在相应的原穴处有异常反应。可以通过视察、"切循扪按"等检查，及早发现异常反应，以推断脏腑的病情。

总之，虽然癌症的发生机制十分复杂，但中医认为，正气虚是致癌的根本原因。而如何养正气，中医倡导的是一种健康的生活方式，正如《黄帝内经》中云："其知道者，法于阴阳，和于术数，食饮有节，起居有常，不妄作劳……度百岁乃去。"正气存内，邪不可干，远离癌症。

五行生克防肿瘤

航天中心医院　马仁政

　　肿瘤在中医学上属癥瘕、积聚、阴病范围。《灵枢·百病始生篇》对其病因病机有明确阐述："积之始生，得寒乃生，厥乃成积也。"肿瘤阴病，阴寒凝聚是其本质，故唯有破阴通阳，行"温气"通"六俞"，提高人体代谢机能才是逆转病势之根本所在。潜至阴，宣至阳。其病因、病机、病理可以用三个字概括：毒、虚、瘀。这么说起来有些佶屈聱牙，晦涩难懂。通俗地讲就是：人体内的"虚"弱，碰到体外的"毒"邪，导致身体内气滞血"瘀"，进而引起各脏器的功能障碍，逐渐发展为肿瘤。

　　那么，如何预防呢？

　　五行学说将人体的内脏分别归属于五行，以五行的特性来说明五脏的生理功能。一方面，以五行相生说明五脏之间的联系；另一方面，以五行相克说明五脏之间相互制约的关系。同时五脏还与五方、五季、五色、五味、情志、孔窍相对应。

　　那么，在不同的季节怎样养生才能顺应五行生克，强身健体，预防疾病，预防肿瘤呢？我们下面分别从饮食、起居、运动及情志五个方面慢慢道来。

一、春季养生（木—肝）

春主生发，春季万物生长发展；春季多变，饮食以养肝补脾为主。

1.饮食：多吃温补阳气的食物，增甘少酸，多吃蔬菜，多喝粥。饮食调养是防春火滋生的重要措施，而且操作十分方便。晚春时节，要多吃性平或微凉、味甘淡的食物，以防春火滋生，同时要忌大辛、大热及腥发之物，不吃过腻、过酸及煎炸食品，如辣椒、羊肉、海虾、肥肉、乌梅等，以免"火"上浇油。

养肝食疗方：苦瓜炒肉丝，此菜能清热降火、开胃祛湿、益脾补肾；杞菊茶，能滋养肝肾、疏风散热。

2.起居：早睡早起，防春困，"春捂秋冻"要适度。

3.运动：多做户外运动，如爬山、放风筝、散步、踏青；多远眺，以锻炼视力，养肝；勤按摩，如梳头、按摩穴位，以缓解春困。

4.情志：少生气，好好睡觉，多读书，与朋友多交流。

二、夏季养生（火—心）

夏主生长，夏季万物生长旺盛；夏季热盛，饮食宜清热消暑。

1.饮食：多食益气生津的食物，补充足够的水分，适当补充盐分和维生素，不可过食冷饮；"心主血脉"，饮食要注意四低，即低盐、低脂、低胆固醇、低能量；多吃降血脂的食物，如生姜、洋葱、花生、大豆、蘑菇、海藻、酸牛奶、茶叶、山楂等，补充优质蛋白质。

2.起居：应当晚睡早起、注意防晒、防纳凉过度。

3.运动：通过体育锻炼，如旅游、游泳来活动筋骨，调畅气血，养护阳气。

4.情志：精神调摄，保持愉快而稳定的情绪，切忌大悲大喜，避免以热助热，火上加油。

三、长夏养生（土—脾）

长夏主化生，长夏之际万物化生结出果实；长夏湿气重，饮食宜健脾祛湿。

1.饮食：多食健脾和胃利湿的食物；少吃寒冷的食物，以防中气内虚；注意食品卫生和个人卫生；"长夏以温食为主"，不要贪凉或过食生冷之物，因为过于寒凉滋腻的食物，反使暑热内伏，不能透发；多吃健脾和利湿的食物，如党参、白术、山药、山楂、茯苓、陈皮、冬瓜、南瓜、莲子、姜等。

2. 起居：应当晚睡早起，注意通风、防潮、隔热。

3. 运动：长夏运动量不宜过大，以免汗出太多，阴津耗损。

4. 情志：宁心静神。

四、秋季养生（金—肺）

秋主收敛，秋季叶落归根；秋季干燥，饮食以清热润燥为主。

1. 饮食：多吃温补阳气的食物，增甘少酸，多吃蔬菜，多喝粥，多吃梨、萝卜、百合、莲藕、银耳等白色食物；多饮汤水，秋季空气干燥，把进补的物品制成汤水服用比较适宜；食补，选择新鲜的白菜、萝卜、莲藕等加入鱼、肉等做汤，如花生鸡爪汤、莲藕牛肉汤、菠菜猪肝汤、萝卜排骨汤等。

2. 起居：秋季慢添衣，适当"秋冻"。

3. 运动：多参加一些有益身心的娱乐活动，如跳舞、爬山、慢跑。

4. 情志：勿忧思，保持积极向上的心态。

五、冬季养生（水—肾）

冬主闭藏，冬季万物蛰伏起来；冬季寒冷，饮食以温补阳气为主。

1. 饮食：多食滋补又抗寒的食物，少食生冷、油炸及寒性食物，以免伤阳气或伤阴液；多吃些动物性食品和豆类，以补充维生素和无机盐；羊肉、鹅肉、鸭肉、大豆、核桃、栗子、木耳、芝麻、红薯、萝卜等均是冬季适宜吃的食物；多吃些苦味食物，以补益心肾，如橘子、猪肝、羊肝、大头菜、莴苣、茶等。

2. 起居：早睡晚起，日出而作，以保证充足的睡眠时间，以利于阳气潜藏，阴精积蓄。

3. 运动：适当运动锻炼，如打太极拳、做五禽戏等，活动筋骨，调节气息，静心宁神，从而疏通经络，调和脏腑气血。

4. 情志：保持平心静气，养精蓄锐。

做好"五季"养生，保持身体健康，远离疾病，远离肿瘤。

缓解化疗的不良反应，中医有锦囊

航天中心医院 郭 旸

吴大姐不久前被诊断为乳腺癌，手术后开始了化疗，前两天特别恶心，别说大鱼大肉，就连清粥小菜都吃不下去，全身没力气。吴大姐既难受又担心，这样下去，还能坚持下一次化疗吗？

吴大姐的情况不是个例，胃部不适是化疗药物最常见的不良反应之一。原因在于，化学药物杀伤和抑制肿瘤细胞的同时，对生长旺盛的细胞，如骨髓细胞、胃肠道黏膜上皮细胞、生殖细胞、毛发等也有较为明显的损害。化疗引起的常见胃部不适有食欲不振、恶心、呕吐、嗳气、胃胀等，不仅会给患者带来痛苦，还会导致贫血、营养不良等情况，严重的病例甚至会因此终止化疗。

那么，该如何减轻胃部不适，防止不良的后果呢？吴大姐求助了中医，根据她的症状，医生认为她的病是寒湿蕴结脾胃所致，服用了中成药后，吴大姐的恶心消失了，胃口也逐渐恢复，为了帮助她更好地恢复脾胃功能应对下一次化疗，医生还传授给吴大姐三招锦囊妙计。

一、查舌苔，辨体质

从中医角度看，化疗引起的胃部不适大致有三种情况，通过观察舌苔，可以帮助我们进行判断，从而为自我调护提供依据。

1.寒湿蕴结：舌苔白、厚腻，表示脾胃被寒湿所困，就像是下水道有油污阻塞，污水排出受阻，就会向上泛溢。因此，患者容易出现恶心、呕吐、胃

411

胀、食欲减退的症状。

2.脾胃虚弱：舌淡胖，舌边有齿痕，表示此类患者消化能力减弱，好像料理机动力不足，磨碎食物的能力下降。因此，患者会出现食欲下降、胃胀、大便溏稀等症状。

3.肝胃不和：舌淡红，苔薄白或薄黄，表示肝气郁滞，影响了脾胃的消化功能。因此，患者会出现嗳气、胃胀、胁胀、恶心、反酸等症状。

二、调饮食，服药物

化疗后的三天往往是胃部不适最严重的时候，这时的饮食应清淡、灵动、不增加胃肠负担为原则。

清淡：是指食物容易消化，避免过甜、油腻、黏滑的食品，比如肥肉、油炸食品、奶油、年糕等。

灵动：是选择倾向于气味清香走窜的食材，比如香菜、香芹、香菇等，因为此类食物多有醒脾开胃的效果。

不增加胃肠负担：首先，要控制食量，建议少食多餐；其次，要细嚼慢咽，以助消化。因为粥在胃中的排空较慢，呕吐患者可以选择馒头＋汤的干稀搭配。

除此以外，还可以根据不同的发病机制选用相应的药物和食物。

（一）脾胃寒湿

推荐药膳：土豆香菜汤。

做法：准备土豆1个，香菜50 g，生姜3片，香葱、油、盐、胡椒粉适量。先将土豆去皮切条，香葱、香菜切碎，锅中加少量油加热，倒入土豆条翻炒，变色后加盐、胡椒粉、生姜，稍微翻炒后加水。土豆变软后加香葱、香菜，稍煮后出锅。

功效：温中化湿，和胃止呕，适合脾胃寒湿引发的恶心、呕吐，食欲减退。

推荐药物：藿香正气丸、香砂平胃丸。

推荐食材：如生姜、胡椒、砂仁、香菜、刀豆、香菇、青椒、萝卜、陈皮等。

（二）脾胃虚弱

推荐药膳：太子参砂仁粥。

做法：准备太子参 10 g，砂仁 2 g，粳米 50 g。先将太子参、砂仁晒干或烘干，研成极细末。再将粳米淘洗干净，放入砂锅，加水煮沸后，改用小火煨煮成黏稠粥。粥成时，倒入砂仁细末，搅拌均匀，再用小火煨煮 2 分钟即成。

功效：益气健脾，开胃理气。主治脾胃气虚引起的食欲不振。

推荐药物：六君子丸、参苓白术丸。

推荐食材：土豆、糯米、胡萝卜、红枣、莲子、山药、鲫鱼、鸡肉、山楂等。

（三）肝胃不和

推荐药膳：玫瑰陈皮饮。

做法：准备干玫瑰花 5 g，陈皮 5 g，冰糖适量。先将玫瑰、陈皮加入 500 mL 沸水冲泡，再加入冰糖拌匀即可。

功效：舒肝和胃，主治肝胃不和引起的胃胀、嗳气、食欲不振。

推荐药物：疏肝和胃丸。

推荐食材：香芹、佛手、玫瑰、金橘、陈皮、蓬蒿等。

三、摩腹背，按穴位

按摩手法可以起到开胸顺气、疏肝利胆、降逆止呕、健运脾胃的疗效。医生会根据患者的症状选择不同的按摩手法。

（一）恶心、呕吐

患者平卧位，全身放松，家属用手掌从患者前胸正中缓缓向下平推至腹部，同时让患者配合，意想呼气时随手法把气送至小腹，反复做 20 次，有助于降逆止呕的作用。然后家属双手掌并列平放于前胸正中，从中间向胸部两侧做抹法，反复 20 次，有助于开胸顺气。最后，在腹部重复上一手法，反复 20

次，有助于疏肝利胆。还可以进行穴位按摩，对内关、足三里穴进行点按，每穴点按 2 分钟左右。

（二）食欲不振

患者平卧，全身放松。在胸骨剑突下至脐之间中点的区域（中脘穴），用掌心缓慢、轻柔地做摩法，顺时针、逆时针各 30 次。

患者取坐位或俯卧位，用双手掌在背部下胸段至上腰段做擦法，直至温热为止。还可以配合点穴治疗，在中脘、脾俞、胃俞、内关、足三里穴分别点按 2 分钟。

手握锦囊，心里不慌，吴大姐调节好胃口，正在设计营养和运动计划，准备以轻松的心情，最佳的身体状态迎接下面的治疗，相信胜利就在不远处等着她！

中医预防肿瘤的五忌五宜

中国航天科工集团七三一医院　聂红霞

肿瘤是当今世界严重威胁人类健康的疾病之一，已成为危害人类健康与生命的大敌。2006 年，美国肿瘤年会提出癌症只是一类慢性病。一方面是说，癌症的发展是一个渐进的慢性过程；另一方面是说，在免疫"监管"下肿瘤可以长期休眠，人们可以带癌生存。说到肿瘤，大家总是谈癌色变，其实我们应科学、理性地对待它，平时做好防范措施可以相应减少肿瘤的发生。祖国医学在肿瘤的预防方面就有着许多独特之处。

一、节饮食

膳食结构不合理及不良饮食习惯可导致肿瘤的发生。人们在日常饮食中应注意充分摄取各种食材，利用各种食物不同的营养功效来满足身体的需要。强调饮食的均衡、充足，不要暴饮暴食，不能不知节制，不要饮食偏嗜或饥饱无常，这样才能维护人体的正气。同时还需要注意食物有寒、热、温、凉及酸、苦、甘、辛、咸的差别。饮食宜食用味辛甘，性温热的食物，但也因人而异。因此，中医要求饮食要五忌、五宜。五忌：即忌肥甘厚味；忌暴饮暴食；忌烟酒；忌烟熏、霉变食物；忌淹泡、过咸的食物。五宜：即宜饮食规律化；宜多食新鲜蔬菜和水果；宜食物多样化；宜少荤多素；宜清淡、少盐、少油。

二、调情志

肿瘤的发生与精神的不良刺激有着密切的关系。情志调节失常是癌症发生的重要诱因。中医所讲的"七情"，是指喜、怒、忧、思、悲、恐、惊。情志活动与内脏有着密切的关系，如《黄帝内经·素问·举痛论》记载："百病生于气也，怒则气上，喜则气缓，悲则气消，恐则气下，惊则气乱，思则气结矣。"在一般情况下，七情属正常范围。但如果情志出现"太过"或"不及"，如突然受到剧烈的精神创伤或者长期的精神刺激，或者情绪低落、抑郁，超出人体所能调节的正常范围，就会造成人体气血、经络、阴阳、脏腑的功能失调，从而导致疾病的发生，肿瘤也不例外。临床研究发现，长期处于孤独、矛盾、抑郁和失望情境的人，或者常怀不满情绪、多愁善感，或者经常克制自己、满腹委屈的人容易罹患癌症。

当今社会，工作和生活压力巨大，人们面临各种各样的问题，长期承担重责和压力、挫折，精神方面已经不堪承受，再加上个人的性格缺陷（如容易暴躁和易怒、情绪紧张）及解决问题的能力不足等，这些都会是压倒精神支柱的最后一根稻草。面对这些挑战，调整好心态至关重要。《黄帝内经·素问·上古天真论》中谈道："恬淡虚无，真气从之，精神内守，病安从来。"这句话很好地揭示了我们应该保有一种平和的心态，即人的心境应安闲清净，淡泊质朴，平和，同时也是对美好精神境界的一种追求。失意时做到坦然，得意时做到淡然，泰然处之。正确对待疾病、对待人生，于疾病防治至关重要。所以我们需要调摄精神，优化自我个性，及时释放压力，走出抑郁状态，平复心理，避免情志过激，精气损耗。保持自身精气充沛，使疾病无从发生。

因此，在肿瘤的预防方面，我们提倡健康的生活方式，保持良好的心理素质，做好自我健康管理，能够食饮有节，起居有常，不妄作劳，从而达到身心健康的良好状态，减少疾病的发生。

中药代茶饮，增强抗癌能力

中国航天科工集团七三一医院　陈　惠

现代医学研究认为，人体自身免疫功能低下或失调也是癌症发生、发展的重要原因。中医认为，癌症的发生、发展过程是人体正气与邪气抗争的过程。因此，"扶正"是中医治疗肿瘤的一个重要思想，贯穿肿瘤治疗的全过程。"扶正"就是扶助人体正气，运用补益药物以调整人体脏腑气血、阴阳之不足，调动人体内的积极因素，提高机体的抗癌能力和自然修复能力。癌症朋友平常亦喜爱饮用一些具有扶正补益功效的代茶饮中药来提高免疫力。现在我们来介绍几种既能提高人体免疫力，又具有抗癌作用的代茶饮中药。

一、人参

人参为五加科植物人参的根，被誉为"百草之王"，是扶正固本的佳品。人参具有大补元气、复脉固脱、补脾益肺、生津、安神、益智、延年益寿等功效。当癌症患者出现神疲乏力、少气懒言、汗多、咽干口燥，舌体瘦薄、舌质淡、少苔、脉虚或细数无力等气津两伤的症状时，可以使用人参代茶饮调理。现代医学研究发现，人参具有诱导肿瘤细胞凋亡，抑制肿瘤细胞增殖、侵袭和转移等作用。一般可每天取人参 1.5～9 g，用文火煎汤，代茶饮用。

二、黄芪

黄芪为豆科草本植物黄芪的根，味甘，性微温，具有补气固表、利水退肿、托毒排脓、生肌等功效。民间有"常喝黄芪汤，防病保健康"的说法，可见其补益作用之强大。当癌症患者出现神疲乏力、少气懒言、身体虚弱、心慌气短、头晕、声音低微等气虚症状的时候，可以使用黄芪代茶饮调理。现代医学研究发现，黄芪具有通过增强机体免疫力而抗肿瘤的作用。一般可每天取黄芪 9 ～ 30 g，用文火煎汤，代茶饮用。

三、当归

当归为伞形科植物当归的干燥根，味辛，性温，具有补血活血、调经止痛、润肠通便等功效。当癌症患者出现面色淡白或萎黄、口唇苍白无血色、头晕、心慌、手脚麻木、舌质淡、脉细无力等血虚症状的时候，可以使用当归代茶饮调理。现代医学研究发现，当归具有抑制细胞增殖、减少细胞迁移、抑制肿瘤转移的作用。一般可每天取当归 6 ～ 12 g，用文火煎汤，代茶饮用。

四、天门冬

天门冬为百合科天门冬属植物天冬的干燥块根，味甘、苦，性寒，具有养阴润燥、清肺生津的功能。当癌症患者出现低热、手足心热、午后潮热、盗汗、口燥咽干、心烦失眠、头晕耳鸣、舌红少苔、脉细数无力等阴虚症状的时候，可以使用天门冬代茶饮调理。现代医学研究发现，天门冬具有改善机体非特异性免疫功能，增强机体防癌、抗癌能力的功效。一般可每天取天门冬 6 ～ 12 g，用文火煎汤，代茶饮用。

癌症患者朋友平常使用中药代茶饮时，也需要根据中医理论，在辨证论治的原则下，选择与自己身体状况相适应的中药，才可起到调理的作用。如果盲目、不对证服用代茶饮方，难免南辕北辙，不仅无益于辅助治疗和预防疾病，还会加重病情，这点不可不知。

中医配合西医治疗，提高患者生活质量

中国航天科工集团七三一医院 廖家华

在临床上，经常会有患者向我们提出"怎样用中医中药防治恶性肿瘤"的问题。西医对肿瘤的治疗以手术为主，放疗、化疗为辅，但这些治疗措施易发生手术创伤、失血、疼痛、放射性损伤、消化道损伤和骨髓抑制等不良反应。

有些患者因为发现不及时、年龄大、身体虚弱等原因而错失手术良机。如何"带瘤生存"，和恶性肿瘤和平相处，如何提高恶性肿瘤患者的生活质量，延长生存时间引起了人们的高度重视。因此，中医中药防治恶性肿瘤得到了广泛的应用，其中尤以"治未病"思想的指导作用最为突出。

"治未病"思想最早完善于《黄帝内经·素问·四气调神大论》，其中"故圣人不治已病治未病，不治以乱治未乱……"生动形象地描述了"治未病"思想。经后世医家不断丰富和发展，"治未病"思想可以体现为以下四点：未病先防，已病早治，既病防变，预后防复。这就与 WHO 提出的恶性肿瘤的三级预防策略相似，即消除危险因素和原因；早发现，早诊断，早治疗；合理治疗及康复。

一、未病先防

加强身体锻炼，增强自身体质，节制饮食，保持心情愉悦，同时注意个人卫生，避免接触生物、化学致癌物，做到未雨绸缪，如《黄帝内经·素问·上古天真论》所云："上古之人，其知道者，法于阴阳，和于术数，饮食有节，起居有常，不妄作劳，故能形与神俱，而尽终其天年，度百岁乃去。"增强正气，即可抵御各种致病因素，达到未病先防的目的。

二、已病早治

在《黄帝内经·素问·阴阳应象大论》中记载的："邪气之至，疾如风雨，故善治者治皮毛，其次治肌肤，其次治筋脉，其次治六腑，其次治五脏。"指出了高明的医生治病，应当在疾病表浅的时候就去治疗它。因此，早发现，早诊断，早治疗就显得尤为重要。中医中药在恶性肿瘤的早期防治中发挥着极其重要的作用，既可以扶助正气，增强抗病能力，又可以减少西医手术、放疗、化疗等引起的不良反应，改善患者的生活质量，可以贯穿肿瘤治疗的全过程。

三、既病防变

中医的精髓是整体观念，认为人体是一个整体。生理上，五脏六腑之间有着相生、相克的协同关系；病理上，五脏六腑亦有相乘、相侮的失衡关系。如《难经·七十七难》所言："所谓治未病者，见肝之病，则知肝当传之与脾，故先实其脾气，无令得受肝之邪，故曰治未病焉。"这就与西医所说的恶性肿瘤极易转移，在治疗原发癌灶的同时应该积极防治其转移相吻合。因此，可以在手术、放疗、化疗的基础上采用中医中药辅助治疗，以期延长患者的生存时间，甚至治愈。

四、预后防复

通过手术、放疗、化疗等综合疗法，部分恶性肿瘤患者的病情可达到有效控制，甚至临床治愈，但仍有不少患者会复发。因此，在恶性肿瘤治疗的后期，积极配合中医中药辅助治疗，通过中医中药调节患者脏腑的气血、阴阳，扶正祛邪，可有效控制肿瘤的发展，防止肿瘤复发，以改善患者生活质量，延长生存时限。

　　运用《黄帝内经》"治未病"的思想，结合中医整体观，辨证施治，以中医中药配合手术、放疗、化疗的综合疗法，未雨绸缪，做到早预防，早诊断，早治疗，可有效改善恶性肿瘤患者的生活质量，延长患者的寿命。

第十六章

远离癌症，
吃好一日三餐

肿瘤患者应该这样吃

湖南航天医院　　刘丽华

肿瘤是一种全身性、消耗性疾病。肿瘤的生长会消耗体内的营养。肿瘤的治疗方式包括手术、放疗、化疗等，治疗过程会损坏体内的正常细胞，出现胃肠道反应等相关并发症，从而导致营养摄取不足。肿瘤患者在饮食方面往往存在一些误区，错误的饮食观念让患者这个不敢吃，那个不能吃，从而导致患者营养摄入的不足，不利于身体的康复。

营养是保证身体各项机能正常运行的基础，科学合理的营养能增强抗病能力，提高治疗效果。而不合理的饮食会导致患者严重的营养不良，影响治疗效果，甚至加重病情。有研究表明，肿瘤患者营养不良发生率高达 30% ～ 40%。那么肿瘤患者究竟吃什么好呢？什么东西可以吃，什么东西不能吃呢？

一、总的饮食原则

根据《中国居民膳食指南（2016）》，食物选择应多样化，粗细搭配，荤素搭配，每天谷类、薯类及杂粮 250 ～ 400 g，蔬菜类 300 ～ 500 g，水果类 200 ～ 400 g，畜禽肉类 50 ～ 75 g、鱼虾类 75 ～ 100 g、蛋类 25 ～ 50 g（0.5 ～ 1 个鸡蛋），奶类及奶制品 300 g，大豆类及坚果类 30 ～ 50 g，油 25 ～ 30 g，盐 6 g，每天饮水至少 1200 mL。

肿瘤导致机体基础代谢率增高，能量消耗增多，在平衡膳食的基础上，建议要比平时增加至少 20% 的能量摄入，需要进食高蛋白、高能量、高脂肪、富含维生素和膳食纤维的食物。一个成人患者每天摄入的能量要达到 2000 ～ 2500 kcal。

饮食宜清淡、少食多餐，不宜暴饮暴食，少吃煎、炸食物，不吃熏烤、不新鲜的食物，戒烟，限酒，推荐多吃富含蛋白质的食物，如黄豆、肉类、蛋类，以及富含微量元素硒的带鱼、青鱼等鱼类。

多吃抗癌成分的食物，多吃五谷杂粮和富含维生素、微量元素的食物，如白菜、包菜、胡萝卜、甘蓝、西红柿等蔬菜类，以及蘑菇、香菇等菌类，苹果、梨、猕猴桃、橙子等水果类。

二、治疗期间的饮食

肿瘤患者大多要经过手术、放疗、化疗等治疗过程。而在治疗期间，人体的正常细胞、器官会受到一些损伤，所以治疗的各个时期，充足的营养供给都非常重要。有研究表明，营养摄取同治疗效果成正比。而治疗期间产生的不良反应，会导致食欲下降、恶心、呕吐等胃肠道不适，导致营养摄入的不足。

治疗期间的饮食不局限于形式，总的原则如下：

1. 每天选择不同的食物，鱼肉类、蛋类、豆类、奶类、蔬菜类、水果类、坚果类等换着吃，每天吃各种颜色的水果和蔬菜。

2. 饮食不要求定时、定量，在一天的任何时候都可以吃喜欢吃的食品，不要等到很饿时吃，可以每 2 ～ 3 小时吃点东西。

3. 鼓励家人陪伴进餐，如有呕吐等不适时可暂停进餐，可以一边饮食一边听轻音乐等。

4. 鼓励身体状况允许的情况下进行适当运动（如散步），以增加肠蠕动。

5. 如身体较为虚弱，实在吃不下，可以选择牛奶、汤类等流质食物；也可以用破壁机将蔬菜、水果、坚果打碎成浆，便于吞食，或者将肉类、蔬菜切碎与大米一起熬成粥，利于消化吸收。

6. 放疗、化疗期间多喝水，每天 2500 ～ 3000 mL；增加膳食纤维的摄入，如薯类、燕麦、小米、蔬菜等，避免便秘。

总的来说，肿瘤患者治疗期或者康复期，按自己的饮食习惯与爱好，吃新鲜食物，烹饪以蒸、煮、炖、焯为主，尽量少油、少盐，清淡为主。

三、饮食禁忌

1. 烟、酒。
2. 发霉变质的食物。谷类、花生、玉米、黄豆、牛奶等霉变时容易产生黄曲霉毒素，可引起食管癌、肝癌等。
3. 高温油煎、熏烤、腌制食品及腐烂的蔬菜等。
4. 经过精细加工的"快速食品"。
5. 被农药、化肥、微生物污染的食物。

四、饮食误区

误区一：喝汤最有营养

很多人认为，喝汤最有营养，要给患者炖各种汤类，所以病房里经常看到患者喝汤，家属吃肉的情景。事实上，汤的营养只有原料的5%～10%，主要是一些维生素、无机盐。鱼肉类汤中含有嘌呤、肌酐、少量氨基酸等，营养密度低，大部分营养（特别是蛋白质）都留在了"渣"里。

建议患者能吃的情况下，尽量汤和渣一起吃，除非消化能力差，或者病情限制只能吃流质饮食。

误区二：吃得越有营养，肿瘤细胞长得越快

很多人担心营养越好越会促进肿瘤的生长，认为减少营养摄入，能饿死肿瘤细胞。其实，即使患者营养不良，肿瘤细胞仍然会抢走正常细胞的营养，以致正常细胞不能发挥生理功能，只会加速疾病的恶化，患者临床预后更差、生存时间更短。所以营养支持应该成为肿瘤患者全程的治疗措施之一。

误区三：不能吃"发物"

有人认为，蛋、牛肉、鹅肉、海鲜、韭菜、豆芽，甚至豆腐、牛奶等都是"发物"，会加快肿瘤生长或复发，不能进食。事实上，上述动物肉、蛋、蔬菜等富含人体所需的营养物质。而且没有依据证明这些食物会促进肿瘤生长或复发，盲目忌口只能使患者的营养状况更差，生活质量更低。肿瘤患者的忌口应该因病而异、因人而异、因治疗方法而异。平衡膳食，均衡营养才有利于疾病的康复。

误区四：抗癌食品或保健品能治病

许多肿瘤患者幻想通过"食疗""偏方"等治好病，于是不进行规范治疗，盲目跟从别人的做法，认为保健品比药品安全，药疗不如食疗。虽然许多食品有一定的辅助抗癌作用，但目前并没有可靠的医学证据证实食疗能控制肿瘤进展，治愈肿瘤或预防复发，有些保健品还可能会影响肿瘤治疗的功效。建议不要盲目相信"食疗偏方"等信息，应向医生咨询、了解保健食品是否具有抗肿瘤的作用，否则可能影响肿瘤治疗的效果。

误区五：癌症患者忌食"辛辣"等食物

事实上，吃辛辣食物会刺激肿瘤快速生长并没有科学依据。比如，大蒜就有抗肿瘤的作用。那么究竟能不能吃辣椒呢？根据个人饮食习惯，如果平时都爱吃辣味食品，突然改变口味会影响患者食欲，而且肿瘤患者治疗期间也会导致食欲减退，这样会进一步导致营养摄入的不足，所以结合个人的饮食习惯，没必要完全忌辣。只有增进患者食欲，能够摄入足够的营养，才更有利于疾病的治疗及康复。

误区六：只要打"营养针"，不吃饭也没关系

受疾病的影响，有些患者食欲不振，营养摄入不足，患者本人或家属认为能够静脉注射营养液就可以了。事实上这是错误的观点。胃肠道进食是自然的进食方式，如果长期通过静脉营养，会导致肠黏膜萎缩、肠道菌群失调等。大量研究表明，只要胃肠道有功能，肠内营养支持疗法是患者最佳的营养支持方式。

最好的营养来自食物

航天中心医院　闫新欣

食物中的三大营养物质包括蛋白质、碳水化合物、脂肪。对于肿瘤患者，每一种营养物质都不可或缺，除此之外，还有一部分称作"免疫营养"的物质也可以从食物中获得，包括膳食纤维、益生菌、益生元、维生素、矿物质等，均在维持人体生理功能和巩固免疫力方面发挥了不可替代的作用。

一、蛋白质

蛋白质是人体必需的营养物质，它可以促进细胞与组织修复，维持正常细胞的生理功能。而且蛋白质也是供能物质，每 1 g 蛋白质可以供 4 kcal 的能量。肿瘤本身可导致蛋白质消耗增加，人体对蛋白质的需求量要更高，故提倡肿瘤患者高蛋白饮食，蛋白质需要量应满足机体 100% 的需求。推荐肝、肾功能无明显异常者，蛋白质供给量为 1.2 ～ 1.5 g/（kg·d），根据营养消耗程度最大可达到 2.0 g/（kg·d）。蛋白质最好的来源是鱼、瘦肉（家禽）、鸡蛋、低脂乳制品、干豆、豌豆、扁豆和大豆食品，尽量少食用加工肉。与红肉相比，白肉对机体更有利。

二、脂肪酸

脂肪酸在营养补充中发挥着重要作用。脂肪由脂肪酸构成，能为身体提供丰富的能源，1 g 脂肪可产生 9 kcal 的能量。机体分解饮食中的脂肪形成脂肪酸，并将它用于存储能源、阻断身体内部组织的能量流失及通过血液输送某些类型的维生素。由于大多数的肿瘤患者存在胰岛素抵抗，所以建议在适当范围内增加脂肪的摄入量。这不但可以降低血糖负荷，还可以增加饮食的能量密度。

推荐肿瘤患者脂肪摄入量占每日总能量的 25% ～ 40%。比如，患者体重 60 kg，按 30 kcal/kg 的总能量计算，每天需要 1800 kcal 的总能量，需要脂肪提供的能量为 450 ～ 720 kcal，1 g 脂肪产生 9 kcal 能量，则该患者共需要摄入 50 ～ 80 g 脂肪。

由于脂肪对心脏和血管的影响，宜选择单不饱和脂肪酸和多不饱和脂肪酸，比如 ω-3 脂肪酸可以改善患者的食欲、食量、体重，而且有提高免疫力的作用。不饱和脂肪酸包括：鱼油、红花籽油、茶油、橄榄油、葵花籽油、玉米油和大豆油。

与此相对的，肿瘤患者需要减少饱和脂肪酸和反式脂肪酸的摄入。膳食中饱和脂肪酸多存在于动物脂肪及乳脂中，这些食物富含胆固醇。饱和脂肪酸一旦过量，会使细胞免疫功能下降，诱发肿瘤。富含饱和脂肪酸的食物有黄油、干酪、全脂奶、冰淇淋、奶油、肥肉，以及某些植物油（椰油、棕榈油和棕榈仁油）。反式脂肪的主要来源为人造黄油和部分氢化植物油，这些脂肪也存在于许多加工食品和快餐中。这两种脂肪酸均会造成胆固醇增高，诱发肥胖，增加患癌概率。

三、碳水化合物

碳水化合物是人体能量的重要来源。碳水化合物为身体活动和器官工作提供所需要的燃料，1 g 碳水化合物产生 4 kcal 能量。"好"的碳水化合物通常是加工程度低的食物，如水果、蔬菜和全谷物，它们能够提供膳食纤维、维生素、矿物质和其他营养素。"坏"的碳水化合物则通常是精加工食品，如精制白面粉、白砂糖等，它们含大量单糖，营养含量低，并含有大量不健康成分。这些碳水化合物在机体内会最终分解为大量的葡萄糖。

由于肿瘤细胞代谢需要摄取大量葡萄糖，因此要减少葡萄糖的摄入，或者说减少精制糖类的摄入。精制糖类摄入过量易造成肥胖和胰岛素抵抗，进而导致体内氧化应激、内分泌紊乱及免疫功能障碍等问题，同时容易给肿瘤细胞提供营养。因此，我们要选择能提供能量但不促进肿瘤生长的糖类，即"好"的碳水化合物。

四、益生菌、益生元

益生菌是一种含活性微生物的生物制剂，能调节宿主肠道细菌群的平衡。益生元是不易消化的碳水化合物，常见的是糖类（低聚糖类），如低聚果糖、低聚木糖、大豆低聚糖、异麦芽低聚糖、低聚半乳糖等，它们能选择性地刺激肠道某一种或几种益生菌的生长和活性，从而调节肠道微生态细菌的比例，使少数有益菌成为优势菌。

研究表明，益生菌和益生元可以通过调节宿主的肠道菌群，进而改善患者的代谢和免疫情况，从而起到抗肿瘤的作用。某些益生菌还可以降低肿瘤患者术后炎症的发生率，口服益生菌也能缓解化疗和放疗相关性腹泻。

日常食物中的酸奶就含有益生菌，肿瘤患者可自行购买多种发酵剂，在家庭中自制酸奶，但应注意益生菌生长所需的温度条件。也可购买调节肠道菌群的药物，如地衣芽孢杆菌活菌胶囊、枯草杆菌二联活菌肠溶胶囊等长期服用。

五、膳食纤维

膳食纤维是部分水果、蔬菜和谷类中存在的一种物质。大多数膳食纤维会在不经消化的情况下通过我们的身体。但是，它可影响人体对其他食物的消化，还可改善排便。膳食纤维有两种类型，一种叫作"可溶性膳食纤维"，存在于水果、燕麦、大麦和豆类中；另一种叫作"不可溶性膳食纤维"，存在于小麦、黑麦和其他谷类中。

膳食纤维可以增强肠道蠕动、促进益生菌生长、抑制致病菌生长、抑制糖类吸收。肿瘤患者肠道功能下降，通常出现肠道菌群紊乱，加之受到腹部放疗、全身化疗、靶向药物治疗、感染、使用止痛药等多种因素影响，会出现腹泻、便秘等问题。长期摄入富含膳食纤维的食物，如全麦、燕麦、水果等，均可以增加益生菌的生长。多项研究表明，膳食纤维的摄入可降低胰腺癌、结直肠癌、乳腺癌等风险。

当然，越早补充膳食纤维越好，即使是健康人群也需要进行膳食纤维的补充，以提高机体抗病能力。

六、如何"吃出"最佳免疫力？

如果机体没有足够的能量，没有足够的营养，也就谈不上"免疫力"了。即使高价购买市面上所谓的"补品"，也是徒劳无功的。其实，真正提高免疫力的方法是非常经济、实惠的，它就蕴藏在我们每天的食物中，只是需要我们合理地选择和配比，以达到提高免疫力的最佳效果。

肿瘤本身是一种消耗性疾病，大部分患者因为长期的能量摄入不足导致慢性营养不良，因此，应给予肿瘤患者充足的能量。

肿瘤患者营养补充的基本原则是：高能量、高蛋白、高脂肪、低碳水化合物。其中蛋白质按照每日 $1.2 \sim 1.5$ g/（kg·d）供应能量，脂肪供应的能量要占总能量的25%～40%，碳水化合物供应的能量要占总能量的30%～50%（不超过50%）。

下面，我们通过一个真实的病例告诉您怎么进行营养配比。

吴女士，68岁，诊断右肺中心型腺癌Ⅳ期，双肺多发转移，右腋下转移，基因检测无突变，曾行多疗程化疗。因平时体质较差，食量少，无法耐受化疗，服用奥希替尼治疗。但服用3个月后病情进展，双肺转移病灶增多，改为吉西他滨＋重组人血管内皮抑制素治疗，1周期化疗后患者恶心、呕吐，白细胞下降且血小板降至 50×10^9/L 以下，患者无法耐受，且心理无法接受继续治疗。医生遂对其进行心理疏导和营养干预。

根据《中国肿瘤营养治疗指南》中的"营养干预五阶梯"建议，由于吴女士能够经口进食，因此，在化疗期和化疗间期启动第一阶梯的营养干预方式，即饮食＋营养教育。根据吴女士的实际情况，其每日应确保摄入的总能量和营养素配比如下。

总能量：患者50 kg，每天需要25～30 kcal/kg能量供应，即1250～1500 kcal，我们按1500 kcal供给。

蛋白质：1.5 g/（kg·d），1.5 g/（kg·d）×50 kg，即75 g/d。

脂肪：占总能量25%～40%，（1500 kcal×25%）～（1500 kcal×40%）=375～600 kcal。1 g脂肪产生9 kcal能量，375 kcal÷9 kcal=42 g，600 kcal÷9=67 g脂肪。吴女士每日脂肪的摄入量为42～67 g。

碳水化合物：碳水化合物占全无总能量的30%～50%。（1500 kcal×30%）～（1500 kcal×50%）=450～750 kcal。1 g碳水化合物产生4 kcal能量，450 kcal÷4 kcal=112.5 g，750 kcal÷4 kcal=187.5 g。吴女士每日应补充碳水化合物的能量为112.5～187.5 g，相当于100～200 g的米饭。

我们建议吴女士调整日常饮食，按上述标准增加饮食摄入，确保营养供给。

经过以上营养支持治疗，患者吴女士进食满足每日总能量需求，终于顺利完成4周期的化疗。化疗过程中未出现明显白细胞减少及血小板减少，无恶心、呕吐，没有体重下降，精神、体力也尚好。2周期化疗后复查，双肺转移病灶稳定。4周期化疗后，双肺转移病灶缩小。

肿瘤化疗及放疗的不良反应一直是令医患双方都深感棘手的难题。临床观察发现，全面的营养支持治疗能够在降低化疗及放疗不良反应上起到重要的作用，尤其是口服营养补充剂（ONS）的诞生，解决了很多康复期肿瘤患者的营养问题，不仅提高了患者的免疫力，改善了生活质量，还减轻了为抵御放疗、化疗的不良反应而增加的医疗负担，帮助患者更有品质地生活。

远离癌症，你吃对了吗？

航天中心医院　王鹏飞　韩雅蕾

在癌症的众多病因中，饮食与癌症的发生息息相关。据报道，在约有 1/3 的癌症与饮食不当相关。因此，关注饮食习惯，坚持合理的膳食，可以减少或延缓肿瘤的发生、发展。那么，我们该吃什么？不吃什么？怎么吃呢？多年来，学者们的研究结果主要分为抗癌食物和致癌食物两大类。

一、哪些食物能防癌？

（一）胡萝卜与黄玉米

科学家认为这两种食物的胡萝卜素（胡萝卜素在人体内可转化为维生素 A）含量很高，它不仅对治疗眼病有效，而且具有防癌作用。有数据显示，巴西、西班牙等以玉米为主食的国家，癌症发病率低于其他国家。

（二）萝卜

日本专家发现，摄入一定量红、白萝卜的木质素，体内巨噬细胞吞噬癌细胞的能力是未摄入时的 4 倍，故吃萝卜有利于防癌。

（三）大豆

美国国立癌症研究所曾报道大豆中的异黄酮不仅有预防癌症的作用，同时还有降低血中的胆固醇功能，并推算出每人一天异黄酮的摄入量以 $25 \sim 30$ mg 为宜。

（四）大蒜

大蒜中含有锗和硒等微量元素，锗和硒在人体内分解合成乙基硫代磺酸乙酯和二烯丙三硫等生物碱，具有防癌的神奇效用。大蒜中还含有一种名叫"亚力斯"的氨基酸，它能抑制癌症的扩散和发展。

（五）水果、辣椒、绿豆芽

这些食物里面，维生素 C 的含量比较多，是保持细胞间质结构完整的必需物。据德国有关资料报道，维生素 C 能阻止致癌物质——亚硝胺的作用，故而可预防癌症的发生。

（六）菌类食品

如蘑菇、平菇、香菇、草菇、猴头菇等食用菌均含有多糖类物质，它们不仅能调节人体新陈代谢，而且能增强人体的免疫力，从而有利于抑制癌细胞的增殖或将其清除。目前，已知多糖类保健食品主要有香菇多糖、银耳多糖、灵芝多糖、茯苓多糖等。

（七）番茄

番茄中的番茄红素是有机体内的一种抗氧化剂，能够减缓生物分子的氧化过程。随着人体血液中番茄红素的升高，氧化物的含量便会下降。番茄红素对抑制上皮细胞增生转化为恶性肿瘤有积极的作用。

（八）红高粱、荠菜、苋菜

这些食物含有的镁能抑制癌的发展，并且能加强肠壁的蠕动，增加胆汁的分泌，促进人体排泄废物。因此，多吃含镁的食物对预防癌症是有益的。

（九）薏苡仁

薏苡仁的防癌物质成分为"薏苡仁酯"和"薏苡仁内酯"，它除了可辅助治疗癌痛外，也适用于手术后预防癌的转移。

（十）绿茶

茶叶也有防癌的作用，儿茶素是茶叶中的主要抗癌成分，不仅能抑制人体对多种致癌物质的吸收，而且对基因突变和免疫系统紊乱等引起的癌症也有预防作用。

二、致癌的食物

（一）高脂肪食物

如牛油果、油炸鱼片或其他油炸小吃、含奶油食品、高脂乳酪、冰淇淋、肥肉、胡桃、橄榄、带皮的家禽肉、油浸金枪鱼、全脂奶类等。

（二）烟熏、盐腌及添加亚硝酸盐的食物

长期食用腊肉、咸猪肉、红肠、火腿、午餐肉、腊肠等均具有致癌风险。

（三）酒精类

饮酒与癌的发生密切相关是已公认的事实。也有一些与酒精相关的报道存在争论，例如，有文献证实葡萄酒中的槲皮酮有抑止一般肿瘤基因的作用，而有文献则提出葡萄酒与男性前列腺癌、女性乳腺癌的发生密切相关。虽然酒精致癌还有一些争论，但我们依然要谨慎饮酒，饮酒多斟酌，小酒怡情，大酒伤身，饮酒不得当，亲人两行泪！

（四）腐坏变质的食物

食物变质可产生黄曲霉。如花生、玉米等变质而产生的黄曲霉素是早已公认的致癌物质。

随着人年龄的增加，患癌症风险显著增高，人类对科学饮食的认识是一个不断发展的过程。以上的这些结论是根据目前的研究资料，综述而成。然而癌症的发生是多重因素共同参与的结果，饮食只是其中一个方面，关注抗癌食物，少食用致癌食物可有效防癌，在防癌、抗癌的斗争中辩证地看待整体与局部的关系，重视其他致癌因素，如 BMI、环境污染等。

肿瘤患者的一日食谱

航天中心医院　郭　丽

人们常说肿瘤患者饮食要低碳水化合物、高脂肪、高蛋白，但低碳水化合物不等于米饭、馒头不能吃；高脂肪不等于炒菜可以无限量放油；高蛋白也不等于可以无限量地吃大鱼大肉。这里的"高""低"是指与普通饮食相比的供能比例，不是单纯的食物数量。正常饮食供能比例一般为脂肪占 25% ～ 30%，蛋白质占 10% ～ 15%，碳水化合物占 50% ～ 65%。荷瘤状态的饮食没有金标准，一般建议饮食供能中脂肪占 25% ～ 40%，蛋白质占 15% ～ 30%，碳水化合物占 30% ～ 50%。

食谱举例

某肺部肿瘤患者，女，50 岁，身高 160 cm，体重 50 kg，白蛋白 30 g/L，血红蛋白 98 g/L，电解质正常，肝、肾功能正常，无胃肠疾病史，食欲正常。

第一步：根据患者身高、体重及营养状态进行评估后，计算该患者每日所需能量为 1600 ～ 1700 kcal。

第二步：每日饮食种类及数量搭配（食物重量均为生重）。

早餐（总能量约 350 kcal）：素包（面粉 50 g）1 个，牛奶 / 无糖豆浆 250 mL，鸡蛋 1 个。

加餐（总能量约 150 kcal）：核桃 2 ～ 3 个。

午餐（总能量约 400 kcal）：馒头 1 个（拳头大小），清蒸鱼块 1 块（巴掌大小），凉拌生菜 1 盘 200～300 g。

加餐（总能量约 100 kcal）：小苹果 1 个。

晚餐（总能量约 400 kcal）：米饭 1 碗（拳头大小），冬瓜炖排骨 1 碗（2～3 块排骨），清炒西兰花 1 盘 200～300 g。

第三步（总能量约 270 kcal）：每日炒菜用油 30 g。

第四步：每日摄入总能量为 1670 kcal，其中蛋白质 83 g，占总能量的 20%；脂肪 78 g，占总能量的 42%；碳水化合物 160 g，占总能量的 38%。

肿瘤患者的饮食是在均衡饮食基础上，适当调整各营养素的供能比例，并不是极端地只吃或不吃某类食物。由于不同患者、不同的肿瘤疾病，以及不同的合并症，他们所面临的营养问题也不一样，个体化的饮食调节建议咨询营养医师，进行充分营养评估及分析后决定个体化营养治疗方案。长期食谱的制定可充分利用同类食物之间的可替换性，增加食物多样性，以保证营养均衡摄入。在遵循基本饮食原则的基础上适当考虑患者口味和喜好，以增强食欲。

如何进行肿瘤患者的家庭营养治疗？

航天中心医院　闫新欣

一、带瘤生存要不要"饿一饿"？

在临床工作中，尤其患者刚发现肿瘤时，家属经常会问医生这样的问题："大夫，如果吃得好是不是肿瘤长得快？"我每次都非常坚决地给予回复："是的，肿瘤会长，但是你的抵抗力（免疫力）从哪里来？最主要的是靠饮食。如果你没了抵抗力，肿瘤长得会更快，你还怎么和肿瘤抗衡？"更深一步解释就是，如果营养不足，正常细胞缺乏能量就不能发挥其生理功能，但是肿瘤仍在不停地汲取正常细胞的营养，其实被"饿死"的更多是正常细胞。这样下去，最终将导致患者营养不良、并发症增多，无法耐受进一步的手术、放疗或化疗，从而病情加速恶化而死亡。

二、肿瘤患者为什么容易营养不良？

一方面，肿瘤本身会造成患者食欲减退或吞咽和消化功能障碍。例如，胃癌患者由于肿瘤侵蚀胃壁造成疼痛、嗳气等，普遍会发生食欲减退、进食不适；肝癌或肝部转移瘤患者由于肝功能异常，也会食欲减退、恶心；一些肠癌或肠道转移瘤患者可能出现肠梗阻，使食物无法正常通过；颅内肿瘤或脑转移患者由于肿瘤压迫引起高颅压刺激征，经常发生恶心、呕吐，甚至影响迷走神经功能，使胃内食物无法排空进入肠道。

另一方面，在抗肿瘤治疗的过程中，营养不良也是非常普遍的并发症。例如，化疗和部分靶向治疗所导致的消化道反应，如食欲下降、恶心、呕吐等，将造成患者体液或电解质失衡、体重减轻和衰弱；放射治疗，尤其是放射到头颈部、腹部时，可出现唾液分泌减少、味觉改变、口腔感染、吞咽困难、吞咽疼痛、放射性食管炎、放射性肠炎、胃肠黏膜炎等不良反应，这些均会导致患者厌食或者消化吸收障碍；手术治疗，尤其是胃肠道手术可以引起胃肠道免疫屏障的破坏，导致肠道菌群失调、菌群易位、肠道感染从而出现吸收障碍。

因此，不管是肿瘤本身还是肿瘤治疗，都可导致患者营养状态下降，而营养支持治疗应成为肿瘤患者的基础治疗之一。

三、肿瘤患者应该如何吃？

总体的原则是：高能量、高蛋白、高脂肪、低碳水化合物。最简单的一句话就是"先保证优质蛋白的摄入"。我们所说的优质蛋白就是动物蛋白，如海鲜（鱼、虾）、禽瘦肉（鸡、鸭、鹅肉）、鸡蛋、牛奶等。

肿瘤细胞对糖很青睐，因此，减少精加工糖类的摄入，如白砂糖、饮料、糖块，这些都是精加工的糖。可以食用水果、红糖等，它们均含有未经加工的糖。

增加膳食纤维摄入的目的是保证大便通畅。因为肿瘤患者本身或者在放疗、化疗期间绝大多数会出现便秘。

四、如何解决化疗导致的消化道反应？

消化道反应是每个经历过化疗的患者都能深深体会到的，有的患者甚至难以忍受，全天守在水池边频繁呕吐。公认的导致强烈消化道反应的化疗药物就是顺铂。西方国家接受肿瘤化疗的患者宁愿选择卡铂（骨髓毒性较大）来代替顺铂，以避免因频繁呕吐导致的悲惨形象。作为临床医生，我在工作中发现，接受化疗的人群中女性更容易发生消化道反应，且症状更重。为减轻消化道反应对机体的损害，除了让医生提前用好止吐药物外，还要在化疗前补充足够的蛋白质类物质。

化疗期间以清淡饮食为主，减少油腻食物及味道比较重食物对味觉的刺激，可适当饮用酸奶，因为酸奶含有益生菌，可以调节肠道菌群，同时也可提供优质蛋白质，而且味道也可被大多数人接受。牛奶对于大多数亚洲人来说容易出现乳糖不耐受而导致腹泻，且易引起腹胀，在化疗期间不推荐饮用。如呕吐明显，一定要让医生及时经静脉补充电解质、能量和体液容量。

五、胃肠道术后出现腹胀，如何进行营养支持？

近几年，我本人经常管理胃肠道手后，尤其是结直肠癌术后的患者。一些家属担心患者营养不足，想尽一切办法大补，结果不但营养没有补充足，还使患者出现了腹胀、腹痛、恶心、排气和排便减少的症状，此时一定要警惕是否出现了肠梗阻。

针对肠梗阻，首先要停止进食。医生会给予静脉营养支持，待上述症状消失，再从米汤开始逐渐过渡到正常饮食，通常1～2周就会缓解。我通常会强调，胃肠道术后的患者第一个月要以流食为主，然后逐渐过渡到半流食、软食、正常饮食。

六、身体消耗严重但不能经口进食的患者，如何进行营养支持？

更多的家属认为，如果吃不了饭就到医院长期输营养液，还要求："大夫，您给我们输点好的"。我总是鼓励患者，要重视每一口饭，因为人体的肠道需要食物刺激才能建立免疫屏障，从而预防菌群失调。要知道，肠道是人体最大的细菌库，寄生着10万亿个细菌，一旦菌群易位，会导致全身感染，加速死亡。但是我们也不要难为患者，因为他们真的无力再吃每一口饭。最好的办法就是下胃管鼻饲饮食，帮助患者补充机体所需的肠内营养。不要担心下胃管对患者造成的痛苦，那只是一瞬间的不适，比起身体一天天地消瘦和忍受着营养不良造成的并发症带来的痛苦要轻松得多。

肠内营养更经济实惠，还可起到预防感染、提高免疫力的作用。市面上有很多种营养液可以选择，尤其是免疫增强型肠内营养制剂，含有 ω-3 脂肪酸、精氨酸、核苷酸等。ω-3 脂肪酸还有延缓或抑制肿瘤生长的作用。

对于经济比较困难的家庭，还有一个比较好的办法就是自制匀浆膳食。就是把我们平时吃的新鲜饭菜和一定比例的水，用料理机打碎成糊状，饭菜也是按照"高能量、高蛋白、高脂肪、低碳水化合物"的原则准备，同样可以起到营养补充的作用，性价比最高。

对于无法经口进食，需要鼻饲的患者，有几点注意事项：

一是对于恶病质的患者，补充营养要从少到多，循序渐进，如果最初补充太多会导致胃肠道负担重，反而越喂越瘦。

二是在鼻饲的过程中要注意温度、速度和浓度。温度，是指营养液要加热至 40 ℃左右（不能加热的营养液除外），不要太凉；速度，就是注射器推注的速度不能太快，要缓慢注射；浓度，就是营养液的浓度不能太高，以免堵塞胃管。

巧吃糖类，延缓肿瘤进展

航天中心医院　郭　丽

　　糖类即碳水化合物，是人体主要的能量来源，肿瘤患者也不例外。每天摄入足够的碳水化合物可减少机体蛋白质的消耗，改善患者的营养状况，保证治疗效果。但是，肿瘤细胞主要的能量来源也是糖类，有人担心进食碳水化合物会促进肿瘤细胞快速生长，而大多数食物都是含碳水化合物的，没法单独去掉，所以有人采用饥饿疗法来遏制肿瘤细胞的生长。但多项研究表明，饥饿疗法并不能饿死肿瘤细胞，反而会降低机体的营养状况，加速病情恶化。

　　如何在保证肿瘤患者营养供给的同时限制肿瘤细胞生长呢？饮食总原则是：适当降低碳水化合物的供能比例，提高脂肪的供能比例。

一、肿瘤患者应选哪种碳水化合物？

　　应选富含复合碳水化合物的食物，如谷类、豆类、薯类等，避免摄入富含单糖的食物，如白糖、冰糖、蜜饯、果脯、甜饮料、蜂蜜、高糖零食等。烹调尽量不放糖、蜂蜜等。合并慢性胃肠道疾病的患者更需限制单糖含量高的食物，因为它们会影响肠道菌群，容易诱发胃肠道肿瘤。胃肠道肿瘤患者还需限制食盐、酱油、咸菜等，不吃辛辣刺激的调味品，如八角、茴香、胡椒、花椒和生的葱、姜、蒜等。

二、碳水化合物的量如何控制？

碳水化合物占总能量 40% 左右。如果医生建议你一日摄入的食物总能量为 1600 kcal，那糖类供能大概是 1600×40%=640 kcal，相当于生米或生面约 160 g（25 g 生米、生面可供能 90 kcal），熟米饭约是 320 g，馒头约是 210 ～ 240 g。如果摄入过多碳水化合物，尤其精制糖类，可造成体内高糖环境，不仅会促进肿瘤细胞快速生长，还可能引起血脂代谢的问题，加重病情。

膳食纤维也是碳水化合物，是不能被人体消化吸收的多糖，有很好的防癌作用。它可以吸附、稀释致癌物质，尤其对预防结直肠癌有很大作用。建议肿瘤患者适当多吃蔬菜、粗杂粮等。水果需限量，一天 250 g 左右即可，尽量少选甜度很高的水果。

还有一些植物多糖具有保健作用，如蘑菇多糖、灵芝多糖、木耳多糖等可刺激机体免疫系统，提高免疫力，肿瘤患者可适当多吃蘑菇、木耳、枸杞、海参、灵芝等。市场上还有很多多糖类提取物的保健品，但此类保健品不适合体弱的人一次大量摄入，需根据患者身体情况，循序渐进地增加摄入量才能改善代谢，提高免疫力。否则，在身体太虚弱的情况下大量摄入此类保健品，会增加身体代谢负担，不但不能提高免疫力，还损害身体健康。所以相关保健品、医用食品是否能食用，建议咨询专业的医师或营养师。

吃大蒜防癌的真相是什么？

航天中心医院　张　依

　　一说到大蒜，很多人对它又爱又恨，虽然生吃完会有"口气"，但是依然阻挡不了它在美食中的地位。比如，把蒜剁碎做成蒜泥蘸着吃，或者用蒜"炝锅"炒菜、炖肉等。

　　大蒜的防癌作用，早就被国内外学者所关注。目前，科学家认为，60%～90%的人类肿瘤与环境因素有关，而膳食营养和饮食习惯是重要的环境因素。在世界范围内，不同组织和器官肿瘤的发生有很强的区域性。比如，"亚非拉"（亚洲、非洲和拉丁美洲）的居民主要摄入植物性食物，上消化道恶性肿瘤发生率较高。膳食中存在着不同的肿瘤保护因子和危险因子，如腌肉中的亚硝酸盐、劣质脂肪等可以加速肿瘤的发生，而新鲜的蔬菜（大蒜等）可以阻止肿瘤的发生。

　　明尼苏达大学和华盛顿大学的教授们合作研究15种水果和蔬菜对肿瘤的作用时发现，在这15种果蔬中，大蒜与肿瘤之间的关系最为密切，进食大蒜与结直肠癌之间有显著的负相关，不进食大蒜患结直肠癌危险度是进食大蒜的0.68倍。国外科学家发现，平均每天吃10 g以上大蒜或其他葱属植物蔬菜的男性患前列腺癌的危险性比每天吃2 g的男性低一半。在我国山东省，不食生蒜的栖霞县人胃癌的死亡率是喜食生蒜的苍山县人胃癌死亡率的12倍。另有研究表明，经常进食蔬菜和大蒜可以降低食管癌的死亡率。这些流行病学研究提示了大蒜的抗癌效果。

一、大蒜为什么能有效防癌？

大蒜所含的大蒜素能阻断或减少致癌物——亚硝胺化合物的合成，阻断其他有毒化学品、重金属和毒素等致癌物的危害。大蒜中的硫氨基酸能激活巨噬细胞，包围癌细胞，使其解体死亡或变性，或者刺激人体产生抗癌干扰素，全面提高人体对癌细胞的抗御能力。大蒜中含有的锗和硒等元素可抑制肿瘤细胞和癌细胞的生长，硒还可以使人体的免疫力明显提高，从而发挥抗癌作用，而大蒜中硒的含量位居植物之首。

近期，有人称大蒜炝锅会产生致癌物丙烯酰胺，因此，有人认为大蒜炝锅致癌。大蒜炝锅是很常见的一种做菜方式，这种理论引起了人们的担忧。那么，大蒜炝锅真的能致癌吗？事实上，在大蒜炝锅的过程中，糖类和氨基酸在高温下发生美拉德反应。美拉德反应是一类在氨基酸和还原糖之间发生的化学反应，它使得食物变成褐色并具有独特的香味，这个过程的确会产生很少量的丙烯酰胺。但是脱离剂量就谈不上毒性，平时我们用来炝锅的大蒜顶多只有两三瓣，产生的丙烯酰胺量极少，所以不用担心。

二、大蒜多吃也无益

虽然大蒜浑身都是宝，但是吃多了也不好。一方面，口气不清新；另一方面，过量食用大蒜还会刺激胃黏膜。因此，肠胃功能不好的朋友最好不要经常吃大蒜。除此之外，大蒜吃多会加重眼疾，引发炎症，严重时还会伴随耳鸣等症状。一些药物的代谢情况可能也会受大蒜影响，所以正在服用药物的人群也不宜经常吃蒜。

食物不是药品，就算摄入再多也不能确保不会患癌，只是说在降低患癌风险上可能起到一定作用，目前也没有关于食物能够防癌的任何确定性的结论。如果想要降低患癌的风险，还是应该建立健康合理的饮食习惯，不提倡带着抗癌、防癌的目的大量吃，因为健康饮食的基本原则之一是"杂"，也就是多吃各种新鲜蔬菜瓜果，要均衡、多样。

吃水果真的能防癌吗？

航天中心医院　张　著

我国平均每分钟有 7.5 个人被确诊为癌症，癌症是威胁人类的重要死因。著名医学期刊《柳叶刀》在 2019 年发表了一篇中国群体大样本数据，试图去分析哪些生活方式、饮食和感染因素会影响癌症死亡。然而让人震惊的是，中国女性可控致癌因素排名第一的居然是水果摄入不足！

一、多吃水果，真的能降低患癌风险？

2018 年，发表在《国际癌症杂志》上的研究显示，每天吃超过 5.5 份水果和蔬菜的女性比吃 2.5 份或 2.5 份以下的女性患乳腺癌的风险降低 11%（这里的一份相当于半杯切碎的水果）。WHO 下属的国际癌症研究所提出：有限的证据证明，水果的摄入与口腔癌、咽喉癌、食管癌、胃癌、结直肠癌、肺癌、膀胱癌和肾癌有关。

二、水果为什么能够降低癌症发病与死亡风险？

目前还没有一个明确的研究结果。其中的机制也比较复杂，已有的研究认为，水果的防癌作用主要归功于水果中富含的维生素 C、膳食纤维等。

（一）维生素 C

维生素 C 是一种抗氧化物，它能有效阻止致癌物质亚硝酸胺在人体内合成。但值得注意的是，靠补充维生素 C 保健品并不能很好地起到防癌的作用，维生素 C 在水果中含量丰富，我们更推荐维生素从食物中自然取得。

（二）膳食纤维

现在已经有明确的证据证实，膳食纤维可以增加粪便量，阻止致癌物对肠道黏膜的刺激，维持肠道黏膜细胞的正常分化，减少癌细胞形成。同样值得注意的是，果汁不能代替水果。一方面，水果榨成果汁的过程中，让其中的糖分更易被肠道吸收；另一方面，也是因为其中的膳食纤维很可能在榨取过程中被浪费掉。因此，我们提倡吃水果而不是喝果汁。

三、水果，你真的吃够了吗？

WHO 建议，每天吃 400 g 水果、蔬菜可预防癌症和其他慢性病。

中国膳食指南建议，正常的成年人每天应该保证吃 200 ～ 350 g 新鲜水果，每天蔬果种类超过 4 种，每周蔬果的种类超过 10 种。

那么，200 ～ 350 g 新鲜水果有多少？ 1 个中等大小的苹果，或者是 15 颗中等大小的草莓，或者是 1 根大香蕉，或者是 2 个中等大小的猕猴桃，或者是 1 ～ 2 个橘子……

四、吃水果的五个建议

（一）吃够量

水果有啥吃啥，日常可以常备一些易存储和买到的水果，比如苹果、橙子、番茄等，每天水果量达到 200 ～ 350 g 最佳。

（二）吃就好

水果不分贵贱，选择自己喜欢吃的水果品种即可，以时令水果为佳。

（三）吃多种

水果要多样化，而不是只吃一种，任何一种单一食物的营养都是有限的，而且吃水果要"杂"，不要偏。

（四）每天吃

水果中的重要营养素膳食纤维、维生素等都是不能在体内储存的营养。因此要每天吃，而不是想起来才吃。

（五）吃水果，而不是喝果汁

果汁不仅不能达到预防的效果，反而可能导致肥胖，因为纯果汁去除了水果里面很有用的成分——膳食纤维。

民以食为天，食物是人们赖以生存的基础，现在人们对身体健康尤为关注，都希望通过正确的保健方式来抵抗癌症，延缓衰老。每日适当的水果摄入只是预防癌症的一个因素，我们还应养成良好的生活习惯，改善自己的生活环境，均衡营养，注意锻炼，从多方面预防癌症的发生。

常见的肿瘤饮食营养误区

航天中心医院 许美艳

营养治疗是贯穿肿瘤治疗全程的一线治疗措施，关乎患者的生活质量。几乎所有肿瘤患者均存在各种各样的营养误区，这无形中促进了肿瘤的生长，降低了治疗效果。

误区一：重视手术和 / 或药物治疗，忽视营养治疗

肿瘤患者一旦确诊，首先考虑的是吃药、放疗、化疗、手术，焦躁抑郁的心态经常忽略吃饭这件"小事"。等医生确定手术或药物治疗方案时，经常发现患者的体重和蛋白质指标明显下降。因为身体虚弱，接受放疗、化疗后的不良反应极大，医生因评估手术风险较高而必须推迟手术，这都是忽视饮食营养的结果。

误区二：肿瘤细胞可以被饿死，营养治疗会促进肿瘤生长

肿瘤生长较快，需要大量营养物质，必然与正常组织争夺营养，在这场争夺战中，正常细胞永远是失败者。饥饿疗法最先受损的往往是正常细胞、组织、器官。同正常人一样，肿瘤患者营养摄入不足也会造成营养不良，会降低机体免疫力，影响康复。多个研究显示，规范合理的营养治疗不仅不会促进肿瘤生长反而可以有效抑制肿瘤生长。在保证总能量充足的前提下，调整饮食结构，使营养搭配更适合肿瘤患者需要就可以了。

误区三：谈糖色变，拒绝一切碳水化合物

肿瘤细胞的主要能量来源是碳水化合物，也就是糖类，有人认为不吃糖类就能遏止肿瘤生长。糖不仅给肿瘤细胞供能，也是人体正常细胞的主要能量来源，还是大脑唯一的能量来源。拒绝一切糖类是"杀敌一千自损八百"的行为。肿瘤患者的饮食要求是高脂肪、高蛋白、低糖。单糖含量高的甜食需要限制，如饮料、饼干、蛋糕、点心、冰激凌等，米、面、杂粮及豆类等食物不用严格限制。控制糖的供能占全天总能量的 40% 即可。

误区四：动物性食物是"发物"，不能吃

有人认为，肉、蛋、奶等是"发物"，影响伤口愈合或促进肿瘤生长，不能吃，这是没有科学依据的。如果对这类食物不过敏，不仅不用忌口，反而应多吃肉、蛋、奶等富含蛋白质的食物。它们不仅可以改善营养状态，还能增强免疫力，提高生活质量。

误区五：肉汤比肉有营养

肉汤里只有部分胆固醇、嘌呤和一些调味品，其他营养素的含量极低，大部分的营养仍在肉里，尤其蛋白质，所以建议肉和汤一起吃。胃口差、饭量小的情况下，尽可能先吃肉而不是先喝汤。

误区六：越贵的保健品越好

为了改善体质和食欲，有人会迷信"冬虫夏草""燕窝""人参""灵芝"等贵重补品。它们虽含有一些保健成分，但性价比不高。很多保健品成分都可以从饮食中获得，如每天吃适量菌菇的效果不亚于天天吃冬虫夏草。

营养状况是影响肿瘤患者治疗效果及生存时间的关键因素。规律合理的营养治疗可改善营养状况，增强免疫力，提高患者对手术或药物的耐受性，降低并发症的发生率，改善生活质量。但错误的饮食行为，不仅无益还有害。因此，如果您对肿瘤的饮食有任何疑问，请就近咨询专业的医生或营养师！

癌症患者如何"忌口"？

航天中心医院 张运涛

如何"忌口"，是很多癌症患者非常关心的问题。随着科学的发展和对疾病认识的深入，"忌口"的讲究也跟癌症的治疗一样，更加完善、细致、因人而异。总体上，癌症患者应该选择营养丰富、容易消化的食物，食谱种类多多益善，另外，根据患者脾胃功能的强弱给予相应的食补。饮食的禁忌要根据癌症的种类、发展阶段、患者接受治疗方案的不同而进行调整。现将癌症患者"忌口"的注意事项，简单介绍如下。

一、避免食用含有致癌物质的食物

亚硝酸盐、黄曲霉毒素等被列为致癌物，癌症患者及健康人都应尽量避免食用。

1. 亚硝酸盐含量较高的食物，如腌制肉、酸菜、午餐肉等。

2. 含有黄曲霉毒素的食物，如发霉的花生、大米等。

3. 腐败不新鲜的食物。

二、不同疾病的饮食禁忌

应根据患者所患不同癌症及出现的伴随症状，进行针对性的"忌口"。

1. 口腔癌、舌癌、喉癌患者忌刺激性和过烫饮食，以免加重局部症状。

2. 胃癌患者多表现为口干、食欲下降、舌红无苔、恶心等胃阴不足的症状，应忌食辛、热、燥的食物，如酒、辣椒等。

3. 直肠癌患者应忌食辣椒、胡椒等加重排便不适的食物。

4. 肝癌患者易出现门脉高压，食管及胃底静脉曲张，故应忌食粗硬食物，避免损伤食管静脉。

5. 癌症患者出现口腔溃疡时，应忌炸物、烧烤、羊肉等。

6. 癌症患者合并腹水时，要低盐饮食。

7. 癌症患者出现黄疸、消化不良时，宜食用低脂、清淡、易消化的饮食。

8. 癌症患者出现腹泻、腹痛时，不宜食用冷饮、瓜果。

9. 生葱、生蒜、羊肉、狗肉、虾、蟹等刺激性食物，癌症患者不建议吃。

三、治疗时的饮食禁忌

癌症的治疗，目前以手术、放疗、化疗为主。这些治疗在杀伤肿瘤细胞的同时，也会对机体正常细胞造成打击，导致气血损伤。

1. 接受手术治疗的患者可以进行食补，以补益气血，适合吃山药、当归、三七等药食同源的滋补食物。

2. 接受化疗的患者多有消化道反应，如恶心、呕吐、食欲下降，饮食应平补脾胃，忌食肥甘厚腻、寒凉的食物。

3. 接受放疗的患者多有口干、咽痛等阴津损伤的症状，应食用麦冬、乌梅、银耳等生津之品，忌食温热之物。

四、服中药时的饮食禁忌

1. 在服用中药期间，患者应避免食用生冷、油腻、辛辣等食物。

2. 食物的性味应与中药一致，如对于虚弱的患者，中药以补气为法，则患者应避免食用白萝卜等行气之物。

远离霉变食物

湖南航天医院　魏　云

勤劳节俭是我国的传统美德，我们从小就能熟背《悯农》中的名句"谁知盘中餐，粒粒皆辛苦"。但如果食物霉变了，就不要为了节俭再吃了，因为它可能致癌。很多食物霉变后会产生强致癌性的物质——黄曲霉毒素。

一、黄曲霉毒素的特点

黄曲霉毒素在有氧、温度在 30 ℃左右和湿度在 90% 左右的条件下生长较好。黄曲霉毒素比较容易在花生、玉米、大米、小麦、大麦和大豆等多种淀粉含量高的谷物上生长，其中，以花生和玉米最为常见。

二、黄曲霉毒素的致癌性

众所周知，砒霜对一个成人的致死剂量仅为 0.1 ～ 0.2 g。有研究发现，黄曲霉毒素的毒性是砒霜的 68 倍，是一种毒性极强的剧毒物质。黄曲霉毒素是目前所知致癌性最强的化学物质之一。早在 20 世纪 90 年代，黄曲霉毒素就被 WHO 癌症研究机构划定为 1 类致癌物质。黄曲霉毒素最常见的是诱导肝癌的发生，当人体大量摄入黄曲霉毒素后可导致急性中毒的发生，出现急性肝炎、出血性肝坏死、肝细胞脂肪变性和胆管增生。当持续少量摄入时，又可能造成慢性中毒、生长障碍，以及引起纤维性病变致使纤维组织增生，严重时可导致肝癌，甚至死亡。此外，还可诱导胃癌、垂体腺癌等多种恶性肿瘤的发生。

三、生活中如何避免食入黄曲霉毒素？

通过上述的介绍，我们了解到黄曲霉毒素的致癌性和巨大的毒性，那么，我们日常生活中如何避免食入黄曲霉毒素呢？

1. 由于发霉的花生、玉米、大米、小麦、大麦和大豆等多种淀粉含量高的谷物是黄曲霉毒素喜欢生长的地方。因此，一旦这些谷物发霉后严禁食用。发霉的花生、玉米、大豆等严禁榨油食用，购买食用油选择保质期内的正规品牌。此外，尽量购买有保质期包装的粮食，尤其是大米、面粉。这类淀粉类粮食谷物在开放的环境下非常容易发生霉变。

2. 发霉的水果也可能被黄曲霉毒素污染，特别是含糖量高的水果为黄曲霉毒素的生长提供了很好的培养基。因此，发霉的水果不要食用，特别是不要误认为把发霉的部分切除就可食用。有研究发现，在距离腐烂部分1 cm的"正常"水果内，仍可检出这种毒素，所以水果烂了，削掉腐烂部分远远不够。

3. 我们日常生活中发霉的砧板和筷子也可能被黄曲霉毒素污染。因此，筷子洗完后及时高温消毒。砧板要选用不吸水、不存水的材质，且用完后要清洗彻底。如果砧板或筷子霉变严重，要及时更换新的。

4. 对食物采用科学合理的保存方式，尽量保持密闭、低温、避免阳光直射。对日常的生活用品及时消毒并保持清洁。

做到以上这些才能帮助我们远离黄曲霉毒素，远离癌症，健康生活。

"包藏祸心"的槟榔还不快丢掉！

湖南航天医院　尹　琳

湖南作为中国内地槟榔的消耗大省，食用槟榔的人群极为广泛。民间广泛流传着各种关于槟榔的"美好"传说，如"槟榔加烟，法力无边；槟榔泡酒，永垂不朽""加班熬夜来一颗，提神又醒脑"。

槟榔具有低成瘾性，在咀嚼时会产生兴奋感，让无数人欲罢不能。但是作为一级致癌因素，大量食用槟榔不仅不会让人"永垂不朽"，还会让人罹患各种疾病，尤其是令人闻风丧胆的口腔癌。

说到这里，很多小伙伴肯定内心在嘀咕："槟榔和口腔癌有什么关系呢？我们那里好多人都在吃，怎么可能呢？"那就让我们走进槟榔，看看它到底和口腔癌有什么不可告人的秘密。

一、槟榔是个什么"鬼"，为什么让人着迷？

槟榔属常绿乔木，果实为长圆形或卵球形，种子呈卵形，花果期在3—4月。原产于马来西亚，在中国主要分布在云南、海南及台湾等热带地区，亚洲热带地区广泛栽培。

因槟榔具有低成瘾性，咀嚼时会让人产生欣快兴奋感，在南方某些地区将其果实作为一种咀嚼提神的小零食。

二、小小甜甜的槟榔是 1 类致癌物？

此话一点不假，槟榔甜甜的外表下可是包藏着一颗致癌的祸心啊！我们先来了解一下什么是 1 类致癌物质。所谓 1 类致癌物，是指对人体有明确致癌性的物质或混合物。

WHO 下属的国际癌症研究中心（IARC）结合大量流行病学调查研究，于 2003 年 8 月 7 日发表结论认定：咀嚼槟榔可致癌。并将槟榔果、槟榔咀嚼块列为 1 类致癌物。与黄曲毒毒素、砒霜、甲醛、酒精、烟草等著名毒物并列。

2011 年《中华口腔医学研究杂志》发表研究称，在流行嚼槟榔的国家和地区中，口腔癌的发病率名列前茅。世界上槟榔消耗最大的国家是印度，该国的口腔癌发病率位居世界第一。中国台湾地区也咀嚼槟榔成风，每 10 万男性居民中就有 27.4 例口腔癌患者。医学界已发现槟榔与咽癌、喉癌、食管癌等具有明显相关性。

三、咀嚼槟榔还会产生什么样的危害呢？

咀嚼槟榔的危害可不少呢，且听我慢慢道来。

（一）对口腔黏膜的损害

轻则可能引起黏膜病变，进而口腔黏膜下纤维化导致嘴巴张不开。进一步发展演变为口腔癌，诸如颊癌、舌癌。

（二）对牙齿的损害

长期咀嚼槟榔，对牙齿磨耗严重。许多常年咀嚼槟榔的患者，牙齿都磨得又平又短，牙齿本身的窝沟点隙都磨没了，咀嚼效能低下，吃饭也不那么香了。

（三）对关节的影响

长期咀嚼会加大颞下颌关节负重，引起关节弹响、疼痛等症状。严重时还可导致关节盘穿孔。同时，由于牙齿受到磨耗变短，改变了颌间距离，进一步对关节产生损害。

（四）对牙周的损害

槟榔纤维粗硬，残余口内的槟榔渣常常刺伤牙龈或堵塞牙缝，造成牙龈的压迫而发炎。进而引发牙周炎，使得牙齿过早脱落。

（五）对面型的影响

长期咀嚼槟榔会使咬肌过度肥大，原本的瓜子脸会变得越来越"方"。

四、咀嚼槟榔为什么会得口腔癌？

首先，是物理性损伤。在咀嚼槟榔时，槟榔的粗纤维会划伤口腔黏膜，形成慢性损伤，进而引起黏膜病变，导致口腔癌。

其次，槟榔中含有大量的生物碱和多酚，这些成分会促进上皮细胞凋亡，干扰细胞外基质大分子沉淀与降解的过程。而且深加工的槟榔制作工艺复杂，在加工过程中会加入各种添加剂，这些有害成分也会诱发口腔癌。

常见的因咀嚼槟榔导致的口腔癌包括：颊癌、舌癌、牙龈癌。患癌者常需接受手术切除治疗，辅助放疗和／或化疗，身心会受到巨大创伤。即使手术结束后，生活质量也会大大降低。

可以说，槟榔"吃时一时爽，吃多火葬场"。看到这里，还不快快把你手里的槟榔丢掉？世界那么大，好吃的那么多，干吗"死磕"那颗"包藏祸心"的槟榔呢？！